GRUNDRISS DER HISTOLOGIE DES MENSCHEN

VON

PROF. DR. S. VON SCHUMACHER
INNSBRUCK

SIEBENTE AUFLAGE

MIT 204 ZUM GRÖSSTEN TEIL FARBIGEN ABBILDUNGEN

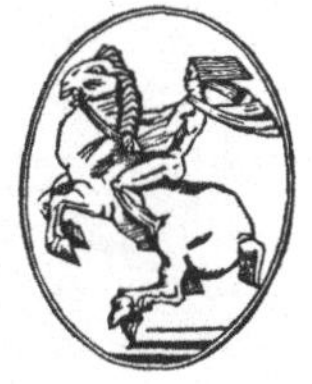

SPRINGER-VERLAG WIEN GMBH 1943

ISBN 978-3-662-36085-9 ISBN 978-3-662-36915-9 (eBook)
DOI 10.1007/978-3-662-36915-9

URSPRÜNGLICH ERSCHIENEN BEI SPRINGER-VERLAG OHG IN VIENNA 1940

Vorwort zur ersten Auflage.

Den vorliegenden Grundriß habe ich für den Studenten geschrieben, nicht so sehr als Ersatz für die ausführlichen Lehrbücher der Histologie, sondern vielmehr in der Hoffnung, daß er die im allgemeinen ganz unzulänglichen Kompendien und Repetitorien verdrängen möge, die sich bei den Studenten wegen ihrer Kürze und Wohlfeilheit größter Beliebtheit erfreuen. Natürlich kann ein Grundriß die Vorlesung nicht ersetzen. Er soll nur das wieder ins Gedächtnis zurückrufen, was in der Vorlesung ausführlich besprochen wurde.

Ich habe mich bemüht, alles was der Student aus dem Gebiete der Histologie wissen muß, auf möglichst kleinen Raum zusammenzudrängen. Um das zu erreichen, mußte auch vom Kleindruck ausgiebig Gebrauch gemacht werden. Ich bemerke aber ausdrücklich, daß auch im Kleindruck wichtige Einzelheiten gebracht werden, die der Student nicht übergehen darf.

Den größten Wert legte ich auf die Abbildungen. Von den 198 meist farbigen Abbildungen habe ich weitaus die Mehrzahl (162) selbst gezeichnet. Es hat das meines Erachtens insofern einen gewissen Vorteil, als ich dabei, ohne zu schematisieren, das Wichtige besonders betonen und das Unwichtige vernachlässigen konnte. Die farbigen Abbildungen wurden nach Schnitten, die mit Hämatoxylin-Eosin gefärbt waren, gemalt, somit in jenen Farben, in denen auch der Student die Schnitte bei den praktischen Übungen gewöhnlich zu sehen bekommt, wodurch die erste Orientierung wesentlich erleichtert werden dürfte. Auch die Vergrößerungen wurden möglichst einheitlich, und zwar so gewählt, wie sie dem Studenten gewöhnlich zur Verfügung stehen (Lupenvergrößerung, schwache Vergrößerung = 80fach, starke Vergrößerung = 500fach).

17 Abbildungen sind der von Ellenberger und mir bearbeiteten vierten Auflage des „Grundrisses der vergleichenden Histologie der Haussäugetiere“ (Verlag P. Parey, Berlin) entnommen. Diese Abbildungen wurden seinerzeit vom wissenschaftlichen Zeichner B. Keilitz (Wien) unter meiner Leitung gezeichnet. Einige Abbildungen stammen aus v. Möllendorffs „Handbuch der mikroskopischen Anatomie“ und anderen Werken. Die Herkunft der aus anderen Werken übernommenen Abbildungen ist in jedem Falle angegeben. Die Abbildungen ohne Vermerk sind meine Originale. Die Abbildungen beziehen sich im allgemeinen auf menschliches Material. In den Ausnahmefällen, wo tierische Präparate als Vorlagen dienten, ist die Tierart ausdrücklich angeführt.

Zu größtem Danke bin ich meinem getreuen Mitarbeiter, meinen Assistenten Privatdozent Dr. Jürg Mathis verpflichtet, ohne dessen ständige Hilfe der Grundriß kaum zustande gekommen wäre. Ebenso danke ich der Verlagsbuchhandlung für das Entgegenkommen, das ich in jeder Hinsicht gefunden habe.

Innsbruck, im Juni 1934.

S. Schumacher.

Vorwort zur zweiten Auflage.

Da mein Grundriß bei den Studenten lebhaften Anklang gefunden hat, wurde die Einteilung und Darstellung der ersten Auflage beibehalten. Dagegen ist der Umfang etwas vergrößert worden, und zwar durch möglichste Berücksichtigung der in der Zwischenzeit bekanntgewordenen Forschungsergebnisse. Kleine Richtigstellungen und Ergänzungen haben sich auch aus der Anwendung der neuen Nomenklatur ergeben.

Dem Wunsche mancher Kritiker, mehr auf die Beziehungen zum Gesamtorganismus und auf die funktionelle Seite einzugehen, konnte nicht entsprochen werden. Es hätte dadurch der Rahmen eines „Grundrisses" wesentlich überschritten werden müssen.

Von den Abbildungen wurden vier durch neue ersetzt. Neu hinzugekommen sind fünf (gefensterte Membran, Anordnung der Gefäßkanäle im Knochen, Zahnpulpa, Fovea centralis und Macula statica).

Auch bei der Abfassung der zweiten Auflage hat mich mein Nachfolger, Professor Dr. JÜRG MATHIS, tatkräftig unterstützt, wofür ich ihm bestens danke. Die Studenten werden der Verlagsbuchhandlung vor allem für die Herabsetzung des Preises dankbar sein.

Innsbruck, im April 1939.

S. SCHUMACHER.

Vorwort zur dritten Auflage.

Wider Erwarten schnell ist eine dritte Auflage notwendig geworden. Es mag das darin begründet sein, daß das Bedürfnis nach kurz gefaßten Lehrbüchern bei unseren Studenten infolge der Beschränkung der Ausbildungszeit größer geworden ist.

Da die Mehrzahl der Studierenden das Griechische nicht mehr beherrscht, wurden bei der Erklärung der griechischen Fachausdrücke die Stammwörter nicht mehr in griechischen, sondern in lateinischen Lettern gesetzt und zur Kennzeichnung ihrer Herkunft ein gr. vorangesetzt.

Im übrigen sind nur geringfügige Veränderungen und Ergänzungen vorgenommen worden. Neu hinzugekommen ist eine Abbildung vom Corpus luteum graviditatis, während die bisher schwarz-weiß veröffentlichten Abbildungen vom menschlichen Blut, von der Milz (Zupfpräparat) und Leber (Zupfpräparat) nunmehr farbig wiedergegeben worden sind.

Innsbruck, im März 1940.

S. SCHUMACHER.

Vorwort zur vierten und fünften Auflage.

Gegenüber der dritten Auflage sind keine wesentlichen Veränderungen eingetreten, so daß der Umfang derselbe geblieben ist. Die Abbildung vom weichen Gaumen ist durch eine Abbildung von der Uvula ersetzt worden.

Innsbruck, im Mai 1941.

S. v. SCHUMACHER.

Vorwort zur sechsten und siebenten Auflage.

Größere Änderungen sind auch in dieser Auflage nicht vorgenommen worden. Das Schema vom Lymphknoten mußte mit Rücksicht auf den Verlauf der Blutgefäße erneuert werden und ebenso das von der Placenta. Die bisher nur zweifarbig (rot und blau) wiedergegebenen Abb. 179, 180 und 182 sind nunmehr dreifarbig (rot, blau und schwarz) ausgeführt worden.

Innsbruck, im Januar 1943.

S. v. SCHUMACHER.

Inhaltsverzeichnis.

Spezieller Teil.

Einleitung.

Die Histologie (gr. *Histos* Webstuhl, Gewebe) gliedert sich in einen *allgemeinen* und einen *speziellen Teil.* Der allgemeine Teil oder die *Histologie im engeren Sinne* umfaßt die Lehre von der Zelle, Cytologie (gr. *Kytos* Zelle), und von den Geweben. Der spezielle Teil oder die *mikroskopische Anatomie* umfaßt die Lehre vom Aufbau der einzelnen Organe aus den verschiedenen Geweben.

Jeder Organismus besteht aus **Zellen** und **Zellprodukten.** Die Zellen selbst sind als kleinste Lebewesen aufzufassen, die ähnliche Lebenserscheinungen zeigen wie ein höherer Organismus. Man hat deshalb die Zelle auch als *Elementarorganismus* bezeichnet.

Die Wurzeln des Tier- und Pflanzenreiches sind Lebewesen, die nur aus einer Zelle bestehen *(Protozoen* und *Protophyten).* Jedes höhere tierische Lebewesen entwickelt sich aus einer Zelle, der Eizelle.

Historisches: Die Bezeichnung „Zelle" stammt von HOOKE (Ende des 17. Jahrhunderts), der an Durchschnitten von Pflanzenteilen hexagonal prismatische Gebilde nachweisen konnte, die er wegen ihrer Ähnlichkeit mit den Honigzellen der Biene als Zellen bezeichnete. SCHLEIDEN hat 1838 den Nachweis erbracht, daß die Pflanzen aus Zellen bestehen. 1839 fand SCHWANN entsprechende Gebilde in manchen tierischen Geweben und hat ausdrücklich auf die Übereinstimmung mit den Pflanzenzellen hingewiesen, so daß er gewöhnlich, aber nicht ganz mit Recht, als der Entdecker der tierischen Zelle bezeichnet wird. Denn tierische Zellen haben schon andere Forscher vor SCHWANN gesehen und beschrieben, so vor allem PURKINJE und seine Mitarbeiter und Schüler. Nach SCHWANN besteht die Zelle aus einer Membran, aus Zellwasser und dem Zellkern.

Früher wurde angenommen, daß sich Zellen aus einer ungeformten Masse („Urschleim") bilden können. Man sprach von einer *freien Zellbildung,* einer *Generatio spontanea.* Erst R. VIRCHOW stellte das auch heute noch ausnahmslos gültige Gesetz auf: „*Omnis cellula a cellula*" und den sich daraus ergebenden Satz „*Omne vivum ex ovo*".

Die Histologie ist demnach eine verhältnismäßig junge Wissenschaft. Denn erst durch die Erkenntnis der grundlegenden Bedeutung der Zellen für den Aufbau eines jeden Organismus und der grundsätzlichen Übereinstimmung zwischen tierischen und pflanzlichen Zellen waren die Grundlagen für den Ausbau der Histologie gegeben.

Allgemeiner Teil.

A. Die Lehre von der Zelle (Cytologie).

I. Morphologie der tierischen Zelle.

An der tierischen Zelle (Abb. 1) unterscheidet man wesentliche Bestandteile, d. h. Gebilde, die jeder Zelle zukommen, und unwesentliche Bestandteile, die nur gelegentliche Vorkommnisse darstellen.

Die *wesentlichen Bestandteile* sind: 1. der Zelleib, 2. der Zellkern und 3. das Zentralkörperchen.

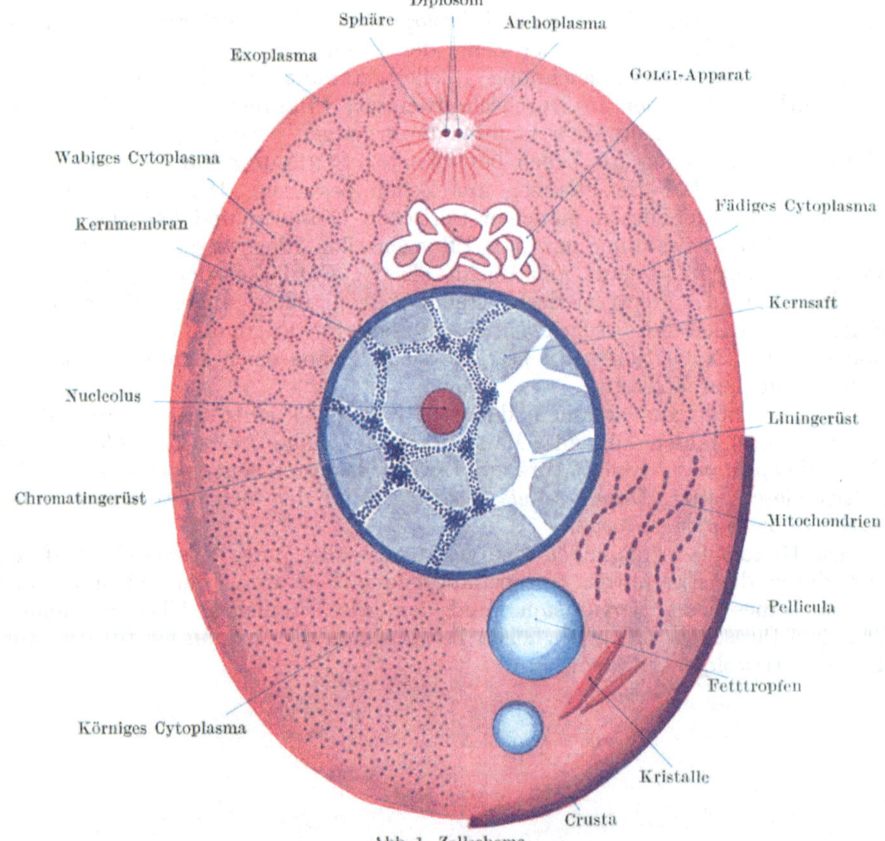

Abb. 1. Zellschema.

1. Der **Zelleib,** das **Cytoplasma** oder **Protoplasma** (Abb. 1) bildet gewöhnlich die Hauptmasse der Zelle. Chemisch besteht er aus einem Komplex von Eiweißkörpern. Er setzt sich zusammen aus einer strukturlosen Masse, in die kleinste Körnchen, die *Zellmikrosomen* oder *Plasmosomen,* in wechselnder Anordnung

eingelagert sind. Gegen die Oberfläche hin wird das Cytoplasma homogen. Diese strukturlose Oberflächenschicht wird *Exoplasma* genannt.

Nach der *Fadentheorie* (FLEMMING) besteht das Cytoplasma aus einem Fadenwerk, der *Filarmasse* (Mitom), das in eine strukturlose Substanz, die *Interfilarmasse* (Paramitom), eingelagert ist.

Nach der *Wabentheorie* (BÜTSCHLI) besteht das Cytoplasma aus Waben, die mit einer strukturlosen Masse erfüllt sind.

Nach der *Granulatheorie* (ALTMANN) besteht das Cytoplasma aus feinen, in eine strukturlose Masse eingelagerten Körnchen.

Da sich herausgestellt hat, daß jeder Faden der Filarmasse aus aneinandergereihten Plasmosomen und ebenso die Wabenwände aus solchen bestehen, so besteht eigentlich kein Widerspruch zwischen diesen drei Theorien, sondern sie besagen nur, daß die Verteilung der Plasmosomen verschieden sein kann. Sie beziehen sich auch nicht auf die eigentliche Feinstruktur (Ultrastruktur) des Cytoplasma, sondern nur auf die verschiedenen mikroskopischen Erscheinungsbilder desselben.

Größere spezifisch ausgebildete, durch bestimmte Färbemethoden sehr deutlich darstellbare Plasmosomen, die zu Fäden aneinandergereiht sind, bezeichnet man als *Mitochondrien* (gr. *Mitos* Faden, *Chondrion* Körnchen).

Als **GOLGI-Apparat** oder (innerer) **Netzapparat** wird ein vielleicht allen Zellen zukommendes, funktionell wichtiges Gebilde bezeichnet, das allerdings in recht verschiedener Form in Erscheinung tritt. Bei guter Ausbildung und in mehr kugeligen Zellen (z. B. in Ganglienzellen) erscheint der GOLGI-Apparat als ein netzartiges Balkenwerk (Kanälchenwerk?), das den Zellkern korbartig umgibt (Abb. 2). In anderen, mehr länglichen, polar differenzierten Zellen liegt dieses Netzwerk nur an einer umschriebenen Stelle des Zellleibes, bei Epithelzellen z. B. meist zwischen Kern und freier Oberfläche (Abb. 3).

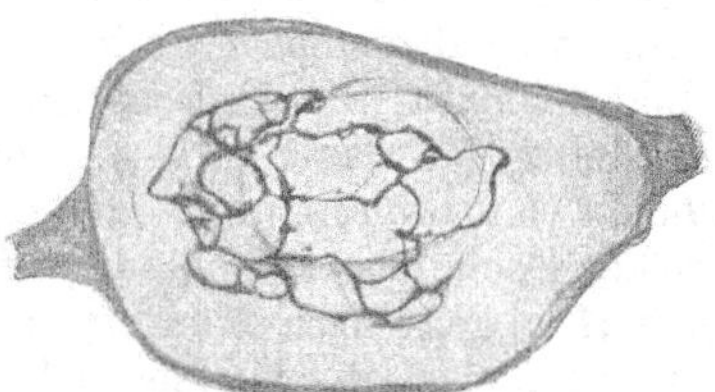

Abb. 2. GOLGI-Apparat in einer Zelle des Ganglion cochleare des Kaninchens. (Nach KOLMER.)

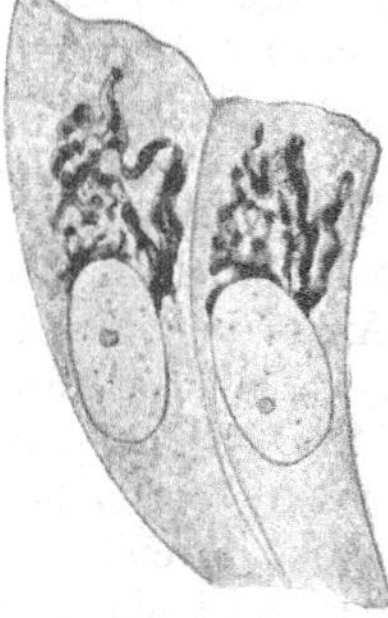

Abb. 3. GOLGI-Apparat in Epithelzellen. 1500×. (Nach KOPSCH.)

2. Der **Zellkern, Nucleus** (Abb. 1), gewöhnlich in der Einzahl vorhanden, liegt meist zentral im Cytoplasma und besteht aus der Kernmembran, dem Kerngerüst, dem Kernsaft und dem Kernkörperchen. Chemisch besteht er aus phosphorhaltigen Eiweißkörpern, den *Nucleoproteiden*.

Die **Kernmembran** umschließt allseitig den Kern, bewirkt dadurch eine ganz scharfe Abgrenzung des Kernes vom Cytoplasma und verhindert ein Ausfließen des Kernsaftes. Nur zu Beginn einer Mitose und bei absterbenden Kernen verschwindet die Kernmembran; sonst ist sie stets vorhanden.

Das **Kerngerüst** bildet ein bald gröberes, bald sehr zartes Netz- oder Balkenwerk, dessen Maschenräume mit dem Kernsaft erfüllt sind. Es kann so dicht werden, daß die einzelnen Balken nicht mehr erkannt werden (kompakte Kerne), oder so schwach entwickelt sein, daß es kaum nachweisbar ist.

Das Kerngerüst besteht aus zwei verschiedenen Anteilen, dem **Linin-** und dem **Chromatingerüst** (gr. *Chroma* Farbe). Die Grundlage bildet das Liningerüst, in dessen Fäden oder Balken das Chromatin gewöhnlich in Form von kleinsten Körnchen, den *Karyosomen* (gr. *Karyon* Kern, *Soma* Körper), eingelagert ist. Diese Chromatinkörnchen liegen meist so dicht aneinander, daß sie nur schwer als einzelne Körperchen zu erkennen sind, somit in ihrer Gesamtheit gleichfalls als ein Balkenwerk erscheinen. Dieses aus einzelnen Chromatinkörnchen bestehende Chromatingerüst verdeckt fast vollständig das Liningerüst. Während das letztere kaum färbbar und daher auch schwer nachweisbar ist, läßt sich das Chromatin durch bestimmte Farbstoffe (Kernfarbstoffe, z. B. Hämatoxylin) leicht und intensiv färben *(Basichromatin)*.

Das gewöhnlich in der Einzahl vorhandene und meist zentral gelegene **Kernkörperchen**, der **Nucleolus**, besteht aus *Oxychromatin*, d. h. aus einer Substanz, die sich mit sauren Farbstoffen (z. B. Eosin) färbt.

3. Das **Zentralkörperchen, Centrosom** (Abb. 1), ist der kleinste der wesentlichen Zellbestandteile und wegen seiner Kleinheit nur schwer nachweisbar. Es liegt im Cytoplasma bald in der Nähe des Zellkerns, bald mehr der Zelloberfläche genähert. Es besteht aus einem, häufiger aber aus zwei kleinsten (höchstens 1 μ großen) Körnchen, dem **Diplosom,** die meist in eine modifizierte, gewöhnlich heller erscheinende Cytoplasmamasse, *Archoplasma* (gr. *Arche* Anfang), eingelagert sind. Vom Archoplasma sieht man häufig radiäre, strahlenartig angeordnete Fäden ausgehen, **Sphäre.** Besonders deutlich tritt die Sphäre während der Mitose in Erscheinung.

In den meisten Zellen erscheint das Centrosom nur unmittelbar nach der Zellteilung als einfaches Körperchen. Bald nachher teilt es sich und wird zum Diplosom, ohne daß deshalb eine neue Zellteilung eintreten muß. Trotz seiner geringen Größe spielt das Centrosom namentlich während der Zellteilung eine wesentliche Rolle und wird daher auch als *Cytozentrum* oder *kinetisches Organ* der Zelle bezeichnet.

Zu den *unwesentlichen Bestandteilen* (Abb. 1) der Zelle ist zunächst die **Zellmembran** zu rechnen. Zum Unterschied von Pflanzenzellen kommt diese an tierischen Zellen nur verhältnismäßig selten vor. Man unterscheidet drei Arten von Membranbildungen: a) die *Pellicula,* d. i. eine im ganzen Umkreise der Zelle ausgebildete, sich gegen das Exoplasma scharf abgrenzende, resistente Membran; b) die *Cuticula* (Kutikularsaum), eine einseitig, und zwar nur an der freien Oberfläche mancher Deckepithelzellen ausgebildete, mitunter beträchtliche Dicke erreichende, scharf abgegrenzte Membran; c) die *Crusta,* die sich von der Pellicula dadurch unterscheidet, daß sie sich gegen das Exoplasma nicht scharf abgrenzt, sondern ganz allmählich in dieses übergeht, sich somit ähnlich verhält wie eine Brotrinde.

Weiterhin kommen gelegentlich **Einschlüsse** verschiedener Art im Cytoplasma vor. So findet man in sezernierenden Zellen die Vorstufen des Sekretes gewöhnlich in körniger Form, *Sekretkörner*. Manche Zellen enthalten *Pigment* in Form von Schollen oder Körnern. Nicht selten kommen *Fetttropfen* im Cytoplasma vor. Wird das Fett durch fettlösende Mittel extrahiert, so entstehen dann Hohlräume, Fettvakuolen. Viel seltener als in Pflanzenzellen findet man in manchen Zellen *Kristalle* oder *Kristalloide* als Einschlüsse. Sie sind im allgemeinen als Reservematerial aufzufassen. Schließlich können *Phagocyten* (gr. *phageïn* essen, fressen) oder *Freßzellen* aufgenommene andere Zellen und alle möglichen organischen und anorganischen Fremdkörper oder deren Zerfallsprodukte im Cytoplasma enthalten.

Die **Form der Zellen** ist sehr verschieden. Als ursprünglichste Form ist die Kugelform anzusehen (Eizelle). Außerdem gibt es prismatische, polyedrische, verzweigte (sternförmige), spindelförmige, faserförmige usw. Zellen. Auch die Form des Kernes wird durch die Zellform in gewissem Grade beeinflußt. Die Zellform wird durch die Funktion und die gegenseitige Aneinanderlagerung verursacht.

Auch die **Größe der Zellen** schwankt sehr beträchtlich. Die kleinsten Zellen haben einen Durchmesser von etwa 4 μ, die größten, wie z. B. die Eizellen, können makroskopisch sichtbar sein. Die Größe der Zellen hängt nicht von der Tiergröße ab. Die Größe eines Tieres wird im wesentlichen nicht durch die Zellgröße, sondern durch die Zellzahl bestimmt.

Im allgemeinen steht die Größe des Kernes bei jeder Zellart in einem bestimmten Verhältnis zur Zellgröße *(Kern-Plasma-Relation)*. Mit dem Wachstum der Zelle vergrößert sich auch entsprechend der Kern. In vielen Organen (z. B. Leber, Niere, Hodenzwischengewebe) kommen Zellen derselben Art in verschiedener Größe vor. Die Zellen von der am häufigsten vertretenen Größe werden als **Regelzellen** bezeichnet. Daneben finden sich in abnehmender Häufigkeit Zellen, die 2-, 4- und 8mal so groß sind als die Regelzellen. Es gibt demnach verschiedene Zellklassen, und es muß somit ein nach einer geometrischen Reihe ablaufendes „rhythmisches" Wachstum der Zellen und auch der Zellkerne erfolgen. Die einer Zellklasse zukommende Kernmasse kann in einen einzigen Kern vereinigt oder auch auf zwei oder mehrere entsprechend kleinere Kerne verteilt sein.

II. Biologie der tierischen Zelle.

Jede Zelle zeigt **Lebenserscheinungen**, die denen höherer Organismen entsprechen, aber nur zum Teil direkt wahrnehmbar sind. Jede Zelle zeigt *Stoffwechsel.* Sie nimmt Nahrungsstoffe auf und scheidet Abfallsprodukte aus. Jede Zelle atmet. Sie nimmt Sauerstoff auf und gibt Kohlensäure ab, *Zellatmung.* Jede Zelle hat eine bestimmte Lebensdauer, die allerdings für die einzelnen Zellarten recht verschieden ist, und zeigt Alters- und schließlich Absterbeerscheinungen, bis der *Zelltod* eintritt. Es gibt langlebige und kurzlebige Zellen. Die ersteren können das gleiche Lebensalter erreichen wie der Gesamtorganismus, z. B. die Nervenzellen. Letztere können vielleicht schon nach einigen Wochen absterben. Es muß dann fortwährend durch Zellvermehrung (Zellteilung) Ersatz für die abgestorbenen Zellen geschaffen werden. Jede Zelle ist ursprünglich durch *Zellteilung* vermehrungsfähig und zeigt *Wachstum.* Viele Zellarten verlieren aber, sobald sie ihre Differenzierung erreicht haben, die Teilungsfähigkeit (langlebige Zellen), während andere sie zeitlebens bewahren (kurzlebige Zellen). Die Zellen sind *reizbar.* Ganz bestimmte Zellarten zeigen *Bewegungserscheinungen.*

1. Zellteilung.

Durch die Zellteilung entstehen aus einer Mutterzelle zwei Tochterzellen. Sind letztere sehr ungleich groß, so spricht man auch von *Knospung.* Gewöhnlich geht der Teilung des Zelleibes die des Zellkerns voraus.

Wir unterscheiden zwei verschiedene Arten der Zellteilung: a) Die *direkte Zellteilung* oder *Amitose.* b) Die *indirekte Zellteilung, Mitose* (gr. *Mitos* Faden) oder *Karyokinese* (gr. *Karyon* Kern, *Kinesis* Bewegung).

a) Die **Amitose** ist im normalen Organismus die seltenere Teilungsform und tritt nur bei bestimmten Zellarten und unter bestimmten Lebensbedingungen auf. Sie besteht in einer einfachen Durchschnürung des Kerns und der darauffolgenden Teilung des Cytoplasmas, ohne daß dabei wesentliche Strukturänderungen am Kern oder Zelleib auftreten. Bei alternden und degenerierenden Zellen kann an Stelle der sonst auftretenden Mitose Amitose eintreten.

b) Die **Mitose** (Abb. 4) ist die viel häufigere und für das normale Wachstum viel wichtigere, aber wesentlich kompliziertere Teilungsart. Bei ihr treten weitgehende Strukturänderungen im Cytoplasma und Kern auf. In ersterem erscheinen Fadenbildungen, die in der ruhenden Zelle nicht vorhanden sind, daher die Bezeichnung Mitose. In letzterem treten Umlagerungen und Verschiebungen der Bestandteile auf, daher die Bezeichnung Karyokinese.

Die Mitose wird in drei Hauptabschnitte geteilt: Die Prophase, die Metaphase und die Anaphase.

Prophase. *Umbildung des ruhenden Kernes in das Knäuelstadium* (Abb. 4, a—d). Zellen, die sich zur Teilung anschicken, haben das Bestreben sich abzurunden. Ist das Centrosom nicht schon vorher in das Diplosom geteilt, so erfolgt nunmehr diese Teilung. Die Sphäre um das Diplosom zeigt deutliche Strahlen (Astrosphäre). Der Kern wird chromatinreicher und daher stärker mit Kernfarbstoffen färbbar. Weiterhin kommt es zur *Verdoppelung der Sphäre,* indem die beiden Zentralkörper auseinanderrücken und jeder von einer eigenen Strahlung umgeben erscheint. Die Kernmembran wird aufgelöst, ebenso verschwindet das Liningerüst und das Kernkörperchen. Das Chromatingerüst wandelt sich in einen zunächst wahrscheinlich ununterbrochenen dünnen, vielfach gewundenen

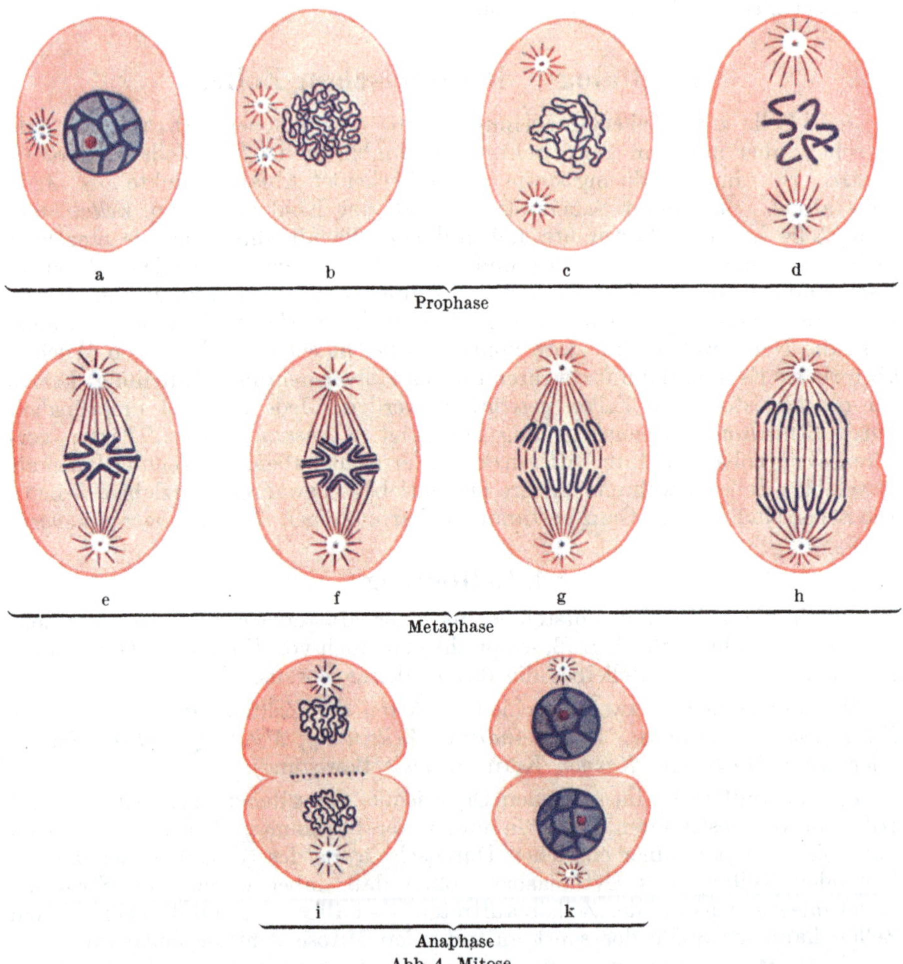

Abb. 4. Mitose.

Faden, den **Knäuel** oder das **Spirem,** um. Da der Faden zunächst sehr dicht aufgeknäuelt erscheint, spricht man von einem *dichten Knäuel.*

Die beiden Centrosomen mit ihren Sphären rücken weiter auseinander in der Richtung gegen die Zellpole. Der Faden des Knäuels wird dicker, erscheint weniger dicht gewickelt und zerfällt in eine bestimmte Zahl gleich langer Teilstücke, die **Chromosomen.** Diese sind zunächst noch vielfach gewunden und liegen unregelmäßig durcheinander, *lockerer Knäuel.*

Die Zentralkörper rücken bis an die Pole. Die gegen die Mitte der Zelle gerichteten Strahlen der Sphäre verlängern sich. Die Chromosomen werden dicker und kürzer, nehmen gewöhnlich V-Form an, wobei die Schenkel gestreckt erscheinen. Sie liegen noch ungeordnet in der Mitte der Zelle.

Metaphase (Abb. 4, e—h). *Bipolare karyokinetische Figur.* Die Chromosomen haben sich gesetzmäßig gelagert, und zwar derart, daß sie in der Äquatorialebene der Zelle eine Sternfigur bilden, **Monaster,** *Mutterstern.* Ihre Scheitel sind gegen den Zellmittelpunkt, ihre Schenkel nach außen gerichtet. Die gegen den Stern gerichteten Fäden der Sphäre haben die Chromosomenenden erreicht. In ihrer Gesamtheit bilden sie eine spindelförmige Figur, die *Zentralspindel* HERMANNS. Da man angenommen hat, daß sie einen Zug auf die Chromosomen ausüben, werden sie auch als *Zugfasern* bezeichnet.

Jedes Chromosom teilt sich der Länge nach, und zwar derart, daß die Teilung am Scheitel beginnt und gegen die Schenkel hin fortschreitet, so daß also die Chromosomenzahl verdoppelt wird. Dann rücken die geteilten Chromosomen voneinander ab und immer weiter gegen die Zellpole, wobei ihre Scheitel den letzteren sich zuwenden. Der Mutterstern hat sich dadurch in die beiden *Tochtersterne,* **Diaster,** umgewandelt. Zwischen den Schenkeln der auseinanderrückenden Chromosomen treten Fasern im Cytoplasma auf, *Verbindungsfasern.* Mit dem Auseinanderrücken der beiden Tochtersterne verlängern sich die Verbindungsfasern. In der Mitte einer jeden Faser erscheint in vielen Fällen eine knopfförmige Verdickung, ein *Zwischenkörperchen,* die in ihrer Gesamtheit die spätere Zellteilungsebene markieren.

Anaphase (Abb. 4, i—k). *Umbildung der Tochtersterne zu Tochterkernen. Teilung der Zelle.* Sind die Tochtersterne bis nahe an die Pole gerückt, beginnen rückläufige Bewegungen. Die Tochtersterne wandeln sich zunächst in einen lockeren, dann in einen dichten Knäuel um, Stadium der *Tochterknäuel,* **Dispirem.** Die Zugfasern und Verbindungsfasern verschwinden bis auf die Zwischenkörperchen, die noch erhalten bleiben können. Schließlich bildet sich jeder Tochterknäuel in einen ruhenden Kern um. Im Stadium des Dispirems beginnt auch gewöhnlich die Teilung des Zelleibes, und zwar von der Oberfläche gegen die Mitte hin fortschreitend.

Überblicken wir die Mitose im ganzen, so sehen wir in ihr einen Vorgang, der zunächst darauf abzielt, das Chromatin der Mutterzelle in genau gleicher Menge auf die beiden Tochterzellen zu verteilen. Man sieht daher die Chromosomen auch als die *Hauptvererbungsträger* an. Dem ruhenden Kerne sieht man nicht an, wie viele Chromosomen in ihm enthalten sind. Diese treten erst im Verlaufe der Mitose zutage. Prüft man die verschiedensten somatischen Zellen einer bestimmten Tierart auf die Zahl der Chromosomen, so ergibt sich, daß diese für alle Zellen die gleiche ist, *Gesetz der Konstanz der Chromosomenzahl* nach BOVERI. Die Zahl der Chromosomen wechselt nach der Tierart. So besitzt der Mensch wahrscheinlich 48 Chromosomen in allen seinen somatischen Zellen, ein Pferdespulwurm nur 2. Es kann aber dieselbe Chromosomenzahl bei mehreren sogar systematisch weit voneinander entfernten Tierarten vorkommen.

Die reifen Geschlechtszellen enthalten gesetzmäßig nur die halbe der für die betreffende Art charakteristischen Chromosomenzahl. Dies wird dadurch erreicht, daß während der Reifung sowohl der Ei- wie auch der Samenzelle eine **Reduktionsteilung** eintritt, d. h. eine Mitose, bei der die Längsteilung der Chromosomen im Stadium des Muttersternes ausbleibt und weiterhin die halbe Zahl der vorhandenen Chromosomen gegen jeden Pol rückt. Haben wir z. B. eine Tierart mit 8 Chromosomen vor uns, so wird nach der Reduktionsteilung sowohl die Ei- wie die Samenzelle nur 4 Chromosomen enthalten. Diese Reduktion der Chromosomenzahl ist bei den Geschlechtszellen deshalb notwendig, weil bei der Befruchtung, d. h. bei der Vereinigung der beiden Geschlechtszellen zur befruchteten Eizelle, aus der sich weiterhin der Embryo entwickelt, die Chromosomenzahl verdoppelt, in unserem Beispiele wieder auf 8 gebracht wird. Nur durch diese Reduktion der Chromosomenzahl in den Geschlechtszellen ist es möglich, daß in den aufeinanderfolgenden Generationen einer Tierart die Chromosomenzahl konstant bleibt. Beim Ausbleiben der Reduktionsteilung würde die Chromosomenzahl von Generation zu Generation verdoppelt werden.

Die Dauer des Ablaufes der Mitose ist bei den einzelnen Tierarten verschieden, bei den Warmblütern kürzer (etwa $^1/_4$—$^1/_2$ Stunde) als bei Kaltblütern (1 bis

5 Stunden). Auch die einzelnen Stadien der Mitose werden verschieden rasch durchlaufen. Die Folge davon ist, daß man einzelne Stadien der Mitose häufiger zu sehen bekommt als andere. Das Knäuelstadium dauert am längsten, daher trifft man auch dieses Stadium am häufigsten in fixierten Präparaten an.

Im allgemeinen teilen sich Zellen (z. B. Drüsenzellen) nicht mitotisch während ihrer Tätigkeit, sondern nur im Ruhezustande.

Folgt auf eine (mitotische oder amitotische) Kernteilung keine Plasmateilung, so entstehen zweikernige bzw. bei Wiederholung der Kernteilung vierkernige und schließlich *vielkernige Riesenzellen (Polykaryocyten)* oder **Plasmodien** (Abb. 40). Ähnliche vielkernige Gebilde können aber auch dadurch entstehen, daß ursprünglich getrennte Zellen miteinander verschmelzen. In diesem Falle spricht man von **Syncytien.** Ein Plasmodium unterscheidet sich demnach von einem Syncytium hauptsächlizh durch die Entstehungsart.

2. Bewegungserscheinungen.

Nur an ganz bestimmten Zellarten lassen sich Bewegungserscheinungen nachweisen. Die Bewegung äußert sich entweder nur im Innern des Zelleibes als eine Strömung von Körnchen in ganz bestimmter Richtung, *Rotation* und *Zirkulation*, oder als äußerlich sichtbare *Gestaltsveränderung* der Zelle.

Die bei Pflanzenzellen sehr häufig zu beobachtende Rotation ist bei Zellen der Wirbeltiere kaum nachzuweisen. Sie darf nicht mit der BROWN*schen Molekularbewegung* verwechselt werden, die eine rein physikalische Erscheinung ist und darin besteht, daß feine Partikelchen im umgebenden Medium zitternde und tanzende Bewegungen ausführen. BROWNsche Molekularbewegung können gelegentlich auch Körnchen im Zelleib mancher tierischer Zellen zeigen (z. B. Speichelkörperchen). Sie unterscheidet sich aber von der Rotation unter anderem dadurch, daß die Körnchen keine gesetzmäßige Bewegungsrichtung zeigen.

An Bewegungserscheinungen, die mit einer Gestaltsveränderung der Zelle einhergehen, unterscheidet man drei Arten: a) die amöboide Bewegung, b) die Kontraktion und c) die Flimmer- und Geißelbewegung.

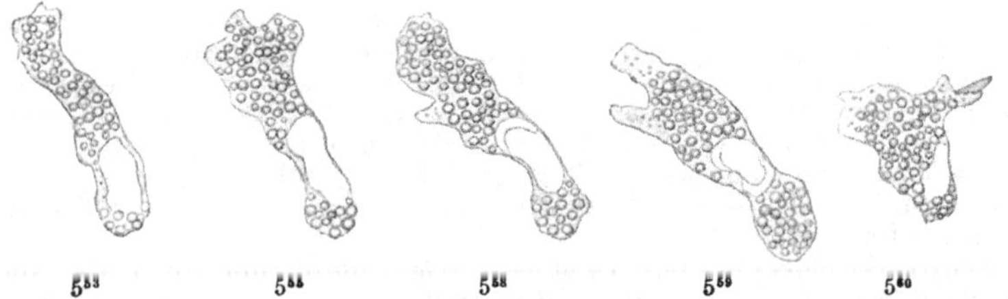

Abb. 5. Amöboide Bewegung eines großen granulierten Leukocyten vom Frosch in 5 aufeinanderfolgenden Bewegungsstadien während des Lebens gezeichnet. Die Zahlen darunter geben die Zeit an. 800×. (Aus PETERSEN, Histologie.)

a) Die **amöboide Bewegung** (Abb. 5) läßt sich vor allem an frei in einer Flüssigkeit schwimmenden Zellen (z. B. weißen Blutzellen) nachweisen. Sie besteht darin, daß die Zellen nach Art von Amöben Fortsätze, *Pseudopodien* (gr. *pseudes* falsch, *Podion* Füßchen), ausstrecken und wieder einziehen können. Dadurch ändert sich fortwährend, aber verhältnismäßig langsam ihre Gestalt. Indem sich ein Fortsatz an irgendeinem Stützpunkt anheftet, kann der ganze Zelleib nachgezogen werden, die Zelle wandert, **Wanderzelle.** Vermöge dieser Bewegungsfähigkeit können Wanderzellen in alle Gewebe und Organe eindringen, die mit Flüssigkeit erfüllte Spalträume besitzen. Die ausgesendeten Zellfortsätze sind auch imstande, kleine Körper zu umfassen und dadurch in den Zelleib aufzunehmen. Diesen Vorgang bezeichnet man als **Phagocytose** und die betreffenden Zellen als **Phagocyten** oder *Freßzellen.*

Die *Phagocyten* sind imstande, alle möglichen Fremdkörper aufzunehmen und zu speichern oder zu verdauen. Man kann sie z. B. mit Farbstoffkörnchen füttern. Sie können auch Bakterien auffressen und eventuell unschädlich machen oder auch Zellen, rote Blutkörperchen und die verschiedensten Zerfallsprodukte. Die Phagocyten zeigen eine ausgesprochene *Reizbarkeit.* Sie reagieren auf chemische Reize, z. B. auf Bakteriengifte, indem sie an jene Stelle wandern, wo derartige Gifte im Organismus sich finden (Chemotaxis). Daher spielen sie eine wichtige Rolle namentlich bei Infektionskrankheiten.

b) Die **Kontraktion** besteht in einer Verkürzung langgestreckter faserförmiger Zellen. Die Fähigkeit, sich zu kontrahieren, zeigen die Muskelfasern (Muskelzellen). Bei der Kontraktion wird die Muskelfaser kürzer und zugleich dicker. Alle aktiven Bewegungen, die wir ausführen, beruhen auf der Kontraktion der Muskelfasern.

c) Die **Flimmer-** und **Geißelbewegung** tritt nur an ganz bestimmten Zellen, den Flimmer- und Geißelzellen, in Erscheinung. Die Flimmerzellen sind bei höheren Tieren ausschließlich Epithelzellen (vgl. S. 15). Ihre freie Oberfläche trägt einen Besatz von *Flimmerhaaren* (Wimpern) oder *Zilien* (Abb. 10a). Letztere sind homogene, biegsame Härchen, die nahe der Zelloberfläche in einer knötchenartigen, stark lichtbrechenden Verdickung, dem **Basalknötchen** oder *Blepharoblasten* (gr. *Blepharon* Augenwimper) wurzeln. Indem diese Knötchen alle in derselben Höhe liegen, entsteht an der freien Oberfläche des Flimmerepithels ein fortlaufender perlschnurartiger Saum, der *Basalknötchensaum.* Die Zilien zeigen eine Eigenbewegung, und zwar derart, daß sie sich nach einer Seite biegen, dann wieder in die Ruhelage zurückschnellen und diesen Vorgang ununterbrochen wiederholen. Indem sich diese Bewegung von einem Flimmerhaar auf das andere und weiterhin von einer Flimmerzelle auf die Nachbarzelle fortpflanzt, wird die dem Epithel aufgelagerte Flüssigkeit in Strömung versetzt. Es entsteht ein kontinuierlicher **Flimmerstrom** von ganz bestimmter Richtung und beträchtlicher Kraft. Durch diese Strömung können auch größere in der Flüssigkeit befindliche Partikel weiterbefördert werden. Die Basalknötchen sind als die Motoren für die Flimmerbewegung anzusehen.

An lebenden Flimmerzellen gelingt es gelegentlich, den Zilien tragenden vom basalen Teil der Zelle abzureißen, ohne daß dadurch der Zilienschlag aufhören würde. Auch ein isoliertes Flimmerhaar schlägt noch weiter, solange es mit dem Basalknötchen in Verbindung steht. Die biologische Bedeutung der Flimmerbewegung beruht hauptsächlich darauf, daß durch den Flimmerstrom Fremdkörper weiterbefördert und dadurch z. B. eine Schleimhautoberfläche gereinigt werden kann. So wird z. B. der mit der Luft in die Bronchien eingeatmete Staub durch den hier bestehenden Flimmerstrom automatisch nach außen, d. h. gegen den Schlundkopf geleitet.

Im Nebenhodengang findet sich ein Epithel, das einen Härchenbesatz trägt, der sich von einem echten Flimmerbesatz schon dadurch unterscheidet, daß die Härchen keine Bewegung zeigen und daß sie dementsprechend keine Basalknötchen besitzen. Man hat derartige unbewegliche Wimperhaare auch als *Stereozilien* (gr. *stereos* starr) den beweglichen *Kinozilien* gegenübergestellt.

Als **Geißelzellen** bezeichnet man Zellen mit nur einem, dafür aber bedeutend längeren beweglichen Wimperhaar, der *Geißel.* Derartige Zellen sind die Samenzellen (Spermien), die vermöge der schlagenden Bewegungen der Geißel (des Schwanzes) in der Samenflüssigkeit umherschwimmen.

3. Das Absterben der Zellen.

Bei Zellen, die zugrunde gehen, treten in der Regel zunächst Veränderungen am Kern auf, die schließlich zu seinem Verschwinden führen. Der Kern schrumpft, erhält dadurch eine unregelmäßige Gestalt; das Chromatin wird zusammengedrängt, so daß der ganze Kern wie ein Chromatinklumpen aussieht und stärker färbbar ist. Man spricht von einer **Kernpyknose** (gr. *pyknos* dicht), bzw. von pyknotischen Kernen. Weiterhin kommt es zu einer Auflösung der pyknotischen Kerne. Die Kernmembran geht verloren, das Chromatin zerfällt in Körnchen, die kleiner und spärlicher werden und schließlich vollständig verschwinden. Man bezeichnet diesen Vorgang als **Chromatolyse** (gr. *Chroma* Farbe, *lyein* lösen). Es kann aber der Vorgang des Kernschwundes auch abgekürzt verlaufen, so daß Chromatolyse ohne vorangehende Pyknose eintritt. Erst nach dem Verlust des Kernes geht auch das Cytoplasma unter verschiedenen Erscheinungen zugrunde (körniger Zerfall, Verfettung usw.).

Mit dem Tode des Organismus fällt der Tod seiner Zellen zeitlich nicht zusammen. Die empfindlicheren von ihnen gehen allerdings wohl bald zugrunde, wenn die Sauerstoffzufuhr durch das Blut aufgehört hat. Andere Arten aber, die weniger anspruchsvoll sind (Herzmuskelfasern, Flimmerzellen), können stunden-, ja tagelang den Organismus überleben.

Entnimmt man einem Tiere Gewebsstückchen, sorgt für deren Sauerstoff- und Nahrungszufuhr und hält gleichzeitig schädigende Einflüsse (Fäulnisbakterien usw.) fern, so können in dieser „*Gewebskultur*" (Explantat) manche Zellarten sehr lange am Leben bleiben und sich auch vermehren. Ja, es ist wahrscheinlich, daß unter günstigen Umständen manche Gewebsarten (z. B. zelliges Bindegewebe) im Explantat unbegrenzt weiterleben.

B. Die Lehre von den Geweben.

Unter einem Gewebe versteht man *einen Komplex gleichartiger*, in einer bestimmten Richtung differenzierter, gesetzmäßig angeordneter und zu einer bestimmten Tätigkeit geeigneter Zellen. Dazu kommen in den meisten Geweben noch *Zellprodukte*, die *Interzellularsubstanzen*. Wir unterscheiden vier große Gewebsgruppen: Das Epithelgewebe, das Stützgewebe, das Muskelgewebe und das Nervengewebe.

I. Das Epithelgewebe.

Das Epithelgewebe (*Epithelia* Ausblühung) ist ein nahezu rein zelliges Gewebe. Die Interzellularsubstanz ist nur in Form einer spärlichen *Kittmasse* vorhanden, die die Zwischenräume zwischen benachbarten Zellen ausfüllt. Funktionell wird das Epithelgewebe in Deckepithel, Drüsenepithel und Sinnesepithel eingeteilt.

1. Deckepithel.

Das *Deckepithel* (Abb. 6) *bildet schützende Häutchen*, die alle Oberflächen des tierischen Körpers, und zwar sowohl äußere wie innere, überkleiden.

Die je nach der Epithelart verschieden geformten Zellen liegen nicht unmittelbar aneinander, sondern schließen zwischen sich schmale Spalträume, die *Interzellularspalten*, ein, die mit einer wahrscheinlich zähflüssigen Substanz, der sog. **Kittmasse**, erfüllt sind. An der freien Oberfläche wird die Kittmasse durch eine *Schlußleiste*, die aus einer festeren Substanz besteht, zum Abschluß gebracht. Am Durchschnitt durch ein Epithel erscheinen die quergetroffenen Schlußleisten punktförmig. In ihrer Gesamtheit bilden die Schlußleisten (beim prismatischen Epithel) ein (polygonales) Netzwerk, das *Schlußleistennetz*, das man bei Betrachtung des Epithels von der Oberfläche her zu sehen bekommt.

An manchen Stellen (besonders in den mittleren Lagen des geschichteten Pflasterepithels) wird der Zusammenhalt benachbarter Zellen noch verstärkt durch die Ausbildung von *Interzellularbrücken* (Abb. 7). Es handelt sich dabei um faserförmige Bildungen, *Plasmafasern* (Plasmodesmen, Tonofibrillen), die tief in den Zelleib eindringen und im allgemeinen in radiärer Richtung und in kurzen Abständen von einer Zelle zu allen Nachbarzellen verlaufen und oft mehrere Zellen durchziehen. Dadurch erhalten derart miteinander verbundene Zellen, namentlich wenn sie isoliert werden, ein stacheliges Aussehen, „*Stachelzellen*“, wobei die „Stacheln“ nichts anderes sind als die abgerissenen Interzellularbrücken. In der Mitte einer jeden Brücke erkennt man eine knötchenartige Verdickung, das *Brückenknötchen* oder *Desmosom* (gr. *Desmos* Band), dessen Bedeutung umstritten ist. Vielleicht handelt es sich dabei um die verdickten Kreuzungs- und Verschmelzungspunkte senkrecht zueinander verlaufender Plasmafasern.

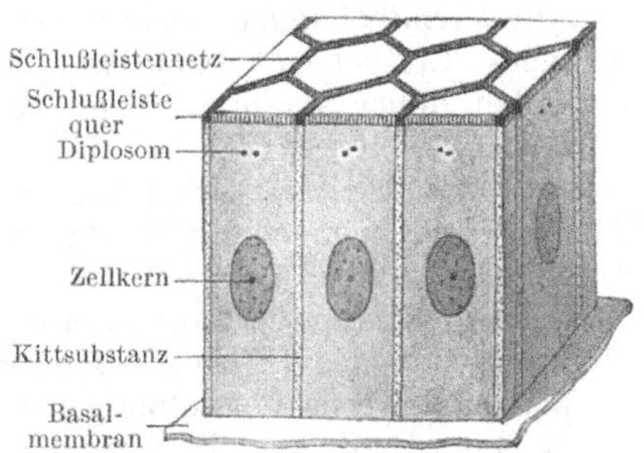

Abb. 6. Schema eines einfachen Zylinderepithels.

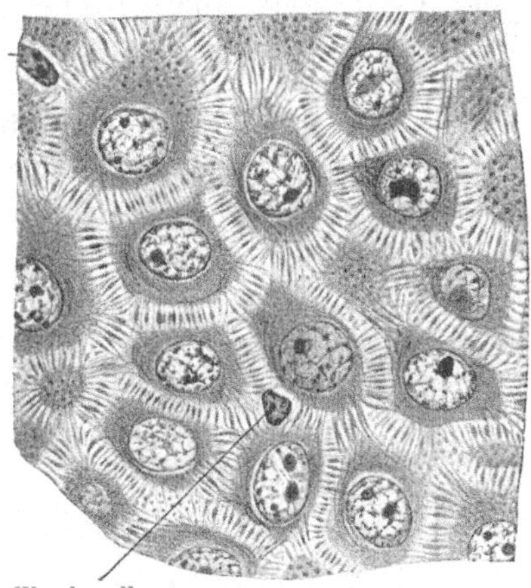

Abb. 7. Stratum spinosum. (Aus PETERSEN, Histologie.)

Die meisten Epithelien erscheinen gegen das darunter gelegene Bindegewebe durch ein anscheinend homogenes, durchsichtiges Häutchen, eine **Basalmembran,** scharf abgegrenzt. Die Basalmembran wird in der Regel vom Bindegewebe geliefert, ausnahmsweise vom Epithel.

Bei Anwendung von Silbermethoden läßt sich in den meisten Basalmembranen ein feinstes Faserwerk (argyrophiler Fasern) nachweisen.

Nahe der freien Oberfläche tragen die Epithelzellen gewöhnlich ein Diplosom. Die Kerne der Epithelzellen sind im allgemeinen chromatinarm, besitzen ein deutliches Kernkörperchen und passen sich in ihrer Form der Zellform an. Zylinderzellen führen ovoide Kerne, deren längere Achse mit der Längsachse der Zelle zusammenfällt. In kubischen Zellen sind die Kerne kugelig, in platten Zellen abgeplattet.

Namentlich im geschichteten Epithel kommt den Interzellularspalten eine wesentliche Bedeutung für die Ernährung des Epithels zu. In die Spalten können Ernährungssäfte eindringen, der Kittsubstanz beigemengt und in dieser weitergeleitet werden. Diese Einrichtung ist um so notwendiger, als das Epithel (mit ganz wenigen Ausnahmen) gefäßfrei ist. Im einfachen oder nur aus wenigen Zellagen bestehenden Epithel erfolgt die Ernährung von den im darunter gelegenen Bindegewebe vorhandenen Gefäßen aus. Im vielschichtigen Epithel wird die Ernährung durch die Ausbildung von *Papillen* erleichtert. Es sind das zapfen- oder kegelförmige Vorbuchtungen des Bindegewebes gegen das Epithel, die Kapillarschlingen führen.

In die Interzellularspalten können Wanderzellen (weiße Blutzellen) eindringen (Abb. 7) und diese bis an die Oberfläche durchwandern. Eine derartige Durchwanderung findet in hohem Grade überall dort statt, wo lymphatisches Gewebe an das Epithel angrenzt (Abb. 117).

Nach der Schichtung der Zellen teilt man das Deckepithel ein in: *einfaches (einschichtiges) Epithel*, das nur aus einer Zellage besteht, und in *geschichtetes (mehrschichtiges) Epithel*, an dessen Aufbau sich mehrere übereinanderliegende Zellschichten beteiligen. Eine Mittelstellung zwischen beiden nimmt das *mehrstufige Epithel* ein.

Am Aufbau sowohl des einfachen wie des geschichteten Epithels können sich verschiedene Zellformen beteiligen, und darnach wird das Deckepithel in folgende Arten untergeteilt:

a) Einfaches Epithel: α) Zylinderepithel, β) kubisches Epithel γ) Plattenepithel.

b) Geschichtetes Epithel: α) Zylinderepithel, β) Plattenepithel, γ) gemischtes (Übergangs-) Epithel.

c) Mehrstufiges Epithel.

a) Einfaches Epithel.

Das einfache Epithel (Abb. 8) wird im allgemeinen aus hexagonal prismatischen Zellen aufgebaut. Beim **einfachen Zylinderepithel** (auch hochprismatisches Epithel genannt) sind die Zellen höher als breit, beim **einfachen kubischen Epithel** (isoprismatischen Epithel) gleich hoch wie breit und beim **einfachen Plattenepithel** niedriger als breit. Das einfache Plattenepithel kann so niedrig werden, daß die gleichfalls abgeplatteten Kerne Vorwölbungen bedingen. In diesem Falle sind die Zellen nicht mehr prismatisch, sondern zeigen im allgemeinen wellige Umrisse. Dieser Form gehört auch das das ganze Gefäßsystem auskleidende Plattenepithel an, welches als **Endothel** (gr. *endon* innen) bezeichnet wird.

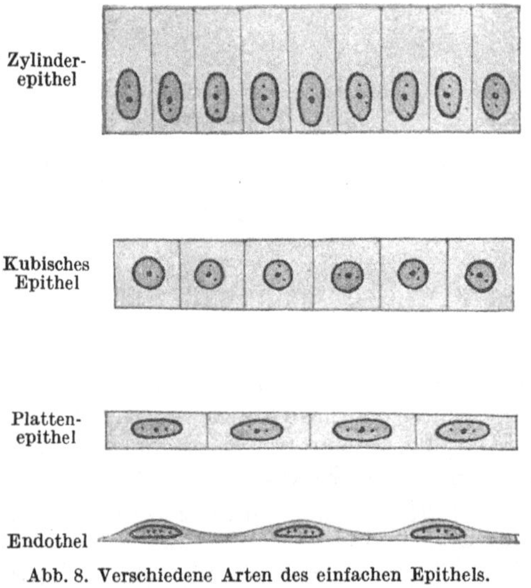

Zylinderepithel

Kubisches Epithel

Plattenepithel

Endothel

Abb. 8. Verschiedene Arten des einfachen Epithels.

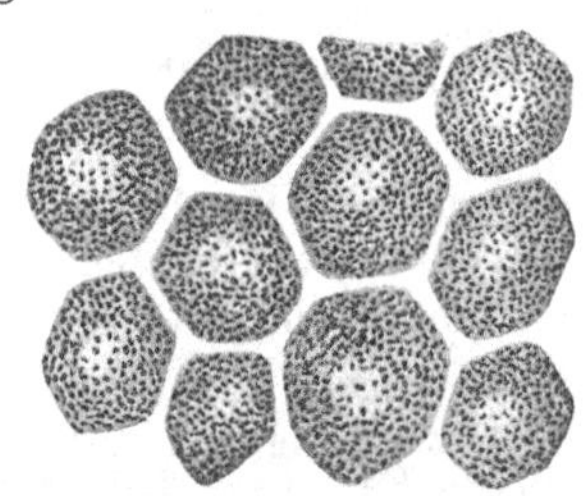

Abb. 9. Pigmentepithel der Retina. 500×.

Für das aus prismatischen Zellen aufgebaute einfache Epithel erscheint die Bezeichnung prismatisches Epithel berechtigt. Man kann sich aber dieses Epithel auch aus Zylinderzellen zusammengesetzt denken, die durch die Aneinanderlagerung sich gegenseitig abflachen.

Im ganz flachen (endothelartigen) Plattenepithel können sich stellenweise die Interzellularspalten zu etwas größeren Räumen, *Stomata*, erweitern. Es handelt sich dabei aber nicht um offene Lücken; sie sind ebenso wie alle übrigen Interzellularräume mit Kittmasse erfüllt. Immerhin kommt ihnen insofern eine Bedeutung zu, als an diesen Stellen leichter Flüssigkeiten oder Wanderzellen durchtreten können.

Vorkommen. *Einfaches Zylinderepithel:* Im ganzen Magendarmkanal, in zahlreichen Drüsenausführungsgängen, als Keimepithel des Eierstockes und (wenigstens teilweise) als einfaches flimmerndes Zylinderepithel im Eileiter, Uterus, in den kleinsten Bronchien.

Einfaches kubisches Epithel: Als Linsenepithel, in kleinen Gallengängen, in einzelnen Teilen der Trommelhöhle und des Labyrinthes. Das Pigmentepithel der Retina (Abb. 9), das gleichfalls hierher gerechnet werden kann, bietet ein Beispiel für das

Vorkommen von Pigment in Epithelzellen. Dieses findet sich in Form von braunen Körnchen und Stäbchen im Cytoplasma, läßt aber stets den Kern frei. Daher erscheinen die Kerne bei Betrachtung dieses Epithels von der Fläche wie helle runde Lücken.

Einfaches Plattenepithel: In den Schaltstücken der Speicheldrüsen, als Korneaendothel, in manchen Teilen der Trommelhöhle. In ganz niedriger Form als Endothel, als Pleura- und Peritonealepithel.

Zu dieser ganzen Einteilung ist zu bemerken, daß man sich die Epithelzellen nicht als starre Gebilde vorstellen darf, sondern daß sie nach der Spannung, unter der sie jeweilig stehen, ihre Höhe ändern können, so daß z. B. bei stärkerer Spannung ein Zylinderepithel in ein kubisches, ja sogar plattes Epithel sich umwandeln kann.

b) Geschichtetes Epithel.

Zum Unterschiede vom einfachen Epithel, das aus lauter gleichgeformten Zellen besteht, können sich am Aufbau des geschichteten Epithels sehr verschieden geformte Zellen beteiligen. Die Dicke des geschichteten Epithels ist größer als die des einfachen und hängt von der Zahl der übereinandergeschichteten Zelllagen ab.

α) Geschichtetes Zylinderepithel (Abb. 10b). Es besteht aus zwei oder mehreren Lagen von Zellen, die höher als breit, dabei aber nicht zylindrisch, sondern im allgemeinen mehr spindelförmig sind.

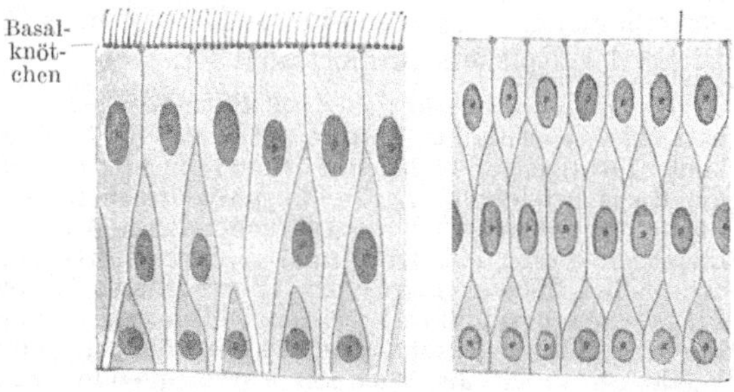

Basalknötchen — Kittleiste

a b

Abb. 10. a Schema des mehrstufigen flimmernden Zylinderepithels. b Schema des mehrschichtigen (geschichteten) Zylinderepithels.

Vorkommen. Früher schrieb man dem geschichteten Zylinderepithel eine viel weitere Verbreitung zu, als es sie tatsächlich hat. Es wurde nämlich vielfach mit dem *mehrstufigen Epithel* (Abb. 10a) verwechselt, mit dem es bei oberflächlicher Betrachtung eine große Ähnlichkeit besitzt. Es findet sich fast ausschließlich an Übergangsstellen von geschichtetem Pflasterepithel zu mehrstufigem Zylinderepithel und hier nur auf kurze Strecken, so z. B. an der laryngealen Seite des Kehldeckels, an der nasalen Seite des weichen Gaumens, an der Grenze zwischen Vestibulum und Regio respiratoria nasi; außerdem im Fornix conjunctivae.

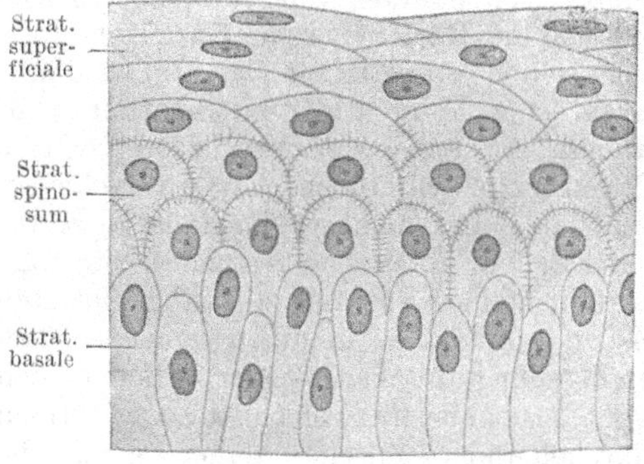

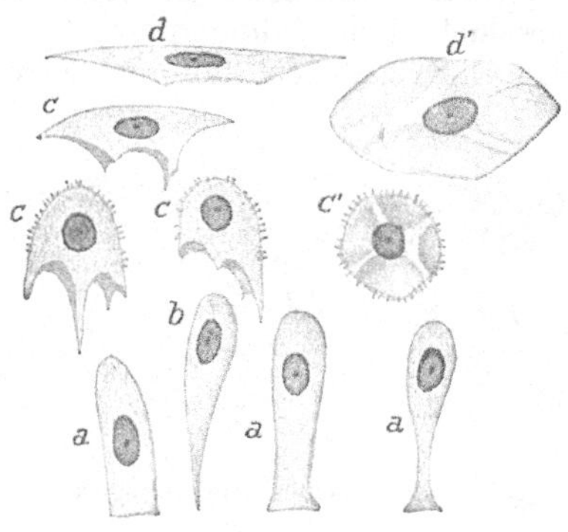

a b

Abb. 11a. Schema vom geschichteten Pflasterepithel.
Abb. 11b. Isolierte Zellen vom geschichteten Pflasterepithel. *a* Fußzellen, *b* Keulenzelle, *c* Flügelzellen in Seitenansicht, *c'* Flügelzelle von der basalen Fläche gesehen, *d* Deckzelle in Seitenansicht, *d'* Deckzelle von der basalen Fläche gesehen.

β) Geschichtetes Platten- oder Pflasterepithel (Abb. 11). Es ist durch die von seiner Basis gegen die freie Oberfläche hin stetig zunehmende Abflachung der

Zellen gekennzeichnet. Während die basale Zellage stets aus mehr oder weniger zylindrischen (höheren als breiten) Zellen gebildet wird, erscheinen die Zellen der oberflächlichen Lagen abgeplattet, und die mittleren Lagen vermitteln den allmählichen Übergang. Schon daraus ergibt sich, daß die Zellen der einzelnen Lagen verschieden geformt sein müssen und daß stets eine größere Anzahl von Zellagen (mindestens 5, gewöhnlich aber viel mehr) am Aufbau beteiligt sind.

Die basale Zellage, das *Stratum basale (cylindricum)*, besteht aus Zellen, die höher als breit sind. Darauf folgt das stets aus mehreren Lagen aufgebaute *Stratum spinosum* (Stachelzellschicht), dessen Zellen um so niedriger und zugleich breiter werden, je mehr sie sich der Oberfläche nähern. Diese Schicht ist durch die gute Ausbildung von Interzellularbrücken ausgezeichnet (Abb. 7). Den Abschluß bildet das gewöhnlich gleichfalls aus mehreren Lagen stark abgeplatteter Zellen gebildete *Stratum superficiale.* Das nur aus wenigen Zellagen gebildete geschichtete Pflasterepithel (z. B. Korneaepithel) besitzt keine Papillen, während in das aus vielen Lagen bestehende Epithel stets Papillen vorragen, deren Höhe der Dicke des Epithels proportional ist.

Die meisten Zellen des Stratum cylindricum zeigen einen abgeplatteten Fußteil und eine abgerundete Kuppe *(Fußzellen)*. Dazwischen schieben sich einzelne mehr keulenförmige Zellen *(Keulenzellen)* ein, die nur mit einem spitz ausgezogenen Ende die Basis erreichen. Die mehr polyedrischen Zellen des Stratum spinosum zeigen konvexe distale und dementsprechend mit Aushöhlungen versehene basale Flächen. Zwischen diesen basalen Buchten ragen Fortsätze zwischen die Kuppen der Zellen der nächst tieferen Lage vor. Wegen dieser Fortsätze werden diese Zellen auch als *Flügelzellen* bezeichnet. In den weiter nach außen folgenden Lagen werden diese Fortsätze immer kürzer, so daß sie an den breiten platten Zellen des Stratum superficiale nur noch als schwach vorspringende Leisten *(Druckleisten)* zwischen den gleichfalls seichter gewordenen Gruben erscheinen. Der Ersatz der an der Oberfläche sich abstoßenden Zellen erfolgt hauptsächlich (wenn auch nicht ausschließlich) durch Zellteilung im Stratum basale.

Vorkommen. Das geschichtete Pflasterepithel ist die widerstandsfähigste Epithelart und findet sich daher an allen Oberflächen, die mechanischen Reizen besonders ausgesetzt sind. Als Epidermis bekleidet (an der Oberfläche verhorntes) geschichtetes Pflasterepithel die Körperoberfläche. Weiterhin findet es sich im Anfangsteile des Verdauungskanals (bis zur Cardia), an den Stimmlippen, im Vestibulum nasi, in der Vagina, in der Fossa navicularis der männlichen und in der ganzen weiblichen Harnröhre.

γ) **Gemischtes oder Übergangsepithel** (Abb. 12). Es handelt sich um eine Epithelart, die etwa eine Mittelstellung zwischen geschichtetem Platten- und geschichtetem Zylinderepithel einnimmt. Von ersterem unterscheidet es sich vor allem dadurch, daß die gleichmäßig von der Basis gegen die Oberfläche fortschreitende Abplattung der Zellen fehlt. Basal ist wohl auch hier ein Stratum cylindricum vorhanden, darauf folgen mehrere Lagen mehr zylindrischer, aber verschieden geformter und nicht gesetzmäßig angeordneter Zellen. Auch die oberflächlichste Lage besteht keineswegs nur aus abgeplatteten Zellen, sondern es kommen neben solchen auch mehr kubische, ja sogar Zylinderzellen vor. Es sind also hier verschiedene Zellformen durcheinandergemischt, daher auch die Bezeichnung gemischtes Epithel. Bei starker Dehnung platten sich namentlich die oberflächlichen Zellen stärker ab, und es erreicht dann das Epithel eine größere Ähnlichkeit mit geschichtetem Pflasterepithel. Wegen der relativ geringen Anzahl der Zellagen fehlen Papillen.

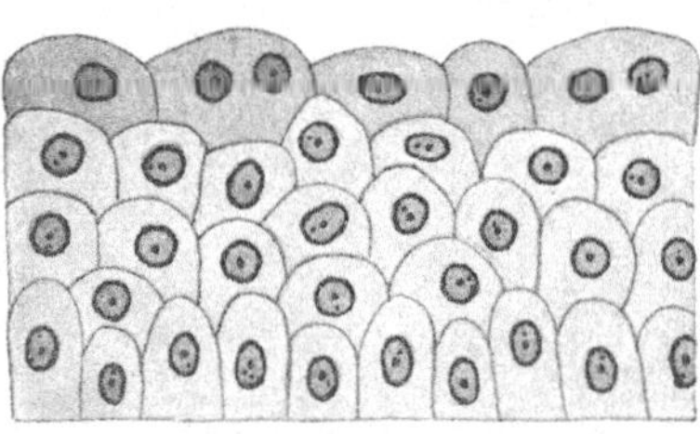

Abb. 12. Gemischtes Epithel. 500×.

Beim Übergangsepithel der Harnblase soll es sich eigentlich um ein nur zweischichtiges Epithel handeln, indem alle unter der oberflächlichsten Lage gelegenen

Zellen wenigstens mit einem schmalen Fortsatz bis an die Basis heranreichen dürften und die Mehrschichtigkeit nur durch die in verschiedener Höhe gelegenen Kerne vorgetäuscht wird. Jedenfalls kann das Epithel bei maximaler Dehnung zu einem zweischichtigen Plattenepithel werden.

Vorkommen. Es bildet vor allem die Auskleidung der abführenden Harnwege, und zwar des Nierenkelches, des Nierenbeckens, des Ureters, der Harnblase und der Pars prostatica urethrae. Die oberflächlichen Zellen sind hier häufig zweikernig (amitotische Kernteilung). Hierher zu rechnen ist auch das Epithel der Conjunctiva, das sich hauptsächlich durch das Vorkommen von Becherzellen von dem Epithel der Harnwege unterscheidet. Im Fornix conjunctivae nimmt das Epithel allerdings mehr das Aussehen eines geschichteten Zylinderepithels an.

c) Mehrstufiges Epithel.

Das mehrstufige Epithel (Abb. 10a) ist dadurch gekennzeichnet, daß alle Zellen der gemeinsamen Basis aufsitzen, aber nicht alle die Oberfläche erreichen. Die Zellen sind im allgemeinen höher als breit, aber von verschiedener Höhe und Form und nur die höchsten (längsten) reichen bis an die Oberfläche. Diese Epithelart kommt hauptsächlich als *mehrstufiges zylindrisches Flimmerepithel* vor. Naturgemäß tragen ausschließlich die bis an die Oberfläche reichenden Zellen den Flimmerbesatz.

Die Zellen der basalen Stufe, die Fußzellen, sind mehr pyramidenförmig mit breitem Fußteil und nach oben gewendeter Spitze. In den weiteren Stufen folgen schon mehr spindelige Zellen und in der höchsten Stufe die längsten, gewöhnlich Zilien tragenden Zellen, die oft nur mit einem oder zwei fadenförmig ausgezogenen Fortsätzen die gemeinsame Basis erreichen. Da diese feinen Fortsätze oft nur schwer nachzuweisen sind, ist es begreiflich, daß das mehrstufige Epithel vielfach mit einem geschichteten Epithel verwechselt worden ist. Da die Kerne je nach der Höhe der Zellen verschieden hoch liegen, bilden sie Reihen, und deshalb wird dieses Epithel auch als *mehrreihiges* (mehrzeiliges) *Epithel* bezeichnet. Mehrreihig kann aber auch ein einfaches Zylinderepithel sein, in dem die Kerne in verschiedener Höhe liegen.

Vorkommen. Mehrstufiges zylindrisches Flimmerepithel kleidet nahezu die ganzen Atmungswege aus, so die Regio respiratoria nasi, den größten Teil des Kehlkopfes, die Luftröhre und die Bronchien mit Ausnahme ihrer letzten Verzweigungen. Zweistufiges Epithel findet sich im Nebenhodengang und in den meisten größeren Drüsenausführungsgängen.

2. Drüsenepithel.

Das *Drüsenepithel hat die Aufgabe, Stoffe abzusondern,* die entweder weiterhin im Haushalt des Organismus Verwendung finden, *Sekrete,* oder als unbenützbare Stoffe aus dem Organismus ausgeschieden werden, *Exkrete.*

Sezernierende Zellen können vereinzelt zwischen den nicht sezernierenden Zellen (Deckepithelzellen) liegen. Derartige Zellen werden als **einzellige Drüsen** bezeichnet. Häufiger bilden sie aber größere oder kleinere Zellgruppen, **mehrzellige Drüsen.** Die häufigste Form von einzelligen Drüsen sind die im Epithel verschiedener Schleimhäute (Darmschleimhaut, Schleimhaut der Atmungswege) vorkommenden **„Becherzellen“** (Abb. 13, 124, 141). Es handelt sich um Schleim absondernde Zellen von mehr oder weniger bauchiger Form, deren Kern in dem sich verschmälernden Fußteil liegt. Im bauchigen Teil der Zellen liegen die Vorstufen des Sekretes in Form von groben Körnern, den *Prämuzin-* oder *Muzigenkörnern,* die sich bei der Ausstoßung auflösen und in Schleim umwandeln. An fixierten Präparaten ist gewöhnlich von diesen Körnern nichts mehr zu sehen, sondern sie haben sich schon innerhalb des Bechers aufgelöst. Die Bildung der Sekretkörner beginnt am freien Zellpol und schreitet basalwärts fort. Der den Kern tragende Fußteil bleibt aber stets cytoplasmatisch. Je mehr Sekret sich ansammelt, um so stärker wird die Zelle aufgebläht. Schließlich platzt die Zelle. Es bildet sich ein *Stoma* an der freien Oberfläche, durch das der Schleim ausgestoßen wird. Nach der Entleerung sinken die Wandungen des Bechers zusammen und es erfolgt eine Regeneration der Zelle vom Fußteil aus, worauf der Sekretionsvorgang wahrscheinlich von neuem einsetzen kann.

Bleiben die sezernierenden Zellgruppen innerhalb des Deckepithels liegen, so spricht man von **endoepithelialen Drüsen** (Abb. 13). Viel häufiger aber senken sie sich in das darunterliegende Bindegewebe ein und werden dadurch zu **exoepithelialen Drüsen.** Dabei stehen die sezernierenden Zellen entweder in kontinuierlichem Zusammenhang mit dem Oberflächenepithel oder es wird dieser Zusammenhang durch einen mit (gewöhnlich) nicht sezernierendem Epithel ausgekleideten Gang, den *Ausführungsgang*, hergestellt. Zum Unterschiede vom Ausführungsgang wird der das spezifische Sekret liefernde Abschnitt als *Drüsenendstück* oder *Drüsenhauptstück* bezeichnet. Die Mündungsstelle des Ausführungsganges markiert zeitlebens die Örtlichkeit, von der aus eine Drüse sich entwickelt hat. Der Zusammenhang einer Drüse mit dem Oberflächenepithel kann aber auch verlorengehen. Dann spricht man von **endokrinen Drüsen** (inkretorische Drüsen, Drüsen mit innerer Sekretion) zum Unterschiede von den **exokrinen Drüsen** (gr. *krineo* sondere ab), wo dieser Zusammenhang erhalten bleibt.

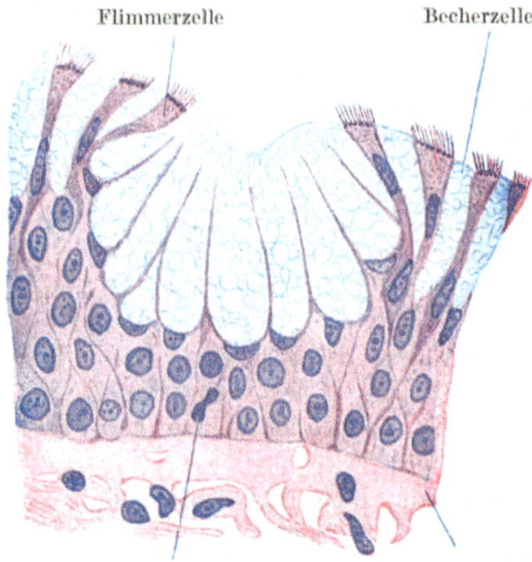

Abb. 13. Endoepitheliale Drüse (Becherzellgruppe) aus der Regio respiratoria nasi. 500×.

Nach der *Form der Endstücke* (Abb. 14) werden die Drüsen eingeteilt in **tubulöse** oder schlauchförmige, **alveoläre** oder sackförmige und in Mischformen,

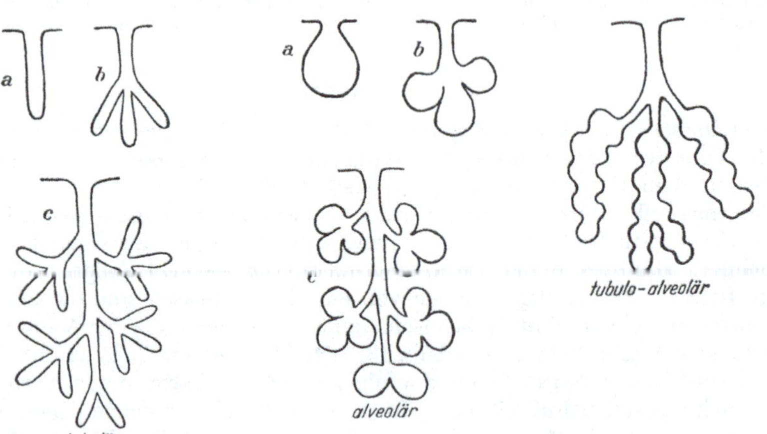

Abb. 14. Schema der verschiedenen Drüsenformen. *a* einfache, *b* verzweigte, *c* zusammengesetzte Drüsen.

tubulo-alveoläre Drüsen. Besteht eine Drüse nur aus einem unverzweigten Endstück, so spricht man von einer *einfachen Drüse*, verzweigt sich dieses Endstück oder schließen sich an einen (unverzweigten) Ausführungsgang mehrere Endstücke an, von einer *verzweigten Drüse*. Verästelt sich der Ausführungsgang und trägt jeder seiner Teiläste ein oder mehrere Endstücke, so bezeichnet man die Drüse als *zusammengesetzt*.

Als *tubulo-alveoläre* Drüsen könnte man Formen ansehen, deren Endstücke eine Mittelstellung zwischen Schlauch und Sack einnehmen. Gewöhnlich wird diese Bezeichnung aber nur für zusammengesetzte Drüsen gebraucht, deren Endstücke in ihrer Gesamtform mehr schlauchförmig sind, aber sekundäre halbkugelige (sackförmige) Ausbuchtungen tragen.

Die *tubulösen Drüsenendstücke* können gerade gestreckt verlaufen (z. B. Darmeigendrüsen, Tubuli recti der Niere), leicht geschlängelt (Fundusdrüsen) oder stark gewunden (Tubuli contorti der Niere und des Hodens, Schweißdrüsen).

Die Form der Drüsenzellen wird wesentlich beeinflußt sowohl durch die Weite der Lichtung, die sehr verschieden sein kann, als auch durch die Zahl der Zellen, die sich an der Bildung des Querschnittes beteiligen. Ist die Zahl gering, d. h. sind im Querschnitt durch den Drüsenschlauch nur etwa vier Zellen zu sehen, und ist gleichzeitig die Lichtung eng, so sind die Zellen mehr pyramidenförmig; ist die Zahl größer und die Lichtung weiter, so sind die Zellen annähernd prismatisch.

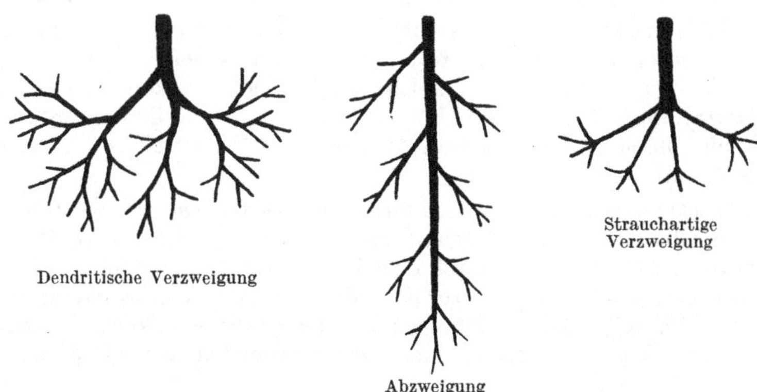

Abb. 15. Schema der Verzweigung der Drüsenausführungsgänge.

Bei den zusammengesetzten Drüsen kommen verschiedene Typen der Verzweigung des Ausführungsganges vor (Abb. 15). Bei der *baumförmigen* (dendritischen) *Verzweigung* oder *Arborisation* gabelt sich der Ausführungsgang nach Art der Äste eines Baumes wiederholt und an verschiedenen Punkten in stets kleiner werdende Teiläste. Bei der *Abzweigung* bleibt ein Hauptausführungsgang durch die ganze Drüse hindurch erhalten. Durch die Abgabe von Seitenästen, die sich ihrerseits wieder verzweigen können, verjüngt sich der Hauptgang mehr und mehr. Bei der *strauchartigen Verzweigung* teilt sich der Hauptausführungsgang an einem Punkt in mehrere Äste. Zwischen diesen drei Haupttypen kommen Kombinationen vor. Es kann sich z. B. bei der Abzweigung ein Teilast weiterhin dendritisch verzweigen usw.

Nach der *Sekretionsart* teilt man die Drüsen ein in holokrine (gr. *holos* ganz) und merokrine (gr. *Meros* Teil). Die letzteren werden untergeteilt in apokrine (gr. *apo* von etwas weg) und ekkrine (gr. *ek* heraus) Drüsen.

Bei der **holokrinen Sekretion** geht die sezernierende Zelle zugrunde, sie wandelt sich ganz zu Sekret um. Bei der **merokrinen Sekretion** bleibt die Zelle erhalten, so daß sich der Sekretionsvorgang an ein und derselben Zelle wiederholen kann. Bei der **apokrinen Sekretion,** die eine Mittelstellung zwischen holo- und ekkriner Sekretion einnimmt, geht ein Teil des Zelleibes verloren, der den Kern tragende Teil bleibt aber erhalten, und von ihm aus erfolgt die Regeneration der Zelle, während bei der **ekkrinen Sekretion** der Zelleib ganz erhalten bleibt.

Die *ekkrine Sekretion* (Abb. 97) ist gekennzeichnet durch das Auftreten von Körnchen im Cytoplasma, die als Vorstufe des Sekretes aufzufassen sind und unter Verflüssigung ausgeschieden werden, ohne daß die Zellform sich dabei ändert. Diese Sekretkörnchen erscheinen zunächst in dem der Lichtung zugewendeten Teil der Zelle und breiten sich erst später auch über den basalen Zellteil aus.

Bei der *apokrinen Sekretion* (Abb. 98, 203) bilden sich an der freien Zelloberfläche unter Verflüssigung der Sekretkörner kuppel- oder zungenförmige Vorwölbungen, die mit einem Teil des Zelleibes abgestoßen werden. Durch diesen Substanzverlust wird die Zelle während der Sekretion niedriger, so daß eine Zylinderzelle in eine platte Zelle umgewandelt werden kann. Der den Kern führende basale Zellteil bleibt aber in der Regel erhalten.

Nach der *Schichtung der Zellen* teilt man die Drüsen ein in **monoptyche** und **polyptyche** (gr. *Ptyche* Lage, Reihe). Bei den ersteren werden die Endstücke von einem einfachen, bei den letzteren von einem geschichteten Epithel ausgekleidet.

Schließlich kann man die Drüsen auch *nach dem Sekret* einteilen. So spricht man von Speicheldrüsen, Schweißdrüsen, Talgdrüsen usw.

Zur Charakterisierung einer Drüse ist es notwendig, alle Einteilungsmomente zu berücksichtigen. So wäre z. B. eine Talgdrüse als eine mehrzellige, exoepitheliale, exokrine, alveoläre, verzweigte, holokrine, polyptyche Drüse zu bezeichnen.

Zur Erleichterung der Sekretabfuhr kommen in manchen Drüsen **„Sekretkapillaren“** vor, das sind feinste Kanälchen, die von der Lichtung ausgehend sich entweder nur zwischen den Zellen in die Tiefe senken = *zwischenzellige (interzelluläre) Sekretkapillaren* (Abb. 97), oder in den Zelleib selbst eintreten und sich hier noch weiter verzweigen können = *binnenzellige (intrazelluläre) Sekretkapillaren.*

Jedes Drüsenendstück grenzt sich durch eine *Basalmembran*, das *Glandilemm*, vom umgebenden Bindegewebe scharf ab. In manchen Drüsen (z. B. Schleimdrüsen) wird das Glandilemm durch eine Lage ganz flacher, vielfach verästelter Zellen innen verstärkt, die das sezernierende Epithel außen korbartig umfassen, *Korbzellen* (Abb. 97). Die meisten zusammengesetzten Drüsen zeigen einen lappigen Bau. Die Abgrenzung der Drüsenläppchen erfolgt durch Bindegewebe.

Die zu einem Endzweige eines Drüsenausführungsganges gehörigen Endstücke bilden ein *Primärläppchen.* Indem mehrere Primärläppchen sich zu einer Gruppe dadurch vereinigen, daß ihre Ausführungsgänge zu einem größeren Ast verschmelzen, entstehen *Sekundärläppchen* usw. Das die einzelnen Läppchen umgebende (interlobuläre) Bindegewebe wird als *Periadenium* (gr. *Aden* Drüse) bezeichnet. Von ihm treten spärliche Züge auch in das Innere eines Läppchens zwischen die Endstücke ein = intralobuläres Bindegewebe, *Endadenium.* An der Oberfläche wird die ganze Drüse von einer Art bindegewebiger Kapsel, dem *Epadenium,* umfaßt.

Im Bindegewebe verlaufen zahlreiche Blutgefäße und Nerven. Die Blutgefäße gehen in ein Kapillarnetz über, das die einzelnen Endstücke umspinnt. Die Nervenfasern enden teils an der Außenfläche des Glandilemms, *epilemmales Netz,* teils an den sezernierenden Zellen selbst, *hypolemmales Netz.*

3. Sinnesepithel.

Das Sinnesepithel bildet den wesentlichen Bestandteil eines jeden Sinnesorganes. Es ist geeignet *bestimmte Reize der Außenwelt aufzunehmen und die entstehende Erregung an die Sinnesnerven weiterzuleiten.*

Näheres bei den Sinnesorganen!

II. Die Stützgewebe.

Unter dieser Bezeichnung werden sehr verschiedenartige Gewebe zusammengefaßt, denen nur zum Teil eine stützende Funktion zukommt, indem sie das Skelettsystem aufbauen. Anderen Gewebsarten dieser Gruppe kommt die Aufgabe zu, Organe miteinander zu verbinden, zu umhüllen und Zwischenräume auszufüllen. Es wird daher diese Gewebsgruppe auch als Gruppe der Stütz- und Bindegewebe bezeichnet.

Alle Gewebe dieser Gruppe gehen aus dem embryonalen Bindegewebe oder Mesenchym hervor, das sich im mittleren Keimblatt entwickelt, und sind somit *mesodermaler Herkunft*. Die verschiedenen Gewebe dieser Gruppe können sich bei verschiedenen Tieren im Aufbau eines bestimmten Organes gegenseitig vertreten. Zum Unterschiede vom Epithelgewebe bekleiden die Stützgewebe keine freien Oberflächen und ihre Zellen spielen im allgemeinen funktionell eine viel kleinere Rolle als die Zellprodukte.

Die Stützgewebe werden eingeteilt in:

1. Bindegewebe, 2. Fettgewebe, 3. elastisches Gewebe, 4. Knorpelgewebe, 5. blasiges Stützgewebe, 6. Knochengewebe.

1. Das Bindegewebe.

Das Bindegewebe zerfällt in folgende Unterabteilungen:

a) Embryonales Bindegewebe, b) Gallertgewebe, c) retikuläres Gewebe, d) fibrilläres Bindegewebe.

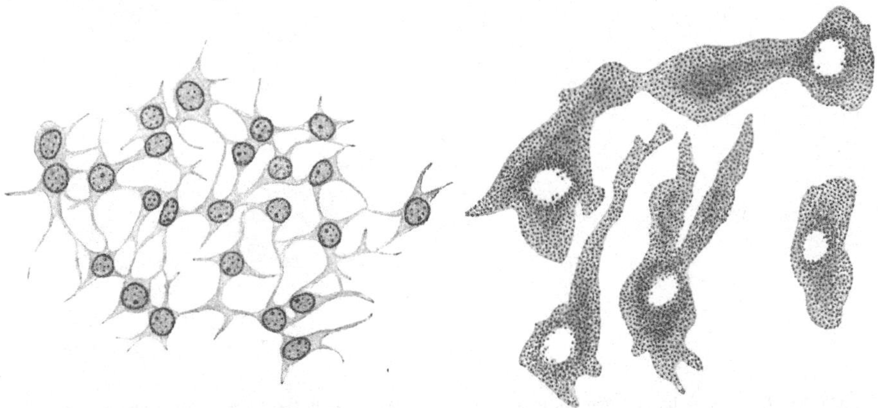

Abb. 16. Embryonales Bindegewebe. 500×.

Abb. 17. Pigmentierte Bindegewebszellen aus der Epichorioidea. 500×.

a) Embryonales Bindegewebe (Abb. 16).

Es findet sich als Muttergewebe aller übrigen Formen der Stützgewebe beim Embryo in weiter Verbreitung. Da es alle Organanlagen umlagert, voneinander abgrenzt und in deren Spalträume eindringt, hat es die Bezeichnung **Mesenchym** (gr. *mesos* mitten, *encheo* gieße hinein) erhalten. Es ist noch ein rein zelliges Gewebe und besteht aus sternförmig verzweigten Zellen mit verhältnismäßig großen Kernen. Indem die Ausläufer benachbarter Zellen untereinander in Verbindung stehen, bildet es einen netzartigen *Zellverband*, dessen Maschenräume mit seröser Flüssigkeit erfüllt sind.

Beim Erwachsenen bleibt embryonales Bindegewebe an ganz bestimmten, umschriebenen Örtlichkeiten erhalten *(Mesenchymlager)*. In modifizierter Form kommt es in der mittleren Augenhaut vor. Auch hier besteht es aus verzweigten, flachen Zellen, deren allerdings plumper gewordene Ausläufer wenigstens teilweise noch miteinander in Zusammenhang stehen (Abb. 17). Der wesentliche Unterschied gegenüber dem embryonalen Bindegewebe besteht aber darin, daß die Zellen gelb- bis dunkelbraune Pigmentkörnchen (Melanin) enthalten, die nur die Zellkerne frei lassen, so daß diese als helle rundliche Stellen durchscheinen.

Ähnliche *pigmentierte Bindegewebszellen* kommen (spärlich) an dunkel pigmentierten Stellen der äußeren Haut, in der Pia mater, besonders der der Medulla oblongata, und in der bindegewebigen Hülle des Labyrinthes vor. Bei Neugeborenen liegen manchmal in der Lederhaut der Gesäßgegend Gruppen solcher Pigmentzellen. Sie erscheinen bei Betrachtung mit freiem Auge als bläuliche Flecken, da das darüberliegende Gewebe als trübes Medium wirkt. Diese „*Mongolen-Kinderflecke*" kommen bei der mongolischen Rasse regelmäßig, bei anderen Rassen nur selten vor.

Bei Reptilien, Amphibien und Fischen finden sich sehr reich verzweigte Pigmentzellen, **Chromatophoren,** in großer Menge in der äußeren Haut. Durch das Spiel der Chromatophoren, d. h. durch das Ausstrecken oder Einziehen ihrer Fortsätze, wird der vielfach bei diesen Tieren zu beobachtende Farbwechsel bewirkt.

b) **Gallertgewebe** (Abb. 18).

Es steht dem Mesenchym noch sehr nahe, indem seine verzweigten oder spindeligen Zellen wenigstens stellenweise miteinander in Verbindung stehen. Außer den Zellen enthält es feine leimgebende *Fibrillen,* die in zarten welligen Bündeln nach allen Richtungen und unabhängig von den Zellen das Gewebe

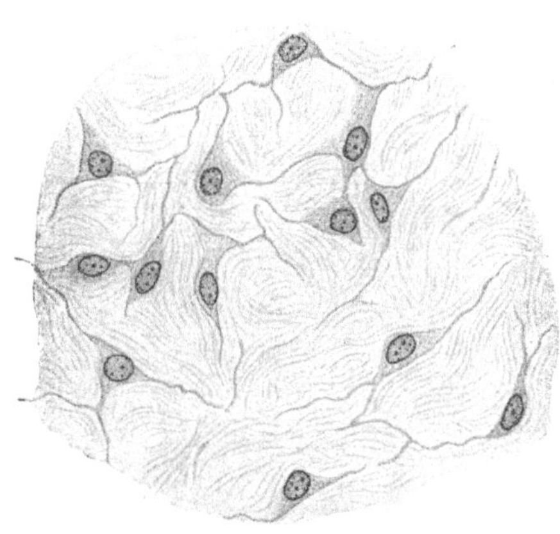

Lymphocyten
Retikulumzellen
Retikulumfasern

Abb. 18. Gallertgewebe aus dem Nabelstrang. 500×.

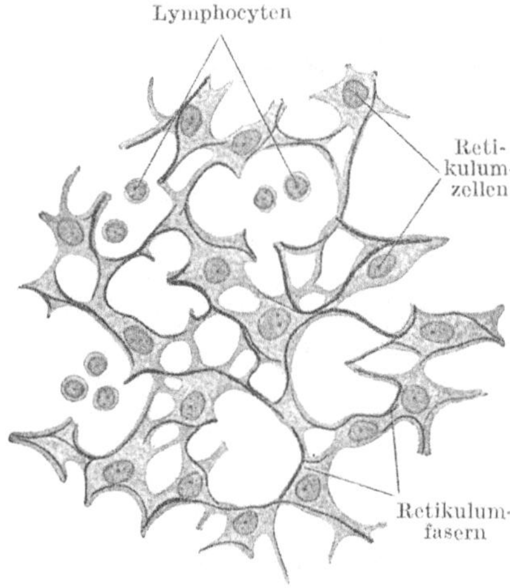

Abb. 19. Retikuläres Gewebe aus einem Lymphknoten. 500×.

durchziehen. Die Lücken zwischen Zellen und Fibrillenbündeln sind mit einer schleimigen, *gallertigen Masse* erfüllt.

Gallertgewebe kommt beim Erwachsenen nicht vor. In schönster Ausbildung findet es sich als **Whartonsche Sulze** im Nabelstrang. Beim Embryo kann es an verschiedenen Stellen auftreten. Es ist mit dem embryonalen Bindegewebe durch fließende Übergänge verbunden.

c) **Retikuläres Gewebe** (Abb. 19).

Es besteht aus einem Netzwerk von sternförmig verzweigten Zellen, *Retikulumzellen,* deren lange Ausläufer an vielen Stellen miteinander verbunden sind. Dieses Zellnetz dient als Leitgebilde für *Fasern,* die hauptsächlich in den oberflächlichen Anteilen der Zellen verlaufen.

Das retikuläre Gewebe kommt nur in Kombination mit weißen Blutkörperchen (hauptsächlich Lymphocyten) vor, die gewöhnlich in großer Menge in die Maschenräume des Netzes eingelagert sind. Diese Gewebskombination, das **lympho-retikuläre Gewebe,** bildet den Hauptbestandteil der lympho-retikulären Organe.

Die Retikulumzellen können sich aus dem Verbande lösen, abrunden und Fremdkörper aufnehmen (speichern) und auch zerstören. Sie werden in diesem Zustande als **Phagocyten** oder **Makrophagen** bezeichnet.

In seiner Jugendform besteht das retikuläre Gewebe fast nur aus Zellen, *zelliges Retikulum*; später treten immer reichlicher Fasern auf, *faseriges Retikulum*. Die Retikulumfasern bilden nur selten ein echtes Netz, indem sie sich miteinander verbinden. Gewöhnlich legen sie sich nur aneinander an und weichen dann wieder auseinander, so daß dadurch ein Netz vorgetäuscht wird. Chemisch unterscheiden sie sich durch ihren Gehalt an *Retikulin* von den kollagenen (leimgebenden) Fasern des fibrillären Bindegewebes. Bei Anwendung von Silbermethoden schwärzen sich die Retikulumfasern und werden deshalb auch als argyrophile Fasern (gr. *Argyros* Silber) bezeichnet.

Argyrophile Fasern bilden nicht nur das Gerüst des retikulären Gewebes, sondern sie kommen als sog. **Gitterfasern** vor allem in der Leber (Abb. 137) vor, wo sie entlang den Blutkapillaren echte Netze bilden. Weiterhin findet man sie allenthalben als feinste Ausläufer des kollagenen Bindegewebes, so z. B. an der Grenze zwischen Epithel und Bindegewebe, wo sie die Grundlage für die Basalmembran bilden. Da die argyrophilen Fasern räumlich wie genetisch in kollagene übergehen können, hat man sie auch als *präkollagene* Fasern bezeichnet.

Die Fähigkeit, Fremdkörper aufzunehmen und zu speichern, kommt nicht nur den Retikulumzellen, sondern auch den Endothelzellen der Blutgefäße mancher Organe (Leber, Markstubstanz der Nebenniere) zu und man spricht mit Rücksicht darauf von einem **retikuloendothelialen System.**

d) Fibrilläres Bindegewebe (kollagenes Gewebe).

In diesem Gewebe treten die Fasern, die man als *Fibrillen* bezeichnet, gegenüber den Zellen in den Vordergrund.

Die **Fibrillen** sind feinste, nur 0,3—0,5 μ dicke, stets unverzweigte Fäserchen, die sich gewöhnlich zu verschieden dicken *Fibrillenbündeln* zusammenlagern. Physikalisch sind sie durch außerordentlich große Zugfestigkeit, fast keine Dehnbarkeit, schwache Lichtbrechung und Doppelbrechung (Anisotropie) ausgezeichnet. Chemisch enthalten sie *Kollagen*, das sich beim Kochen in Leim umwandelt, weshalb man sie auch als *kollagene* oder *leimgebende Fibrillen* bezeichnet. Sie quellen in verdünnten Säuren und Alkalien und werden dadurch unsichtbar.

Jedem Fibrillenbündel liegen oberflächlich, gewöhnlich nur einseitig, ganz flache Zellen, **Fibrocyten,** an, die während der Histogenese das betreffende Fibrillenbündel gebildet haben. Sie sind somit nichts anderes als ehemalige **„Fibroblasten“.**

Für die *Fibrocyten* ist vor allem die außerordentlich starke Abplattung bezeichnend. Sie sind so platt, daß man in der Kantenansicht von ihnen fast nur den (gleichfalls abgeplatteten) ovalen Kern erkennt, aber auch in der Flächenansicht nur schwer ihre Umrisse feststellen kann. Jedenfalls ist ihre Form sehr verschieden. Bald bilden sie mehr rechteckige, bald mit Ausläufern versehene, unregelmäßig geformte Platten, die stellenweise miteinander in Verbindung stehen und so ein Netzwerk bilden können. An manchen Stellen umhüllen diese platten Zellen förmlich ein Fibrillenbündel. Wahrscheinlich entstehen die leimgebenden Fibrillen nicht intrazellulär, also nicht innerhalb des Zelleibes der Fibroblasten. Vielmehr scheinen die Fibroblasten zunächst eine formlose Masse auszuscheiden, aus der sich dann die Fibrillen bilden.

Nach dem Verhalten der Fibrillenbündel teilt man das fibrilläre Bindegewebe in folgende Unterarten:

α) lockeres Bindegewebe, β) straffes Bindegewebe, γ) netzförmiges oder areoläres Bindegewebe.

Das lockere Bindegewebe wird auch als *formloses Bindegewebe* bezeichnet, im Gegensatz dazu kann das straffe und netzförmige Bindegewebe als *geformtes Bindegewebe* bezeichnet werden.

α) Lockeres Bindegewebe (Abb. 20).

Die verschieden dicken Fibrillenbündel zeigen einen welligen Verlauf und durchkreuzen sich regellos nach den verschiedensten Richtungen, ohne kompakte

Massen zu bilden. Zwischen den einzelnen Bündeln bleiben allenthalben größere oder kleinere Spalten und Lücken frei, die mit Lymphe gefüllt sind. Das lockere Bindegewebe füllt als *Interstitialgewebe* die zwischen benachbarten Organen und Organteilen gelegenen Lücken aus und dringt als *intraparenchymatöses Gewebe* auch in das Innere der Organe ein.

Als regelmäßigen Begleiter des lockeren Bindegewebes findet man elastisches Gewebe in Form von *elastischen Fasern*, die unabhängig von den Fibrillenbündeln verlaufen und sich von den Bindegewebsfibrillen schon durch ihre stärkere Lichtbrechung, die wechselnde Dicke und durch ihr Verzweigungsvermögen unterscheiden.

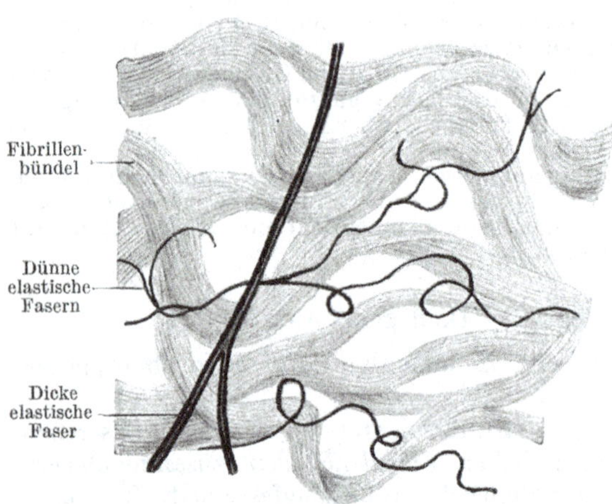

Abb. 20. Lockeres Bindegewebe. 500×.

Außer den **Fibrocyten** und verschiedenen Formen weißer Blutkörperchen, die als echte **Wanderzellen** jederzeit in die Spalträume zwischen den Fibrillenbündeln einwandern können, findet man Zellen, die den weißen Blutkörperchen wenigstens genetisch nahestehen und als *leukocytäre Formen* der Bindegewebszellen zusammengefaßt werden können, und schließlich, wenigstens häufig, *Fettzellen*. Zu den leukocytären Bindegewebszellen gehören die Plasmazellen und Mastzellen.

Die **Plasmazellen** (Abb. 21, a) sind rundliche, nicht abgeplattete Zellen, deren schollige basophile Massen enthaltendes Plasma in der Mitte eine hellere Stelle erkennen läßt, der der Kern anliegt *(juxtanukleäre Vakuole)*. Der Kern zeigt eine sog. *Radstruktur*, indem ein Chromatinkorn die Mitte einnimmt und die übrigen Körner der Kernmembran dicht anliegen. Einen ganz ähnlichen „Radkern" zeigen auch die Lymphocyten. In großer Menge treten Plasmazellen an Stellen des Gewebszerfalles auf, und man schreibt ihnen die Aufgabe zu, das zerfallende Material fortzuschaffen und wieder nutzbar zu machen.

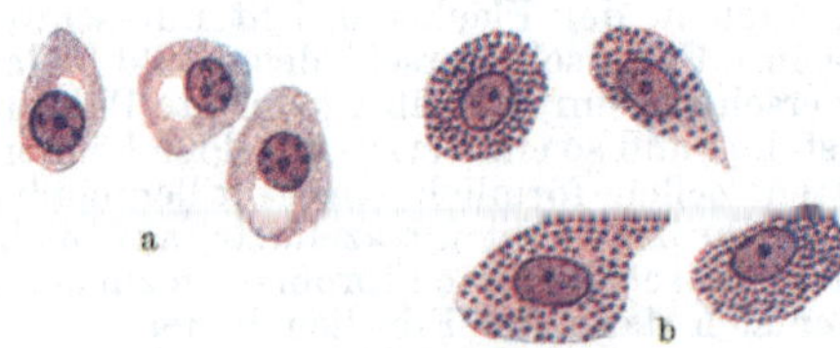

Abb. 21. Plasmazellen (a) und Mastzellen (b) 1000×.

Die **Mastzellen** (Abb. 21, b) sind große plasmareiche Zellen von meist ovoider bis polyedrischer Gestalt. Kennzeichnend ist die grobe basophile Granulation ihres Plasma. Sie finden sich mit Vorliebe entlang kleiner Blutgefäße, wo sie oft zu förmlichen Reihen gelagert sind.

Ob die als **Histiocyten** („ruhende Wanderzellen") bezeichneten Zellen des lockeren Bindegewebes, die den Fibrocyten zum mindestens sehr ähnlich sind, als besondere Zellart aufzufassen sind oder nur als „Reizungsform der Fibrocyten", ist nicht mit Sicherheit festgestellt. Die Bezeichnung ruhende Wanderzellen haben sie erhalten, weil angenommen wird, daß sie von echten Wanderzellen abstammen, die sich im Gewebe festgesetzt haben. Auf gewisse Reize hin können sie wieder beweglich werden, wandern und phagocytieren.

β) Straffes Bindegewebe.

Vom lockeren Bindegewebe unterscheidet sich das straffe dadurch, daß die Fibrillenbündel straff gespannt und dicht aneinander gedrängt verlaufen, so daß zwischen ihnen höchstens kleinste Spalträume frei bleiben. Hierher gehört das Sehnengewebe, der Faserfilz und das lamelläre Bindegewebe.

Im **Sehnengewebe** (Abb. 22) verlaufen alle Fibrillenbündel parallel zueinander. Da seine Zugfestigkeit der des weichen Eisens nahekommt, erscheint es besonders geeignet zur Kraftübertragung vom Muskel zum Knochen. Denselben Bau zeigen auch die (fibrösen) Bänder.

Jedem Fibrillenbündel liegt eine Reihe von viereckigen oder auch unregelmäßig gestalteten Zellplättchen, *Sehnenzellen* (Fibrocyten) an, deren Kerne von der Schmalseite gesehen stäbchenförmig, in der Flächenansicht mehr oval erscheinen.

Die Sehne wird oberflächlich von lockerem Bindegewebe, *Peritenium externum*, umhüllt. Von diesem treten Züge in das Innere und umscheiden als *Peritenium internum* größere und kleinere Gruppen von Fibrillenbündeln. Elastische Fasern sind im Sehnengewebe sehr spärlich und fein. Die *Aponeurosen* sind als flächenhaft ausgebreitete Sehnen meist gebaut wie diese. In manchen Aponeurosen überkreuzen sich aber die Fibrillenbündel, so daß ihr Gewebe als Faserfilz zu bezeichnen ist.

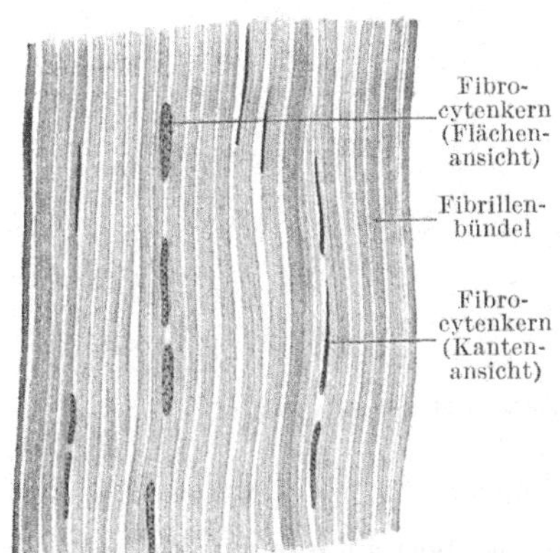

Abb. 22. Sehne. Längsschnitt. (Gez. KEILITZ.) 400×.

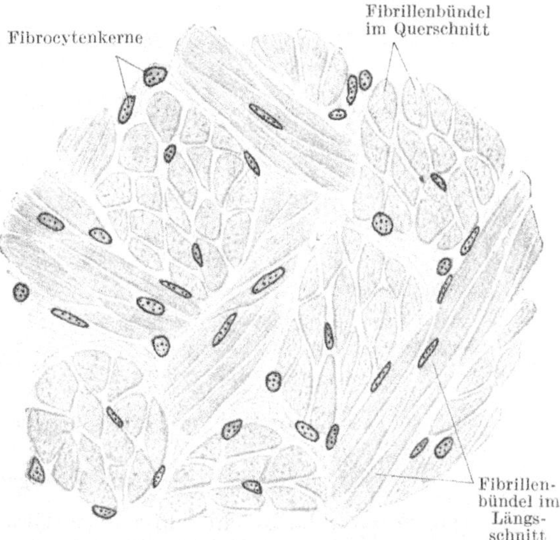

Abb. 23. Faserfilz. Lederhaut vom Nilpferd. 500×.

Im **Faserfilz** (Abb. 23) durchflechten sich die straffen Fibrillenbündel in verschiedenen Richtungen oft in ganz gesetzmäßiger Weise, so daß dadurch ein Flechtwerk zustande kommt, das mit einem Gewebe im gewöhnlichen Sinne des Wortes große Ähnlichkeit hat. Im **lamellären Bindegewebe** sind die Fibrillenbündel zu Lagen oder **Lamellen** angeordnet, denen oberflächlich die Fibrocyten anliegen. Innerhalb einer Lamelle verlaufen alle Fibrillenbündel parallel zueinander; sie haben aber häufig in den aufeinanderfolgenden Lamellen eine verschiedene Richtung (Abb. 35).

Nur für diese Art des Bindegewebes scheint mir die Bezeichnung lamellär am Platze, keineswegs aber für das lockere Bindegewebe.

Lamelläres Bindegewebe bildet den organischen Bestandteil der Knochengrundsubstanz, die Substantia propria corneae, das Perineurium.

γ) Netzförmiges oder areoläres Bindegewebe (Abb. 24).

Die Fibrillenbündel (nicht aber die einzelnen Fibrillen) teilen und verbinden sich wieder und schließen zwischen sich größere Lücken ein, so daß ein Netz- oder Maschenwerk entsteht, dessen Maschenräume teils von feineren, teils von gröberen Faserbündeln umgrenzt werden.

Die Bündel sind von feinsten Häutchen umhüllt, denen zirkulär verlaufende argyrophile Fäserchen eingelagert sind.

Das netzförmige Bindegewebe bildet die Grundlage des Netzes (Omentum). In ihm kommen außer den Fibrocyten auch die übrigen Zellformen des lockeren Bindegewebes vor.

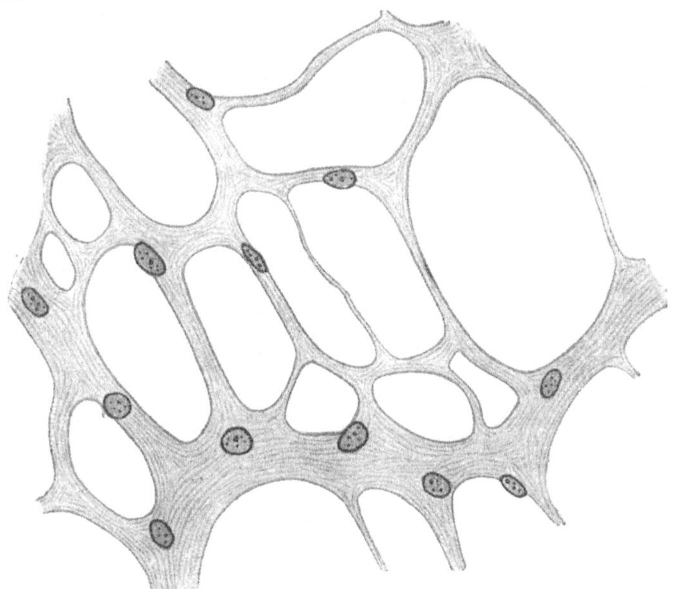

Abb. 24. Areoläres Bindegewebe. Omentum vom Meerschweinchen. 500×.

2. Das Fettgewebe.

Das Fettgewebe ist ein rein zelliges Gewebe. Es besteht nur aus **Fettzellen**, das sind Zellen, die in ihrem Zelleib einen großen Fetttropfen einschließen, durch den der Kern und das Cytoplasma randständig verdrängt werden, so daß letzteres nur als ganz feiner, der Zellmembran innen aufliegender Saum erscheint. Der plattgedrückte rundliche Kern enthält häufig gleichfalls einen kleinen Fetttropfen, der mit dem großen Fetttropfen im Zelleib meist noch im Zusammenhang steht. Wird das Fett gelöst, so erscheinen derartige Kerne wie durchlocht und werden als **Lochkerne** bezeichnet (Abb. 25).

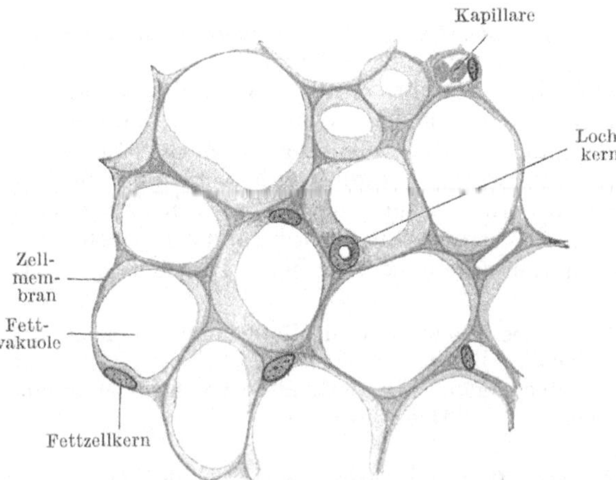

Abb. 25. Fettgewebe. Schnittpräparat. 500×.

Fettzellen liegen entweder vereinzelt im lockeren Bindegewebe oder, was häufiger der Fall ist, sie liegen in größeren Gruppen beisammen. Im letzteren Falle zeigt das Fettgewebe einen ausgesprochen lappigen Bau, ähnlich etwa wie eine große Speicheldrüse. Jedes **Fettläppchen** wird von Bindegewebe umhüllt, von dem auch Fortsätze in das

Läppchen eindringen. Das Fettgewebe ist sehr gefäßreich. Jedes Läppchen erhält eine Arterie, aus der schließlich Kapillarschlingen hervorgehen, die jede einzelne Fettzelle umspinnen.

Im frischen Zustande untersucht, erscheint das Fettgewebe (Abb. 26) aus lauter stark lichtbrechenden Blasen zusammengesetzt, wobei jede Blase einer Fettzelle entspricht. Die Kerne sind nicht sichtbar. Von freien Fetttropfen unterscheidet sich

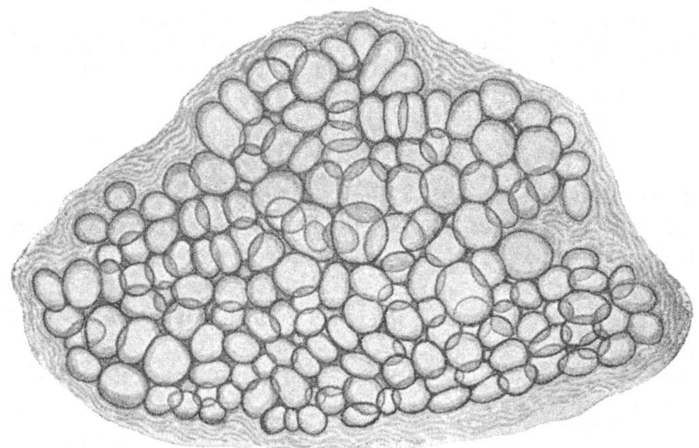

Abb. 26. Fettgewebe frisch. 80×.

das Fettgewebe dadurch, daß diese Blasen trotz der dichten Lagerung nicht zusammenfließen und weniger hell erscheinen als freie Fetttropfen. Im Fettgewebe der Leiche erscheinen längere Zeit nach dem Tode in jeder Fettzelle zu Drusen angeordnete nadelförmige „*Margarinkristalle*“ (Abb. 27).

Da bei der Einbettung von Objekten in Zelloidin oder Paraffin fettlösende Substanzen (Äther-Alkohol, Xylol) verwendet werden, sieht man an Schnitten nur die leeren Fettzellen als blasige, von einer Membran mit innen anliegendem Kern umsäumte Räume (Abb. 25). Mit Osmiumtetroxyd schwärzt sich der Fetttropfen und wird zugleich schwer löslich, so daß an Schnitten von osmiertem Fettgewebe der Zellinhalt schwarz erscheint. Mit Fettfarbstoffen (Sudan III, Scharlach R) können die Fetttropfen elektiv gefärbt werden.

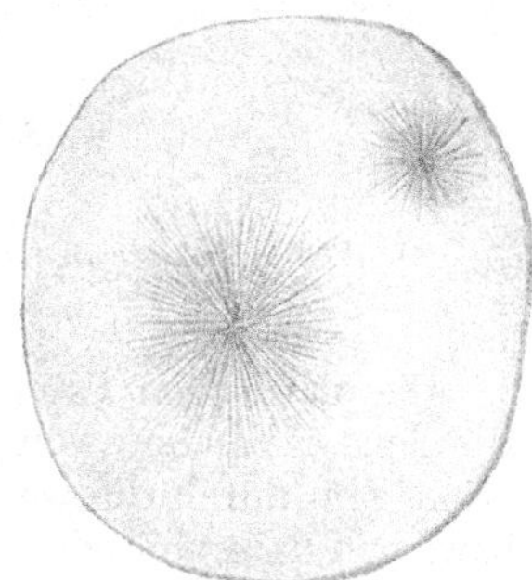

Abb. 27. Fettzelle mit Margarinkristallen. 48 Std. post mortem. 500×.

Die Entwicklung des Fettgewebes erfolgt stets in der Nähe von Blutgefäßen an mehr oder weniger deutlich abgegrenzten Stellen des embryonalen Bindegewebes den sog. **„Fettkörpern“**. Hier nimmt das Mesenchym mehr retikulären Charakter an und die einzelnen Zellen beginnen Fett zu speichern, ohne gleich den gegenseitigen Zusammenhang verlieren zu müssen. Zunächst erscheinen in jeder Zelle mehrere kleinere Fetttropfen, die später zu einem großen Tropfen zusammenfließen, wodurch das Plasma mit dem Kern randständig verdrängt wird. Auch postfetal können sich Retikulumzellen gewisser Organe (Lymphknoten, rotes Knochenmark) in Fettzellen umwandeln.

Zum Unterschiede vom **univakuolären Fettgewebe** des erwachsenen Menschen, wo jede Fettzelle nur *einen* großen Fetttropfen enthält, ist das embryonale Fettgewebe als **plurivakuolär** zu bezeichnen. Letzteres kann sich auch beim Menschen postfetal an gewissen Örtlichkeiten (z. B. in der Umgebung der Speiseröhre) längere Zeit erhalten. Die sog. *Winterschlafdrüse*, die sich hauptsächlich bei winterschlafenden Nagetieren in der Nackengegend findet, ist nichts anderes als plurivakuoläres Fettgewebe, das sich außerdem durch eine bräunlichgelbe Farbe auszeichnet, weshalb es auch als *braunes Fettgewebe* bezeichnet wird. Im Fettgewebe der Vögel überwiegen die plurivakuolären Zellen, in denen die kleinen Fetttropfen trotz dichtester Lagerung nicht zusammenfließen.

Bei Abmagerung wird der Fetttropfen in den Fettzellen zwar kleiner, sie bleiben aber univakuolär. Bei höchstgradiger Abmagerung kann der Fetttropfen vollständig verschwinden und es sammelt sich in der Zelle ein flüssiger Inhalt aus Eiweiß und Schleim an, **„seröses Fettgewebe“.**

Das Fettgewebe tritt nicht nur als *Speichergewebe* auf, sondern es kommt ihm an manchen Körperstellen auch eine wesentliche mechanische Bedeutung als *Stützgewebe* zu. Die Fettzellen wirken als druckelastische Polster und man findet daher Fettgewebe an Stellen, die besonderem Drucke ausgesetzt sind, z. B. an der Fußsohle, in der Gesäßgegend, an der Beugeseite der Gelenke. Mit Rücksicht auf diese Funktion kann man das Fettgewebe auch den eigentlichen Stützgeweben zurechnen. Außerdem können die Membranen der Fettzellen Wasser aufnehmen und wieder abgeben, so daß das Fettgewebe auch als **Wasserspeicher** wirkt.

3. Das elastische Gewebe.

Das elastische Gewebe oder *gelbe Bindegewebe*, wie es wegen seiner (makroskopisch) gelblichen Farbe zum Unterschiede vom fibrillären Bindegewebe, das weiß erscheint, genannt wird, ist vor allem durch seine große (Dehnungs- und Biegungs-) Elastizität, ähnlich etwa dem Kautschuk, ausgezeichnet. Es kommt in Form von elastischen Fasern, Netzen, Membranen und Körnern vor.

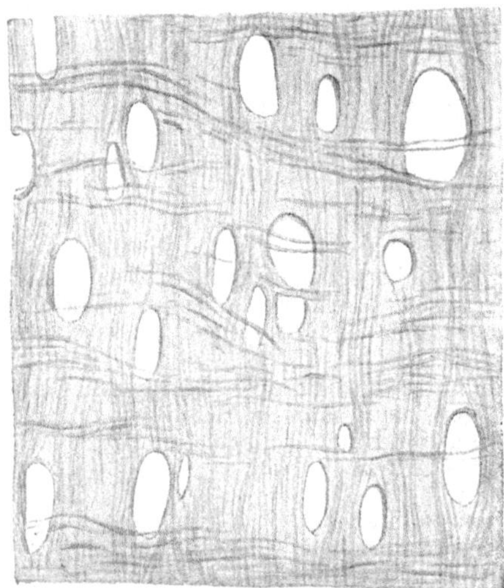

Abb. 28. Gefensterte Membran aus der Art. radialis. 500×.

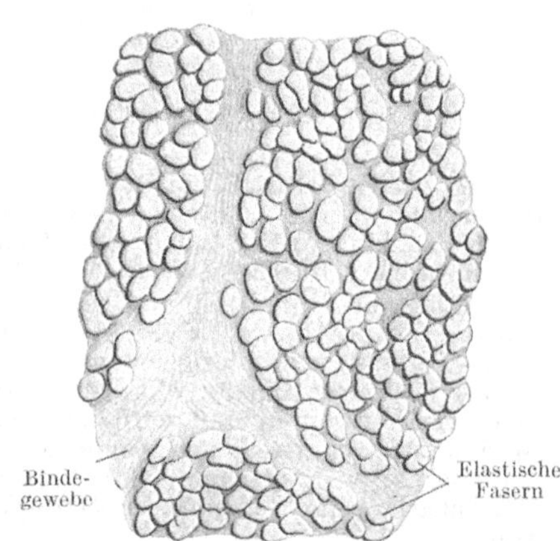

Abb. 29. Ligamentum nuchae. Querschnitt. Pferd. 500×. (Gez. Keilitz.)

Die **elastischen Fasern** (Abb. 20) zeichnen sich gegenüber den Bindegewebsfibrillen, abgesehen von ihrer Dehnbarkeit, durch ihr starkes Lichtbrechungsvermögen, durch die wechselnde Dicke, durch die Fähigkeit sich zu verzweigen bzw. sich untereinander zu verbinden und durch die große Widerstandsfähigkeit gegenüber Säuren und Alkalien aus. Chemisch bestehen sie aus dem vom Kollagen verschiedenen *Elastin.*

Indem sich elastische Fasern miteinander verbinden, entstehen **elastische Netze.** Werden die Maschenräume enger und wird die elastische Substanz breiter, so entsteht eine Membran, in der Lücken vorhanden sind. Derartige elastische Membranen werden als **gefensterte Membranen** (Abb. 28) bezeichnet. Schließlich können die Lücken vollständig verschwinden, dann haben wir eine kompakte elastische Membran vor uns.

Die feinsten elastischen Fasern sind nicht dicker als Bindegewebsfibrillen, die gröbsten (z. B. im Nackenband) erreichen eine Dicke von etwa 12 μ. Trotzdem erscheinen auch diese dicken Fasern vollständig homogen (Abb. 29). Der Verlauf der elastischen Fasern kann sehr verschieden sein. Im lockeren Bindegewebe findet man vielfach sehr stark gewundene, oft nahezu aufgeknäuelte elastische Fasern; daneben kommen aber auch straff gespannte Fasern vor. Infolge ihres starken Lichtbrechungsvermögens leuchten sie im Gegensatz zu den Bindegewebsfibrillen bei hoher Einstellung auf und werden bei tiefer Einstellung dunkel. Bringt man zu lockerem Bindegewebe eine verdünnte Säure, so verquellen die leimgebenden Fibrillen und werden unsichtbar, während die elastischen Fasern erhalten bleiben und nun isoliert zutage treten. Mit gewissen Farbstoffen (saurem Orcein, Resorcin-Fuchsin) läßt sich das elastische Gewebe spezifisch färben.

Vorkommen. Elastische Fasern und auch Fasernetze bilden die regelmäßigen Begleiter des fibrillären Bindegewebes und finden sich besonders reichlich im lockeren Bindegewebe. Elastische Fasernetze liegen in der Grundsubstanz des elastischen Knorpels, wo gelegentlich auch elastische Körner vorkommen. Elastisches Gewebe in Form von Fasern, Netzen, gefensterten und kompakten Membranen bildet einen wesentlichen Bestandteil der Blutgefäßwandungen, besonders der Arterien.

Schließlich können elastische Fasern auch Bänder bilden, so das *Nackenband* (Ligamentum nuchae), die *Zwischenbogenbänder* der Wirbel, das *Ligamentum vocale*, das *Ligamentum stylo-hyoideum* und das *Ligamentum suspensorium penis*. Diese elastischen Bänder erscheinen gegenüber den fibrösen Bändern gelblich und werden daher auch als *Ligamenta flava* bezeichnet. Die elastischen Bänder bestehen aber nicht ausschließlich aus meist dicken elastischen Fasern, sondern enthalten stets auch fibrilläres Bindegewebe, das zwischen die elastischen Fasern eingelagert ist und diese oft förmlich umscheidet (Abb. 29).

Bezüglich der Histogenese ist anzunehmen, daß die elastische Substanz von Zellen gebildet wird. Im einzelnen scheint aber der Bildungsvorgang verschieden zu sein. An manchen Stellen treten in den mesenchymalen Bildungszellen oberflächlich feinste Körnchen auf, die sich färberisch als Elastin erweisen und später zwischen den Zellen zu Fäserchen verschmelzen. An anderen Stellen fehlt aber eine derartige körnige Vorstufe des elastischen Gewebes. Es treten zwischen den Zellen Fasern auf, die zunächst noch nicht aus Elastin bestehen und erst allmählich die Reaktionen des elastischen Gewebes geben.

4. Das Knorpelgewebe.

Dieses zu den Stützgeweben im engeren Sinne des Wortes gehörige Gewebe zeichnet sich durch einen ziemlich hohen Grad von Festigkeit (Druckelastizität) und große Biegungselastizität aus. Es ist weniger hart als das Knochengewebe und daher schneidbar. Es besteht aus *Knorpelzellen*, die in die *Knorpelgrundsubstanz* (Interzellularsubstanz) eingelagert sind. Nach dem Verhalten der letzteren unterscheidet man a) Hyalinknorpel, b) elastischen (oder Netz-) Knorpel, c) Bindegewebs- (oder Faser-) Knorpel.

a) **Hyalinknorpel** (Abb. 30, 31).

Der hyaline (gr. *hyalos* durchscheinend) Knorpel erscheint makroskopisch betrachtet bläulichweiß, in dünner Schicht durchscheinend. Die **Knorpelzellen** haben verschiedene Gestalt. Im Innern des Knorpels sind die einzeln gelegenen Zellen mehr rundlich, wo aber zwei (oder mehrere) Zellen dicht beisammenliegen, platten sie sich gegenseitig ab, so daß dadurch mehr halbkugelige Formen entstehen (Abb. 30). Gegen die Oberfläche hin werden die Zellen mehr und mehr abgeplattet, so daß sie sich gegen das den Knorpel gewöhnlich umgebende Bindegewebe, das *Perichondrium*, nicht mehr deutlich von den Fibrocyten unterscheiden lassen (Abb. 31). Die Knorpelzellen sind sehr wasserreich, schrumpfen infolgedessen leicht und werden dabei sternförmig (Abb. 30). Sie enthalten kleine Fetttröpfchen und Glykogen.

Die Knorpelzellen liegen in entsprechend geformten Höhlen der Grundsubstanz, den **Knorpelhöhlen,** die sie vollständig erfüllen. Vielfach liegen zwei oder auch mehrere Zellen, die durch Teilung aus einer Mutterzelle hervorgegangen sind, in einer gemeinsamen Knorpelhöhle. Man spricht dann von *isogenen Zell-*

gruppen. Diese Gruppen sind auch dann noch zu erkennen, wenn durch neue Grundsubstanzbildung die Tochterzellen in gesonderte Knorpelhöhlen zu liegen kommen.

Die **hyaline Grundsubstanz** erscheint strukturlos, homogen. Bei Anwendung bestimmter Reagenzien läßt sich aber in ihr ein feines Filzwerk von (leim-

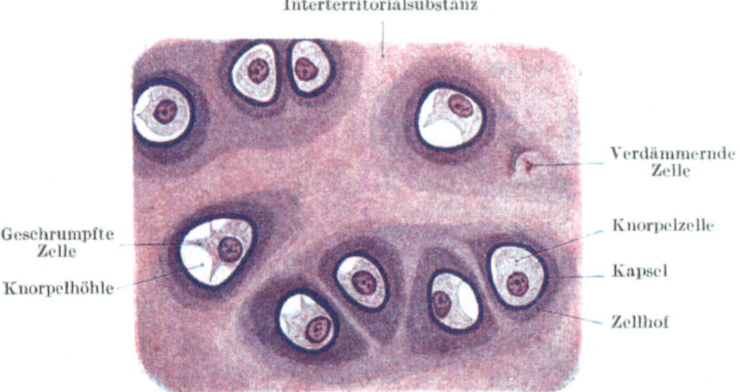

Abb. 30. Hyaliner Knorpel. Trachea. 500×.

gebenden) Bindegewebsfibrillen nachweisen. Die Fibrillen werden von einer Art homogener Kittsubstanz durchtränkt, wodurch die faserige Struktur der Grundsubstanz verdeckt (maskiert) wird. Beim Kochen gibt der Hyalinknorpel eine Art Leim, den Knorpelleim *(Chondrin)*. Blutgefäße sind nur sehr spärlich vorhanden.

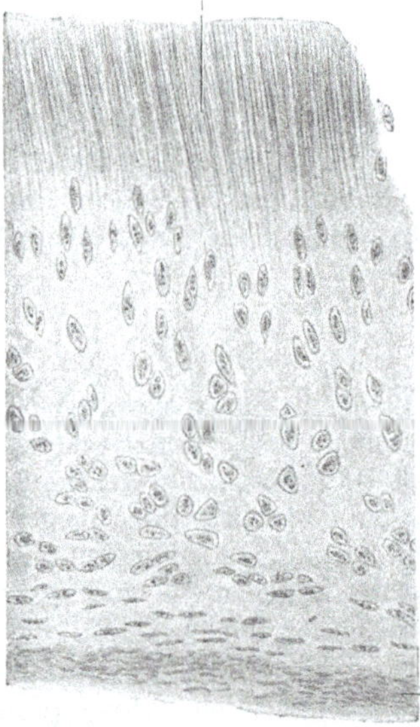

Asbestfasern

Perichondrium

Abb. 31. Hyaliner Knorpel (Schildknorpel). 80×.

Die Knorpelgrundsubstanz wird auf dreierlei Art gebildet: 1. scheiden die Knorpelzellen Grundsubstanz aus, 2. wandelt sich Perichondrium in Grundsubstanz um und 3. können ganze Zellen zu Grundsubstanz werden, „verdämmern“ (Abb. 30). Es ist demnach ein *expansives* (intussuszeptionelles) und ein *appositionelles Wachstum* des Knorpels zu unterscheiden; expansiv, d. h. von innen heraus, indem die Knorpelzellen schubweise neue Knorpelgrundsubstanz bilden, appositionell an der Oberfläche, indem Perichondrium in die Grundsubstanz einbezogen wird.

Die Grundsubstanz (Abb. 30) färbt sich nicht gleichmäßig. Sie ist teils, und zwar vorwiegend, basophil (Blaufärbung mit Hämatoxylin!), teils oxyphil (Rotfärbung mit Eosin!). Im Innern eines Knorpels herrscht die basophile Substanz vor, an der Grenze gegen das Perichondrium die oxyphile (allmählicher Übergang in das Perichondrium!). Jede Knorpelhöhle wird zunächst von einem sich intensiv färbenden (meist basophilen) Saum, der **Knorpelkapsel,** umgeben. Man hat früher fälschlicherweise die Knorpelkapsel für eine Zellmembran gehalten. Tatsächlich ist sie nichts anderes als die zuletzt abgelagerte Grundsubstanz. Nach außen umziehen die Knorpelkapsel 1—2 schwächer färbbare Zonen. Derartige Zonen oder **Zellhöfe** umgeben aber nicht nur einzeln gelegene Zellen, sondern auch ganze (isogene) Zellgruppen. Dadurch entsteht eine *territoriale Gliederung* des Knorpels. Die Zwischenräume zwischen den einzelnen Territorien werden von *Interterritorialsubstanz* erfüllt. Eine territoriale Gliederung findet sich hauptsächlich im Innern des Knorpels. Gegen die Oberfläche hin verliert sie sich allmählich und fehlt auch im jungen Knorpel.

Die hyaline Knorpelgrundsubstanz kann *verkalken*. Der kohlensaure Kalk wird meist in Form von kleinsten Körnchen in die Grundsubstanz abgelagert, wodurch der Knorpel spröde, brüchig wird. Eine Verkalkung des Knorpels tritt regelmäßig vor der Knochenbildung in fetalen Knorpeln auf. Im übrigen ist sie als Alterserscheinung aufzufassen. Außerdem tritt im Innern hauptsächlich von alten Knorpeln häufig eine *Asbestfaserung* (Abb. 31) auf, Felder, die von starren, parallel verlaufenden Fasern eingenommen werden und in deren Bereiche Knorpelzellen fehlen.

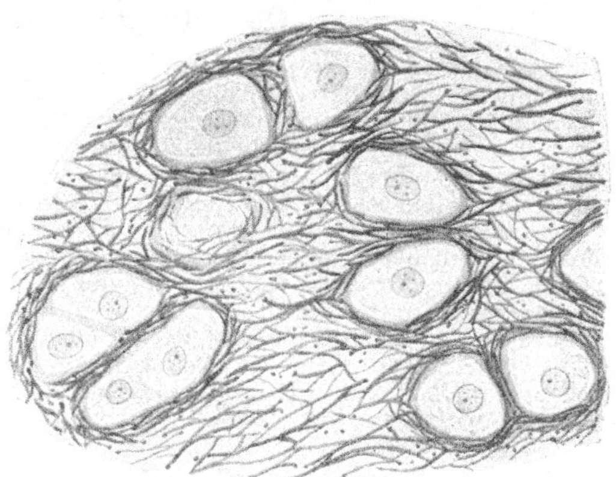

Abb. 32. Elastischer Knorpel. Ohrmuschel. 500 ×.

Das Knorpelgewebe geht aus dem Mesenchym in der Weise hervor, daß die sternförmigen Mesenchymzellen sich abrunden, ganz dicht aneinanderrücken und weiterhin Grundsubstanz bilden, die zunächst nur in Form von jede Zelle umgebenden Knorpelkapseln erscheint. Diese grundsubstanzarme Jugendform bezeichnet man als *Zell- oder Parenchymknorpel*. Mit der weiteren Ablagerung von Grundsubstanz rücken die Knorpelzellen immer mehr auseinander, der Knorpel wird grundsubstanzreicher und zugleich verhältnismäßig zellärmer.

Vorkommen. Aus hyalinem Knorpelgewebe bestehen beim Erwachsenen die Rippenknorpel, die meisten Knorpel des Respirationstraktes und die Gelenkknorpel. Beim Fetus ist die Verbreitung des Hyalinknorpels eine weit größere, indem alle knorpelig vorgebildeten Knochen aus hyalinem Knorpel bestehen.

b) Elastischer Knorpel (Abb. 32).

Er unterscheidet sich vom Hyalinknorpel vor allem dadurch, daß in die Grundsubstanz ein dichtes *Netz von elastischen Fasern* eingelagert ist. Infolgedessen zeigt dieser Knorpel eine mehr gelbliche Farbe und einen noch höheren Grad von Elastizität als der Hyalinknorpel, so daß er zum Unterschiede von diesem nicht brechen kann. Abgesehen vom elastischen Fasernetz unterscheidet sich der elastische Knorpel weder in bezug auf die Zellen noch in bezug auf die Grundsubstanz wesentlich vom Hyalinknorpel. Nur kommt es in der Grundsubstanz zu keiner territorialen Gliederung; es tritt auch nie Verkalkung ein.

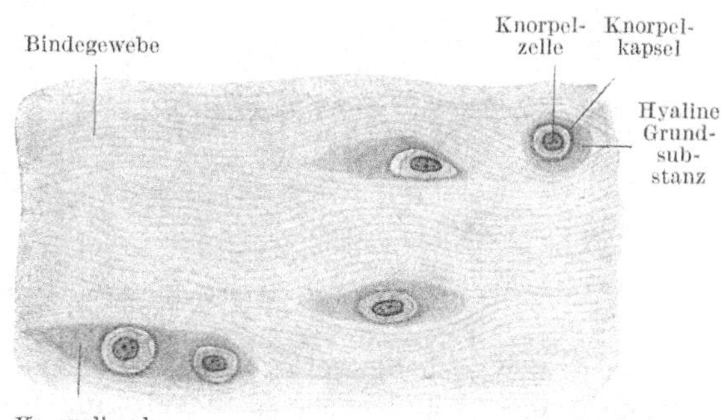

Abb. 33. Bindegewebsknorpel (Nucleus pulposus). 500 ×

Vorkommen. Aus elastischem Knorpelgewebe bestehen die Knorpel der Ohrmuschel und des äußeren Gehörganges, der Tuba auditiva, der Epiglottis, des Processus vocalis des Gießbeckenknorpels und die kleinen Knorpelchen des Kehlkopfes.

c) Bindegewebsknorpel (Abb. 33).

Der Bindegewebs- oder Faserknorpel besteht aus *Inseln von Hyalinknorpel*, die in *fibrillärem Bindegewebe* liegen. Er stellt demnach ein Mischgewebe, eine

Gewebskombination, dar. Die Knorpelinseln werden von einzelnen, seltener in kleinen Gruppen gelegenen Knorpelzellen gebildet, die nur von ganz wenig hyaliner Knorpelgrundsubstanz, gewöhnlich nur von Knorpelkapseln, umgeben sind.

Vorkommen. Im Nucleus pulposus der Zwischenwirbelscheiben, in den Bandscheiben mancher Gelenke und in Symphysen.

5. Das blasige Stützgewebe.

Dieses Gewebe soll hier anhangsweise als eine namentlich bei niederen Wirbeltieren weitverbreitete Gewebsart erwähnt werden, die funktionell den Stützgeweben zuzurechnen ist und etwa eine Mittelstellung zwischen Knorpel- und Fettgewebe einnimmt. Es besteht im wesentlichen aus *blasigen Zellen* mit einem flüssigen Inhalt und einer derben Membran. Die blasigen Zellen wirken als druckelastische Polster. Man unterscheidet blasiges Stützgewebe vom chordoiden und vom chondroiden Typus.

Das blasige Stützgewebe vom **chordoiden Typus** findet sich in reinster Form als *Chordagewebe* in der Rückensaite (Chorda dorsalis) der Embryonen. Es besteht aus blasigen Zellen, die nicht fest miteinander verbunden sind, so daß sie sich leicht isolieren lassen.

Im blasigen Stützgewebe vom **chondroiden Typus** sind die einzelnen Zellen nicht mehr isolierbar. Ihre Membranen sind miteinander verschmolzen und bilden so eine Art von Grundsubstanz. Beim Menschen findet es sich z. B. am Ansatz der Sehne des M. quadriceps an der Patella.

6. Das Knochengewebe.

Es besteht aus **Knochenzellen** und einer Interzellularsubstanz, der **Knochengrundsubstanz.** Letztere bildet die Hauptmasse und den funktionell wichtigen

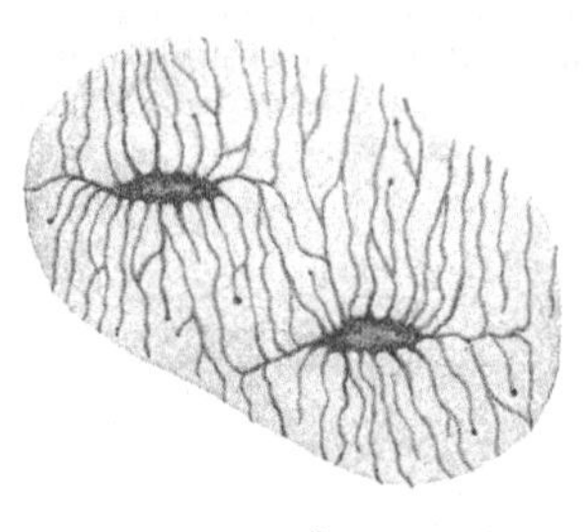

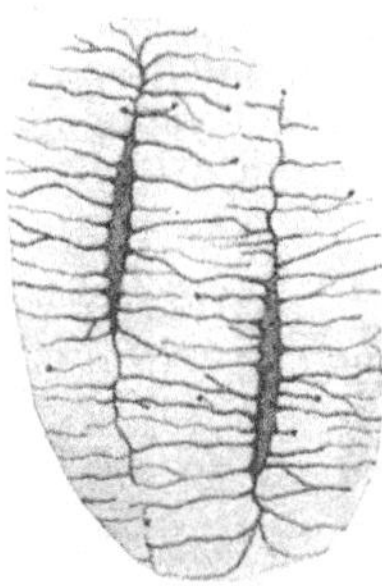

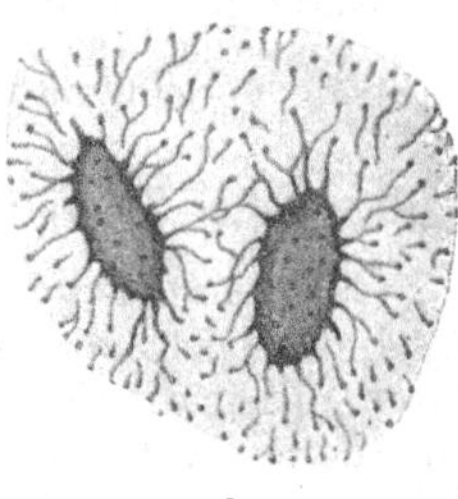

Abb. 34. Knochenhöhlen; a quer, b längs, c flach. 500×.

Anteil des Knochengewebes. Die Knochenzellen treten dagegen mehr in den Hintergrund. Die Knochengrundsubstanz besteht aus einem *organischen* und einem *anorganischen Anteil.* Der organische Anteil ist *fibrilläres* (kollagenes) *Bindegewebe.* Deshalb kann man aus den Knochen durch Kochen Leim gewinnen. Der anorganische Anteil wird aus verschiedenen *Kalksalzen* (phosphorsaurem Kalk, kohlensaurem Kalk, Fluorcalcium) gebildet. Beide Anteile sind innig miteinander vermengt. Dem anorganischen Anteil verdankt der Knochen seine große Härte, dem organischen eine gewisse Elastizität.

Entkalkt man einen Knochen, d. h. entfernt man durch Säurebehandlung seine Kalksalze, so behält der Knochen seine Form und gröbere Struktur bei, hat aber seine Härte verloren und ist in hohem Grade biegsam und elastisch. Entkalkten Knochen bezeichnet man auch als *Knochenknorpel* (Ossein), obwohl er natürlich mit Knorpelgewebe nichts zu tun hat, sondern aus fibrillärem Bindegewebe besteht. Bei ungenügender Ablagerung von Kalksalzen entbehrt der Knochen seiner Festigkeit und ist abnorm biegsam (Knochenverkrümmungen an den unteren Gliedmaßen bei Rhachitis!).

Entfernt man die organische Substanz eines Knochens durch Glühen (Kalzinieren), so bleibt zwar noch die Form und gröbere Struktur des Knochens erhalten, er verliert aber seine Elastizität, wird spröde und brüchig. Knochen alter Leute brechen viel leichter als die Jugendlicher infolge von Verarmung an organischer Substanz.

Die **Knochenzellen, Osteocyten,** sind plattgedrückte ovoide und mit sehr zahlreichen, sich verzweigenden Ausläufern versehene membranlose Zellen. Die Ausläufer benachbarter Zellen stehen untereinander in Verbindung. Im alten Knochengewebe kann dieser Zusammenhang verlorengehen. Die Knochenzellen liegen in entsprechend geformten Höhlen der Knochengrundsubstanz, den **Knochenhöhlen** oder *Lakunen* (Abb. 34). Entsprechend den Zellausläufern gehen von den Knochenhöhlen zahlreiche feine **Knochenkanälchen** (Canaliculi) aus, die gleichfalls untereinander in Verbindung stehen und so ein die ganze Knochengrundsubstanz durchziehendes Kanalnetz bilden.

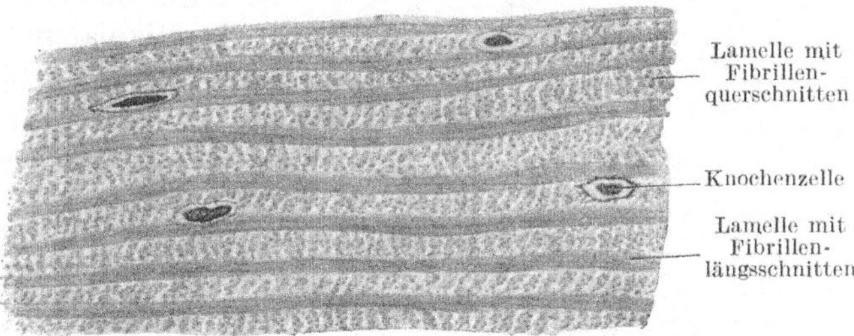

Abb. 35. Knochenlamellen entkalkt. 700×. (Gez. KEILITZ.)

Nach der Anordnung des fibrillären Bindegewebes in der Knochengrundsubstanz unterscheidet man (bei den Säugetieren) ein geflechtartiges (grobfaseriges) und ein lamelläres (feinfaseriges) Knochengewebe.

Im **geflechtartigen Knochengewebe** bildet das Bindegewebe einen Faserfilz. Es durchkreuzen sich die verschieden dicken Fibrillenbündel nach allen Richtungen. Die Knochenzellen zeigen mehr unregelmäßige Gestalt und keine gesetzmäßige Lagerung.

Dieses Knochengewebe findet sich hauptsächlich als jüngstes Knochengewebe während der Knochenentwicklung, macht aber sehr bald dem lamellären Knochengewebe Platz, so daß es sich beim Erwachsenen nur noch in den Nahtgegenden der Schädelknochen und an den Einstrahlungsstellen von Sehnen und Bändern findet. Auch der *Zement* an den Zahnwurzeln ist im wesentlichen geflechtartiges Knochengewebe.

Im **lamellären Knochengewebe** sind die sehr feinen Fibrillenbündel zu Lagen, Lamellen (Abb. 35), geordnet, und zwar verlaufen die Bündel in einer Lamelle im allgemeinen parallel, in aufeinanderfolgenden Lamellen aber (wenigstens häufig) sich rechtwinkelig überkreuzend, so daß an einem Schnitt alle Bündel einer Lamelle z. B. quergetroffen, in der folgenden Lamelle längsgetroffen erscheinen können. Die Kalksalze inkrustieren die einzelnen Fibrillenbündel und liegen auch zwischen den Lamellen. Die Knochenzellen liegen zwischen den Lamellen, zum Teil in diesen selbst.

Bau der Knochen.

Die Knochen des Erwachsenen bestehen im wesentlichen aus *lamellärem Knochengewebe.* Die Gelenkenden tragen eine Auflagerung von Hyalinknorpel *(Gelenkknorpel).* Im übrigen ist jeder Knochen von einer bindegewebigen Hülle, der *Knochenhaut*, dem *Periost*, umgeben. Am Periost kann man eine äußere faserreiche und eine innere mehr zellreiche Schicht unterscheiden. Die Hohlräume im Innern des Knochens werden vom *Knochenmark* erfüllt. Schon makroskopisch kann man eine *kompakte* und *spongiöse Knochensubstanz* unterscheiden. Erstere bildet eine kompakte Masse an der Oberfläche eines jeden Knochens und wird nur von Gefäßkanälen durchsetzt, letztere besteht aus einem netzartig angeordneten Balkenwerk im Innern der kurzen und platten Knochen und der Epiphysen der langen Röhrenknochen. Im Innern der Diaphyse langer Röhrenknochen findet sich ein gemeinsamer Hohlraum, der von Fettgewebe, dem *weißen Knochenmark*, erfüllt wird. Die Hohlräume im spongiösen Knochen enthalten *rotes (embryonales) Knochenmark*, das aus sehr gefäßreichem lymphoretikulären Gewebe besteht.

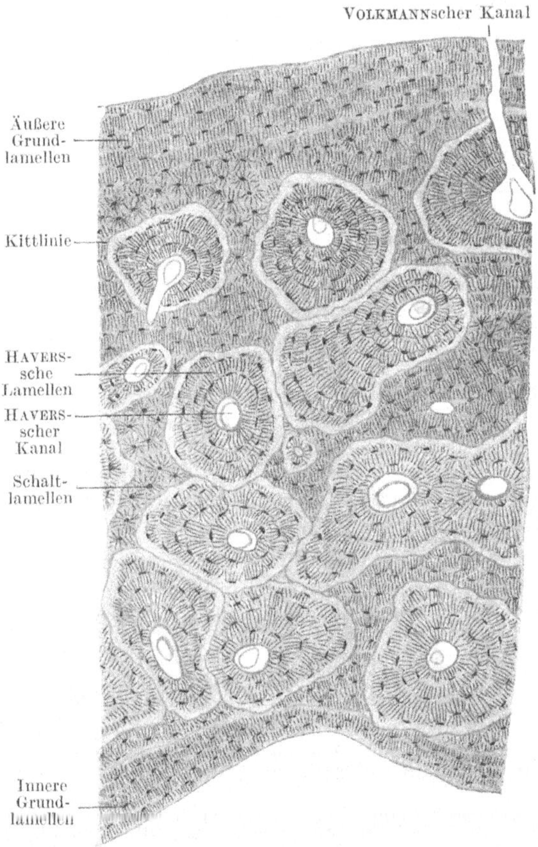

Abb. 36. Kompakte Knochensubstanz. Querschnitt. 80×.

Die kompakte Knochensubstanz wird von zahlreichen *Gefäßkanälen* durchzogen, mit denen die Knochenhöhlen durch die Knochenkanälchen in Verbindung stehen, so daß in das die Knochensubstanz durchziehende Kanalwerk auch die Gefäßkanäle einbezogen sind, was von Bedeutung für die Ernährung des Knochens ist. An einem Querschnitt durch die Diaphyse eines Röhrenknochens (Abb. 36) erkennt man zunächst als größere runde Lücken die Querschnitte von zahlreichen in der Längsrichtung verlaufenden Gefäßkanälen, den **Haversschen Kanälen.**

Die Knochenlamellen zeigen eine gesetzmäßige Anordnung. Zunächst erscheint jeder Haverssche Kanal von einer Anzahl von konzentrisch angeordneten Lamellen, den **Haversschen** oder **Speziallamellen,** umgeben. Die Zwickel zwischen den Haversschen Lamellensystemen werden von **Schaltlamellen** ausgefüllt. An der äußeren und inneren Oberfläche der Compacta, wo die Haversschen Kanäle fehlen, verlaufen die Lamellen parallel zur Oberfläche und werden als äußere und innere **Grundlamellen** oder Generallamellen bezeichnet.

Außer den in der Längsrichtung verlaufenden Haversschen Kanälen gibt es noch eine zweite Art von Gefäßkanälen, die in mehr querer oder schräger Richtung die Compacta durchsetzen und zum Unterschiede von den ersteren von keinem eigenen Lamellensystem umgeben werden, sondern die Lamellen regellos durchbrechen. Sie werden deshalb als **durchbohrende** oder **Volkmannsche Kanäle** bezeichnet. Die durchbohrenden Kanäle dringen teils vom Periost, teils vom Knochenmark in den Knochen ein und münden in HAVERSsche Kanäle, teils verbinden sie diese miteinander.

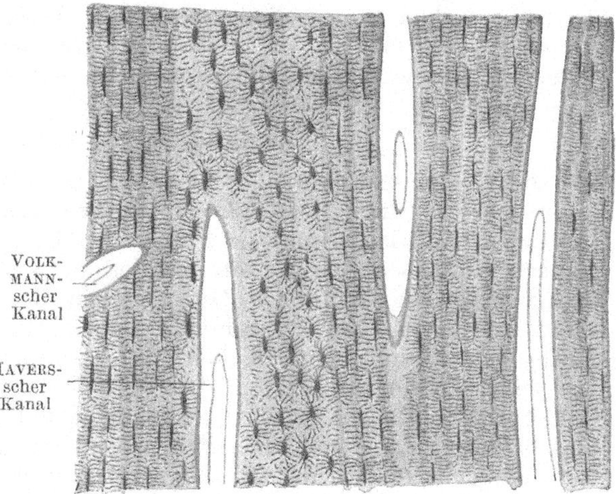

Abb. 37. Kompakte Knochensubstanz. Längsschnitt. 80×.

Außer den Längskanälen mit eigenem Lamellensystem, den *echten* HAVERS*schen Kanälen*, gibt es auch solche ohne zugehöriges Lamellensystem, *falsche* HAVERS*sche Kanäle*; und außer den Querkanälen ohne eigenes Lamellensystem, den *echten* VOLKMANN*schen Kanälen*, gibt es auch solche mit eigenem Lamellensystem, *falsche* VOLKMANN*sche Kanäle*. Da zudem außer längs und quer verlaufenden auch schräg verlaufende Gefäßkanäle vorkommen, läßt sich weder in bezug auf die Verlaufsrichtung noch in bezug auf das Verhalten zu den Lamellensystemen eine scharfe Grenze zwischen HAVERSschen und VOLKMANNschen Kanälen ziehen.

Alle Gefäßkanäle bilden ein die ganze kompakte Knochensubstanz durchziehendes zusammenhängendes Netz, in dem auch blinde Endigungen von Gefäßkanälen vorkommen (Abb. 38). Dieses Netz steht sowohl mit dem Gefäßnetz des Periosts als auch mit dem des Knochenmarkes in kontinuierlicher Verbindung und zeigt in seiner Ausbildung örtliche Verschiedenheiten.

Ein HAVERSsches Lamellensystem wird auch als *Osteon* bezeichnet. Im Schnitt grenzt es sich an seiner Oberfläche durch eine stärker lichtbrechende buchtige Linie, die sog. *Kittlinie*, von der Umgebung ab (Abb. 36).

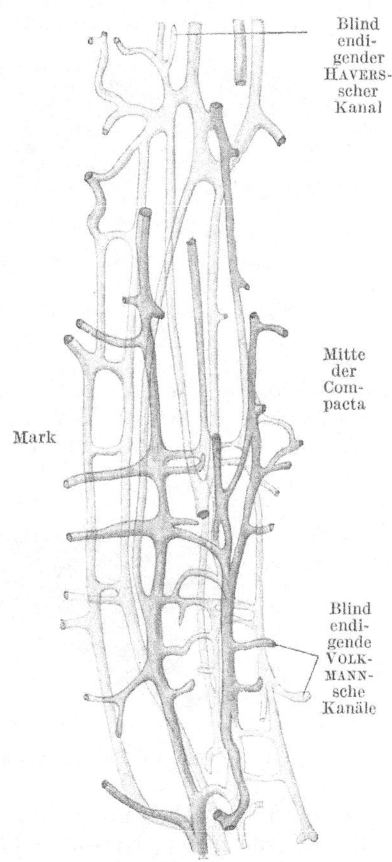

Abb. 38. Gefäßkanäle im markseitigen Teil der Compacta des Humerus. 25×.

Am Längsschnitt durch die kompakte Substanz einer Diaphyse (Abb. 37) lassen sich die einzelnen Lamellensysteme nicht so scharf auseinanderhalten wie am Querschnitt, da die konzentrische Anordnung der Speziallamellen nicht zum Ausdruck kommt. Die Knochenzellen bzw. Knochenhöhlen erscheinen länger als am Querschnitt, da sie mit ihrer Längsachse in der Längsrichtung des Knochens eingestellt sind. Die Knochenbälkchen des spongiösen Knochens werden im allgemeinen von parallel zur Oberfläche verlaufenden Lamellen, somit von Grundlamellen aufgebaut. Nur in dicken Bälkchen, in denen sich HAVERSsche Kanäle finden, kommen außerdem noch Speziallamellensysteme vor.

An manchen Stellen findet man vom Periost in die Grundsubstanz eintretende, teils unverkalkte, teils verkalkte Bindegewebsbündelchen, die die Lamellensysteme regellos durchsetzen, die sog. **Sharpeyschen Fasern.**

Knochenentwicklung.

Die Knochenentwicklung geht grundsätzlich immer in derselben Weise vor sich, und zwar derart, daß Knochenbildungszellen, **Osteoblasten,** sich reihenweise aneinanderlagern und eine Schicht von Knochengrundsubstanz ausscheiden. Indem sich dieser Vorgang öfter wiederholt, werden die älteren Osteoblastenreihen unter Umwandlung in Osteocyten in die Grundsubstanz eingeschlossen. Auch noch nach dem Einschluß in die Knochengrundsubstanz bewahren die Zellen eine Zeitlang die Fähigkeit, Knochengrundsubstanz zu bilden, wodurch sie weiter auseinanderrücken. Auf diese Weise werden Knochenbälkchen gebildet, die im Innern Osteocyten enthalten und denen, solange das Wachstum des Bälkchens anhält, oberflächlich Osteoblasten anliegen. Das Knochenwachstum ist somit im wesentlichen ein appositionelles und nur in geringem Grade ein expansives.

Die Osteoblasten (Abb. 39) sind besonders differenzierte Mesenchymzellen, die den gegenseitigen Zusammenhang verloren und sich mehr oder weniger abgerundet haben. Bei dichter Lagerung an einer wachsenden Knochenoberfläche platten sie sich gegenseitig etwas ab, so daß ein nahezu epithelartiger Belag entsteht. In die neugebildete Grundsubstanz senden sie feine Fortsätze, die mit Ausläufern von Osteocyten in Verbindung treten. Sobald sie von Knochengrundsubstanz eingeschlossen werden, erhalten sie allseitig Ausläufer und nehmen dadurch die Gestalt von Osteocyten an (Abb. 39). Die Knochengrundsubstanz wird zunächst in unverkalktem Zustande ausgeschieden, so daß an der Oberfläche eines wachsenden Knochenbälkchens ein schmaler unverkalkter Saum nachzuweisen ist.

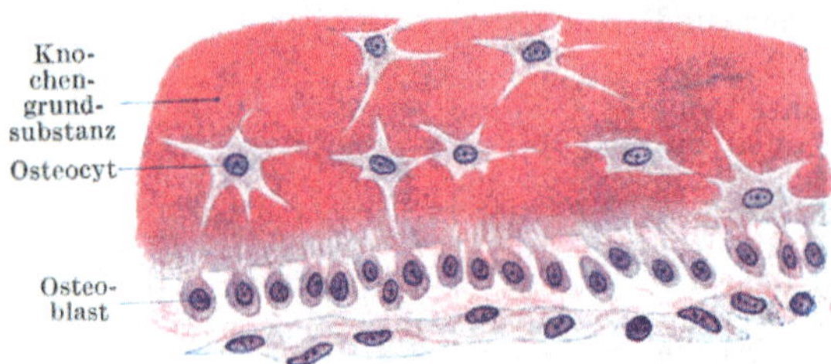

Abb. 39. Knochenapposition. Fetaler Mittelhandknochen. 500×.

Gleichzeitig mit dem Anbau, mit der **Apposition,** von Knochensubstanz tritt stellenweise ein Knochenabbau, eine **Resorption** von Knochensubstanz ein (Abb. 40). Wo dies der Fall ist, erscheinen an der Oberfläche der Knochen-

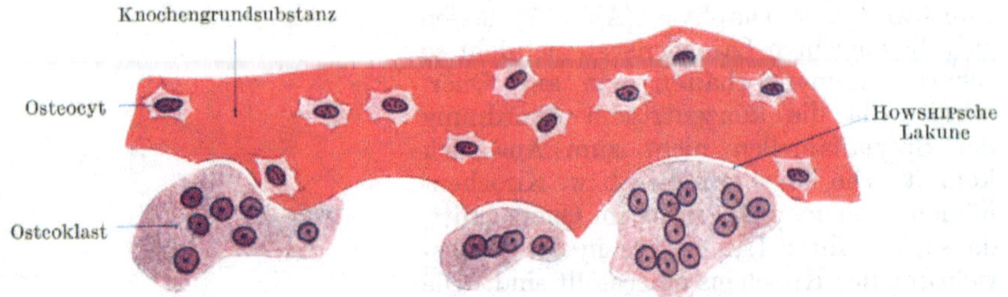

Abb. 40. Knochenresorption. Fetaler Mittelhandknochen. 500×.

substanz Riesenzellen mit vielen Kernen (4—20 und mehr), *Polykaryocyten,* die die Fähigkeit haben, Knochengrundsubstanz zu zerstören, aufzulösen und daher als Knochenfreßzellen oder **Osteoklasten** (gr. *klao* zerbreche) bezeichnet werden.

Plastische oder *Anbauflächen* nennt man solche Flächen, wo Knochen angebaut wird, *aplastische* oder *Ruheflächen* solche, wo kein Anbau erfolgt. Auch noch im

Knochen des Erwachsenen kommt es zu einem fortwährenden Umbau, indem namentlich von den Gefäßkanälen ausgehend Knochensubstanz sowohl abgebaut als auch angebaut werden kann. Hand in Hand damit wird auch das Gefäßnetz selbst umgebaut, da neue Gefäße aussprossen und alte rückgebildet werden können.

Die Gestalt und Größe der Osteoklasten ist sehr verschieden. Sie sind um so größer, je mehr Kerne sie enthalten. Indem die Osteoklasten Knochengrundsubstanz auflösen und sich gewissermaßen in diese hineinfressen, findet man sie häufig in Buchten der Knochengrundsubstanz, den **Howshipschen Lakunen** (Abb. 40), gelegen. In der Nachbarschaft von Osteoklasten fehlen gewöhnlich die Osteoblasten. Die Osteoklasten sind auch befähigt, verkalkte Knorpelgrundsubstanz aufzulösen. Sie werden in dieser Tätigkeit als **Chondroklasten** bezeichnet und spielen eine Rolle bei der Zerstörung des Knorpels vor der Ossifikation knorpelig vorgebildeter Knochen.

Je nach dem Mutterboden, auf dem die Knochenbildung erfolgt, unterscheidet man eine **Ossifikation auf bindegewebiger** und eine **Ossifikation auf knorpeliger Grundlage.**

Ossifikation auf bindegewebiger Grundlage (Abb. 41).

Die überwiegende Mehrzahl der Knochen ist knorpelig vorgebildet. Nur die Knochen des Schädeldaches und die meisten Gesichtsknochen entwickeln sich im embryonalen Bindegewebe. Man bezeichnet diesen Verknöcherungsvorgang

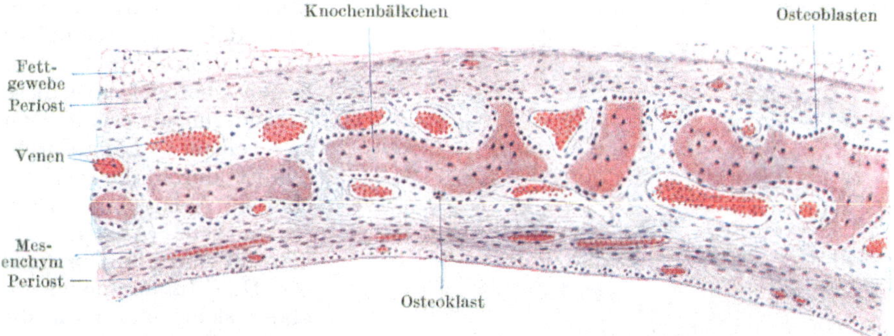

Abb. 41. Querschnitt durch das Schädeldach eines Fetus. Verknöcherung auf bindegewebiger Grundlage. 80×.

auch als **primäre** oder **direkte Ossifikation.** Das Mesenchym des Schädeldaches wird vor der Ossifikation sehr gefäßreich und gleichzeitig tritt auch Zellvermehrung ein. Dann beginnen an bestimmten Punkten, den späteren Knochenkernen, Osteoblasten Knochengrundsubstanz zu bilden. Es entstehen einzelne *Knochenbälkchen,* die bei ihrem weiteren Wachstum mit benachbarten in Verbindung treten, so daß ein flächenhaft ausgebreiteter *spongiöser Knochen* entsteht. Gleichzeitig mit der Apposition von neuer Knochensubstanz an der Außenseite muß Knochenresorption an der Innenseite einsetzen, um für das wachsende Gehirn den nötigen Raum zu schaffen. Daher findet man Osteoklasten hauptsächlich der Innenseite der Knochenbälkchen angelagert.

Indem von den Verknöcherungspunkten ausgehend die Knochenbälkchen hauptsächlich in radiärer Richtung auswachsen, breitet sich der Knochen flächenhaft immer weiter aus und wird schließlich von den Nachbarknochen nur noch durch schmale, unverknöcherte Mesenchymzonen, die spätere *Nahtsubstanz,* getrennt. Solange noch Nahtsubstanz vorhanden ist, kann das Flächenwachstum andauern. Ist einmal knöcherne Verbindung zwischen den benachbarten Knochen eingetreten, so muß das Flächenwachstum der Schädelknochen aufhören. Daher hat eine vorzeitige knöcherne Verschmelzung (eine prämature Synostose) der Schädelknochen eine abnorme Kleinheit der Schädelkapsel (Mikrocephalie) zur Folge. Durch einseitige prämature Synostose entstehen Schiefschädel.

Ossifikation auf knorpeliger Grundlage (Abb. 42—44).

Bei allen knorpelig vorgebildeten Knochen bildet der dem späteren Knochen *formähnliche Hyalinknorpel* gewissermaßen, nur den Platzhalter, die Matrize für die Knochensubstanz. Nirgends wandelt sich Knorpel direkt in Knochen um. Stets muß der Knorpel zuerst zerstört werden, damit in dem dadurch geschaffenen Raum Knochensubstanz gebildet werden kann. Es handelt sich somit nicht um eine Umwandlung, Metaplasie, von Knorpel- in Knochengewebe, sondern um eine Neubildung, um eine *Neoplasie*, von Knochengewebe.

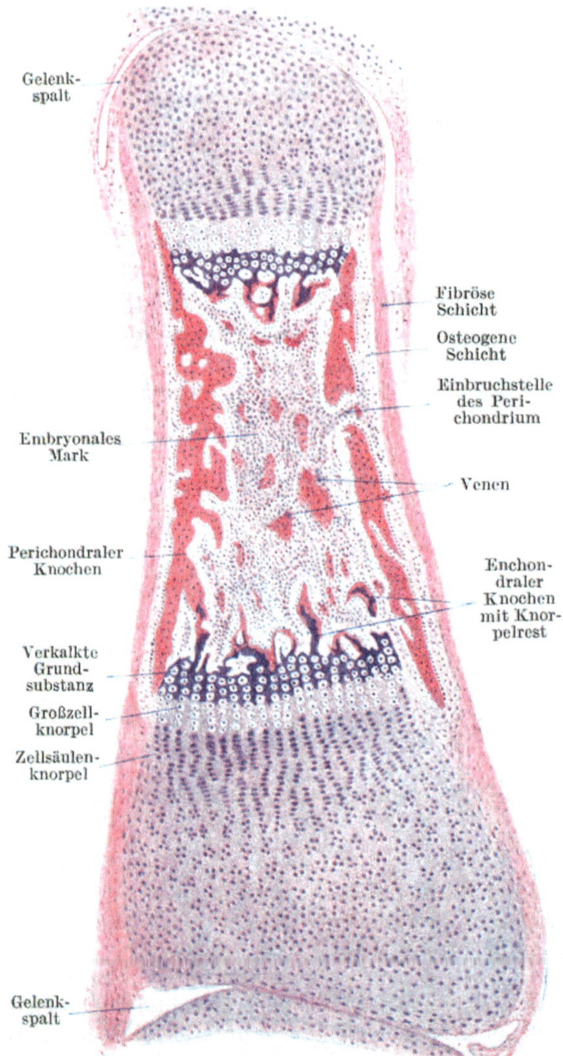

Abb. 42. Verknöcherung der Diaphyse. Phalange eines menschlichen Fetus. 25 ×.

Bevor der Knorpel zerstört wird, läuft an ihm eine Reihe gesetzmäßiger Veränderungen ab. Den besten Überblick über diese Veränderungen erhält man an einem Längsdurchschnitt durch die verknöchernde Anlage eines Röhrenknochens (Abb. 42), da man an ihm alle *Vorstufen der Ossifikation* nebeneinander sieht, und zwar die ersten Veränderungen an den Enden, die am weitesten vorgeschrittenen in der Mitte der Diaphyse. Es geben also die räumlich aneinandergereihten Veränderungen den zeitlichen Ablauf der Ossifikation wieder.

Die im Knorpel vor seiner Einschmelzung eintretenden Veränderungen bestehen zunächst in einer Zellvermehrung. Dann ordnen sich die Zellen unter gleichzeitiger Abplattung zu Längsreihen, **Zellsäulen-** oder **Zellreihenknorpel.** Hierauf vergrößern sich die Zellen durch Quellung, **Großzellenknorpel,** und schließlich kommt es zur **Verkalkung der Knorpelgrundsubstanz,** zur Einlagerung von Kalkkörnern, wodurch die Grundsubstanz mit basischen Farbstoffen (Hämatoxylin) stärker färbbar wird.

Nun kommt es zur *Zerstörung der verkalkten Knorpelgrundsubstanz,* und zwar dadurch, daß annähernd in der Mitte der Diaphyse an einer Stelle eine Knospe der inneren zell- und gefäßreichen Schicht des Perichondriums, der **osteogenen Schicht** (Kambiumschicht), in den Knorpel einwuchert und die Grundsubstanz zerstört, wobei die Knorpelzellen frei werden und zugrunde gehen. Auf diese Weise entsteht im Innern des Knorpels ein Hohlraum, der *primordiale Markraum*, der von gefäß- und zellreichem Gewebe, dem *embryonalen (roten) Knochenmark*, erfüllt erscheint. Unter fortschreitender Einschmelzung von Knorpelgrundsubstanz dehnt sich der primordiale Markraum weiter epiphysenwärts aus.

Da die osteogene Schicht des Perichondriums neben Blutzellen in großer Menge Osteoblasten enthält, ist sie befähigt, Knochensubstanz zu bilden. Nach der Örtlichkeit, wo diese Bildung auftritt, unterscheidet man eine perichondrale und eine enchondrale Ossifikation.

Die **enchondrale Ossifikation** erfolgt im primordialen Markraum, und zwar zunächst hauptsächlich um die in diesen vorragenden Reste von verkalkter Knorpelgrundsubstanz. Es bilden sich Knochenbälkchen, die in ihrem Innern noch längere Zeit Knorpelgrundsubstanz enthalten können (Abb. 42, 43). Indem sich die Knochenbälkchen miteinander verbinden, entsteht im Innern des Markraums *spongiöser Knochen.*

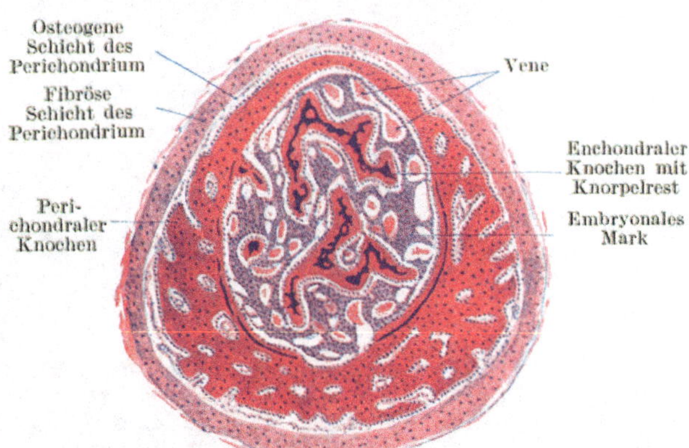

Abb. 43. Fetaler Mittelhandknochen. Querschnitt. 25×.

Nahezu gleichzeitig, meist schon etwas früher, beginnt auch die **perichondrale Ossifikation.** Sie erfolgt von der in situ verbliebenen osteogenen Schicht des Perichondriums aus, somit an der Oberfläche des Knorpels, auf dem ein manschettenförmiger Belag von Knochengewebe *(Belegknochen)* entsteht (Abb. 42, 43). In der Mitte der Diaphyse einsetzend, schreitet sie allmählich epiphysenwärts vor und bildet schließlich die *kompakte Knochenrinde* um die Markhöhle.

Die Einschmelzung des Knorpels, die enchondrale und perichondrale Ossifikation breiten sich von der Mitte der Diaphyse ausgehend, stetig weiter epiphysenwärts aus, machen aber zunächst halt vor Erreichung der Epiphyse. Es bleibt nämlich zwischen Diaphyse und Epiphyse, solange das Längenwachstum des Knochens anhält, stets eine proliferierende Knorpelplatte, der **Fugenknorpel,** erhalten.

Die *Epiphyse* zeigt eine selbständige, von der Diaphyse unabhängige Verknöcherung (Abb. 44). Es dringt in sie eine eigene Perichondriumknospe ein und schafft einen Markraum, in dem durch enchondrale Ossifikation *spongiöser Knochen* gebildet wird. Die perichondrale Ossifikation beginnt erst spät und tritt gegenüber der enchondralen mehr in den Hintergrund, so daß nur eine dünne kompakte Knochenrinde entsteht. Am Gelenkende bleibt eine Knorpelzone als *Gelenkknorpel* erhalten.

Erst nach Einschmelzung des Fugenknorpels tritt eine knöcherne Verbindung zwischen Dia- und Epiphyse ein und damit hört das Längenwachstum des Knochens auf. Das *Längenwachstum* eines langen Röhrenknochens geht somit auf Kosten des Fugenknorpels vor sich; das *Dickenwachstum* erfolgt von außen her durch Apposition perichondral gebildeter Knochensubstanz. Gleichzeitig erfolgt Knochenresorption durch Osteoklasten von innen her, die allerdings mit der Apposition nicht gleichen

Schritt hält, sondern etwas zurückbleibt. Schließlich wird die ganze enchondral gebildete spongiöse Knochensubstanz zerstört. So bleibt von der ursprünglich gebildeten Knochensubstanz überhaupt nichts übrig.

Während in der Diaphyse die Vorstufen der Ossifikation im Knorpel in der Längsrichtung ablaufen, laufen sie in der Epiphyse und in kurzen Knochen in radiärer Richtung ab. Es tritt hier zentral durch die Verkalkung der Knorpelgrundsubstanz ein *Verkalkungspunkt* auf und ebenso erscheint später an seiner Stelle der *Verknöcherungspunkt (Knochenkern).* Von innen nach außen folgen der Großzellknorpel und Zellsäulenknorpel, wobei die Zellsäulen radiär angeordnet sind.

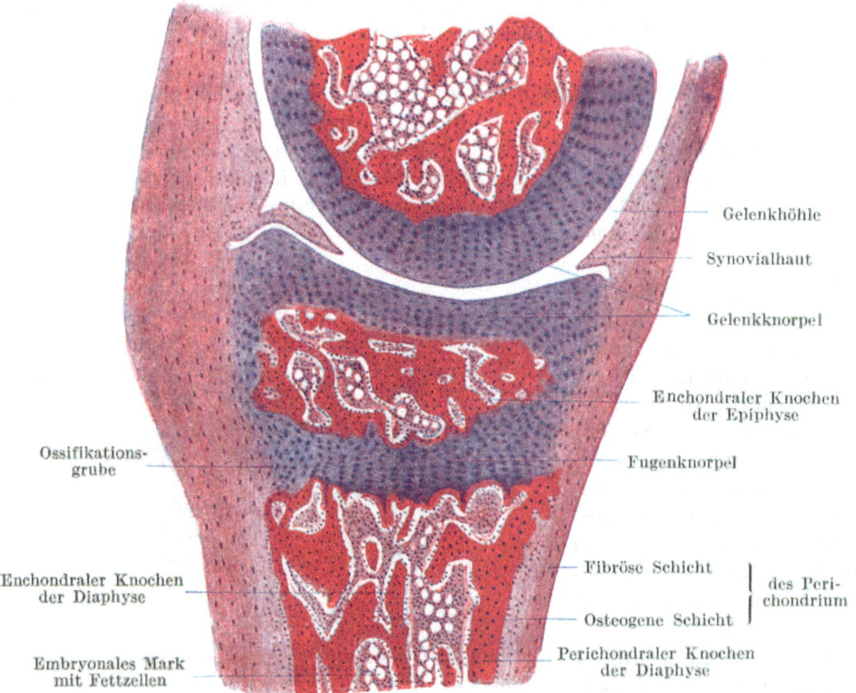

Abb. 44. Verknöcherung der Epiphysen. Daumenphalangen eines jungen Affen. 25×.

Der *Fugenknorpel* wächst nicht nur expansiv, sondern auch appositionell. Das appositionelle Wachstum erfolgt in einer ringsum laufenden grubenförmigen Einsenkung, der *Ossifikationsgrube* (Abb. 44), in deren Bereich eine andauernde Umwandlung von Perichondrium in Hyalinknorpel erfolgt. Erst nach Abschluß des Wachstums wird der Fugenknorpel vollständig eingeschmolzen und die knöcherne Verbindung zwischen Dia- und Epiphyse hergestellt.

Das Perichondrium bleibt nach der Verknöcherung als **Periost** bestehen und bewahrt zeitlebens die Fähigkeit, Knochensubstanz zu bilden. Allerdings übt es später seine Tätigkeit nur dann aus, wenn ein Knochendefekt entstanden ist. Dieselbe Fähigkeit kommt in geringerem Grade auch der dünnen bindegewebigen Innenbekleidung des Knochens, dem **Endost,** zu.

Das embryonale Knochenmark bleibt als **rotes Knochenmark** überall dort erhalten, wo spongiöser Knochen vorhanden ist. Mit dem Schwunde der spongiösen Knochensubstanz in der Diaphyse wandelt sich das embryonale Mark in **Fettmark** um.

Ursprünglich sind die knorpeligen Gelenkenden der Knochen durch Perichondrium kontinuierlich miteinander verbunden (Abb. 42). Erst sekundär tritt in diesem Perichondrium ein Spalt, die *Gelenkhöhle,* auf.

III. Das Muskelgewebe.

Das Muskelgewebe ist ein rein zelliges Gewebe. Es besteht aus langgestreckten, faserförmigen Zellen, den **Muskelzellen** oder **Muskelfasern,** die befähigt sind, sich in der Längsrichtung zusammenzuziehen, sich zu verkürzen, zu kontrahieren. Die kontraktilen Elemente einer jeden Muskelzelle sind die **Myofibrillen** (gr. *Mys* Maus, Muskel), feine Fäserchen, die den Zelleib in der Längsrichtung durchziehen. Es sind Differenzierungsprodukte des Cytoplasmas. Sie bestehen aus *Myoplasma.* Das nichtdifferenzierte Cytoplasma, in das die Myofibrillen eingelagert sind, wird als *Sarkoplasma* (gr. *Sarx* Fleisch) bezeichnet. Das Muskelgewebe geht mit ganz geringen Ausnahmen (M. dilatator pupillae, Duft- und Schweißdrüsenmuskulatur) aus dem mittleren Keimblatt hervor.

Man unterscheidet glatte und quergestreifte Muskulatur und unterteilt die letztere in Skelet- und Herzmuskulatur.

1. Die glatte Muskulatur (Abb. 45, 46).

Die **glatten Muskelfasern** sind spindelförmige, 40—200 μ lange und 4—20 μ dicke hüllenlose Zellen mit nur *einem* in der Mitte gelegenen, längsovalen bis stäbchenförmigen Kern. Von den dicht aneinandergelagerten Myofibrillen ist nur unter besonders günstigen Umständen und bei Anwendung bestimmter Methoden etwas zu sehen, so daß die Fasern für gewöhnlich „glatt“ erscheinen. Im Sarkoplasma finden sich häufig Körnchen, die namentlich in der Gegend des Kerns angehäuft sind.

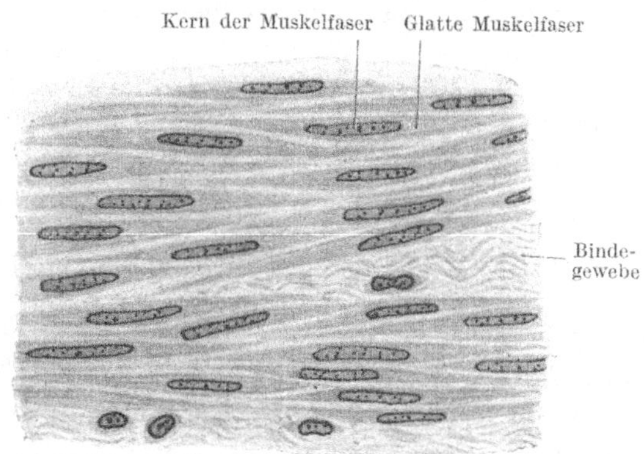

Abb. 45. Glatte Muskulatur. Längsschnitt. 500×.

Glatte Muskelfasern kommen an manchen Stellen vereinzelt im Bindegewebe vor. Häufiger lagern sie sich zur Bildung von Membranen (Muskelhäuten), Bündeln oder auch Netzen zusammen. Wo die Muskelfasern dicht beisammenliegen, werden sie durch Bindegewebe zusammengehalten, das die einzelnen Fasern häutchenartig umscheidet.

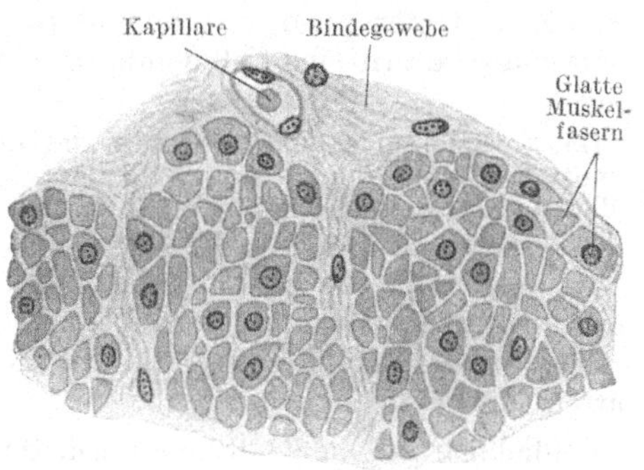

Abb. 46. Glatte Muskulatur. Querschnitt. 500×.

Am Querdurchschnitt (Abb. 46) durch ein glattes Muskelbündel oder eine Muskelhaut erscheinen die Faserquerschnitte nicht rund, sondern durch gegenseitige Abplattung mehr polygonal. Da die einzelnen Fasern nicht in derselben Höhe liegen, sind die einzelnen Faserquerschnitte verschieden groß, je nachdem eine Faser mehr in der Mitte oder gegen das zugespitzte Ende hin getroffen ist. Naturgemäß ist nur in den größten Querschnitten der Kern sichtbar.

An manchen Stellen (Endokard) kommen *verzweigte* glatte Muskelfasern vor. Der Kern der glatten Muskelfasern zeigt häufig das Chromatin in Form von queren

Bändern (schraubige Anordnung des Chromatingerüstes!). Manchmal sieht man an glatten Muskelfasern querverlaufende, stärker färbbare, knotige Verdickungen, *Verdichtungsknoten*, die nicht mit einer Querstreifung verwechselt werden dürfen und als Kontraktionswülste zu deuten sind.

Glatte Muskulatur findet sich vor allem in Form von Muskelhäuten im Darmkanal und in anderen Eingeweiden, in den Blutgefäßen und auch in der äußeren Haut. Die größten glatten Muskelfasern sind die des schwangeren Uterus.

Da die Kontraktion der glatten Muskulatur nicht dem Willen unterworfen ist, wird sie im Gegensatz zur (willkürlichen) Skeletmuskulatur, als **unwillkürliche Muskulatur** bezeichnet. Die Kontraktionen laufen langsamer ab als in der Herz- und Skeletmuskulatur.

2. Die Skeletmuskulatur (Abb. 47—49).

Die **Skeletmuskelfasern** sind im allgemeinen dicker und vor allem bedeutend länger als die glatten Muskelfasern. Ihre Dicke schwankt zwischen 10 und 100 μ, ihre Länge beträgt mindestens mehrere Zentimeter. Es ist wahrscheinlich, daß, wenigstens bei kurzen Muskeln, die Länge der Skeletmuskelfasern der betreffenden Muskellänge entspricht, daß also die Muskelfasern von der Ursprungs- bis zur Ansatzsehne eines

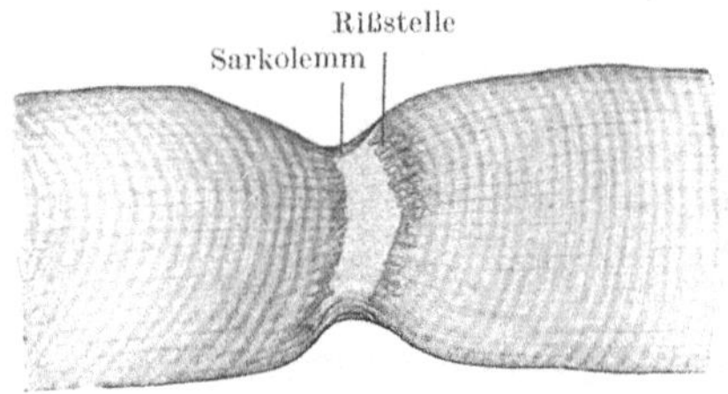

Abb. 47. Stück einer zerzupften frischen Skeletmuskelfaser mit durchrissenem Inhalt. 560 ×. (Gez. KEILITZ.)

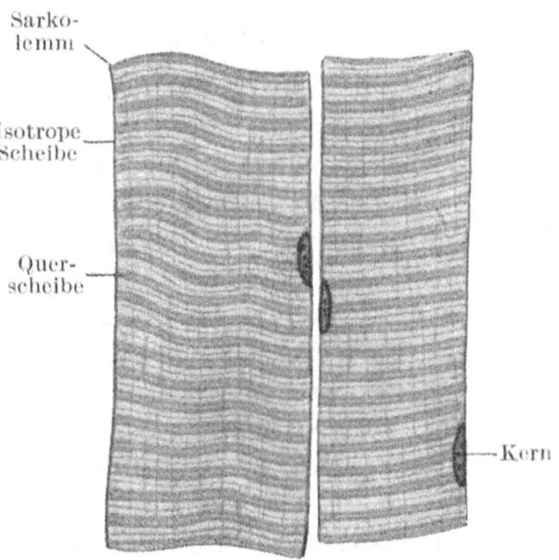

Abb. 48. Skeletmuskelfasern. Längsschnitt. 500 ×.

Muskels reichen. Die Fasern endigen zugespitzt oder kegelförmig, an manchen Stellen auch gegabelt oder verästelt (Zungenmuskulatur, mimische Muskulatur). Zum Unterschied von den glatten und Herzmuskelfasern besitzen die Skeletmuskelfasern eine Zellmembran, ein **Sarkolemm** (gr. *Sarx* Fleisch, *Lemma* Rinde).

Das Sarkolemm ist ein homogenes, glattrandiges Häutchen, das besonders deutlich hervortritt, wenn infolge von Schrumpfung der kontraktile Inhalt sich von der Hülle abgehoben hat oder beim Zerzupfen durchrissen worden ist (Abb. 47). Mit Silbermethoden lassen sich im Sarkolemm feinste *argyrophile Fasern* nachweisen.

Im Gegensatz zur glatten besitzt die Skeletmuskelfaser viele Zellkerne, die meist nicht in der Mitte, sondern (bei den Säugetieren) oberflächlich, unmittelbar unter dem Sarkolemm liegen. Sie sind ovoid, nicht so langgestreckt wie die der glatten Muskelzellen.

Schließlich zeigen die Skeletmuskelfasern nicht nur eine deutliche Längsstreifung, die durch die relativ starken Myofribrillen verursacht ist, sondern stets auch eine **Querstreifung** (Abb. 48), die schon bei mittelstarker Vergrößerung und schon an den ungefärbten, frisch untersuchten Muskelfasern zu sehen ist (Abb. 47) und darauf beruht, daß stärker lichtbrechende Lagen oder „*Scheiben*“ mit schwächer brechenden abwechseln. Die stärker lichtbrechenden Lagen sind zugleich *doppeltbrechend (anisotrop)*, die schwächer lichtbrechenden zugleich *einfachbrechend (isotrop)*. Man bezeichnet die **isotrope Scheibe** mit I, die anisotrope oder **Querscheibe** mit Q. Bei starker Vergrößerung (Abb. 48) erkennt man, daß die I-Scheibe durch einen ganz schmalen, stärker lichtbrechenden und anisotropen Streifen halbiert wird, den man als *Zwischenscheibe* Z bezeichnet, und ebenso die Q-Scheibe durch einen undeutlichen, aber gleichfalls doppeltbrechenden, die *Mittelscheibe* M. Es wiederholen sich somit in der ganzen Muskelfaserlänge die Scheiben nach der Formel I Z I Q M Q.

Man darf sich aber nicht die Muskelfaser aus lauter übereinandergelegten „Scheiben" aufgebaut denken, sondern die Querstreifung kommt vielmehr dadurch zustande, daß schon *jede einzelne Myofibrille* die typische *Querstreifung* der ganzen Muskelfaser zeigt, somit aus aufeinanderfolgenden I Z I Q M Q-Abschnitten besteht. Dadurch, daß bei allen Fibrillen einer Muskelfaser die gleichbrechenden Segmente in gleicher Höhe liegen, kommt die Querbänderung der Faser zustande.

Einfach- und doppeltbrechende Substanzen lassen sich unter dem Polarisationsmikroskop auseinanderhalten. Da aber die anisotropen Querscheiben zugleich stärker lichtbrechend und die isotropen Scheiben zugleich schwächer lichtbrechend sind, so ist die Querstreifung schon an der frischen Muskelfaser unter dem gewöhnlichen Mikroskop sichtbar, indem bei hoher Einstellung die Q hell, die I dunkel erscheinen, umgekehrt bei tiefer Einstellung. Noch komplizierter kann die Querstreifung bei Muskelfasern wirbelloser Tiere sein, indem im I noch eine *Nebenscheibe* N auftritt.

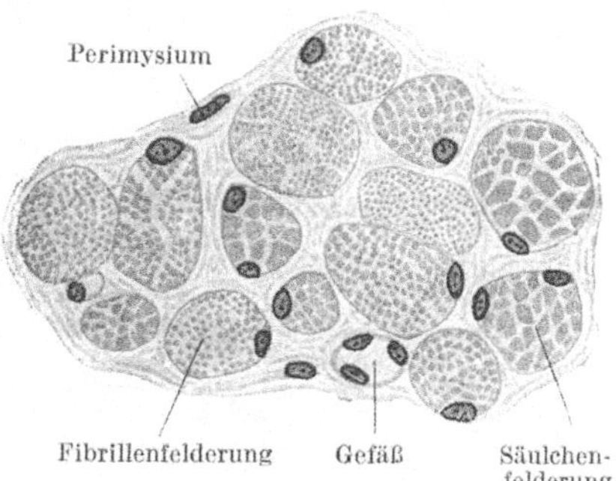

Abb. 49. Skeletmuskelfasern. Querschnitt. 500×.

Bei der Kontraktion ändert sich die Querstreifung; sie wird im allgemeinen enger. Die schwach lichtbrechende I-Scheibe wandelt sich in eine stark lichtbrechende **Kontraktionsscheibe** um. Die Q-Scheibe wird schwächer lichtbrechend, bis schließlich die vollkommen kontrahierte Faser aus sehr feinen stärker und schwächer lichtbrechenden Scheiben besteht.

Wie bei allen Muskelfasern erscheinen die Myofibrillen in das **Sarkoplasma** eingebettet, das *Körner (Sarkosomen)* verschiedener Natur enthalten kann. Je nach der Menge des Sarkoplasmas unterscheidet man *sarkoplasmaarme* und *sarkoplasmareiche Muskelfasern* (Abb. 49). Bei ersteren sind die Fibrillen gleichmäßig in der ganzen Faser verteilt, so daß der Muskelfaserquerschnitt gleichmäßig punktiert erscheint. Man spricht von einer **Fibrillenfelderung.** In sarkoplasmareichen Muskelfasern sind die Fibrillen zu Bündeln, „*Muskelsäulchen*", geordnet, zwischen denen in größerer Menge Sarkoplasma liegt. Am Querschnitte derartiger Fasern sieht man die Fibrillenbündel als polyedrische Felder, die durch Sarkoplasmamassen voneinander getrennt werden. Man spricht von einer **Säulchenfelderung.**

Im allgemeinen erscheinen die sarkoplasmaarmen Muskelfasern hell, die sarkoplasmareichen trüb. Die hellen Fasern kontrahieren sich rascher, ermüden aber auch rascher. Das sog. *weiße Fleisch* (z. B. Flügelmuskulatur der Vögel) besteht vorwiegend aus *hellen*, das „*schwarze Fleisch*" (z. B. Laufmuskulatur der Vögel) aus *trüben Fasern*. In den Muskeln des Menschen finden sich beide Faserarten nebeneinander, allerdings je nach der Funktion des betreffenden Muskels in verschiedenem Mengenverhältnis.

Die Muskelfasern entwickeln sich aus **Myoblasten,** einkernigen länglichen Zellen, in deren Cytoplasma es zur Differenzierung von Fibrillen kommt. In den Myoblasten, aus denen sich Skeletmuskelfasern bilden, kommt es zu wiederholter Kernteilung ohne nachfolgende Zellteilung. Der Myoblast wächst gleichzeitig immer mehr in die Länge. Die Kerne liegen zunächst mittelständig und werden erst durch die in immer größerer Menge auftretenden Fibrillen, die schon gleich bei ihrem Entstehen die typische Querstreifung zeigen, randständig verdrängt.

Im **Skeletmuskel** werden die Muskelfasern durch lockeres Bindegewebe, **Endomysium** (Perimysium internum), dessen feinste Ausläufer argyrophile Fasern sind, zusammengehalten. Eine Anzahl von Muskelfasern bilden ein primäres von **Perimysium** umscheidetes Faserbündel. Mehrere primäre Bündel bilden ein sekundäres usw. Bündel. Der ganze Muskel wird vom **Epimysium** (Perimysium externum) umschlossen. Das Bindegewebe leitet die Nerven und Blutgefäße zu den Muskelfasern. Letztere bilden im Innern der primären Bündel ein dichtes, die Fasern umspinnendes Kapillarnetz mit langgezogenen Maschen.

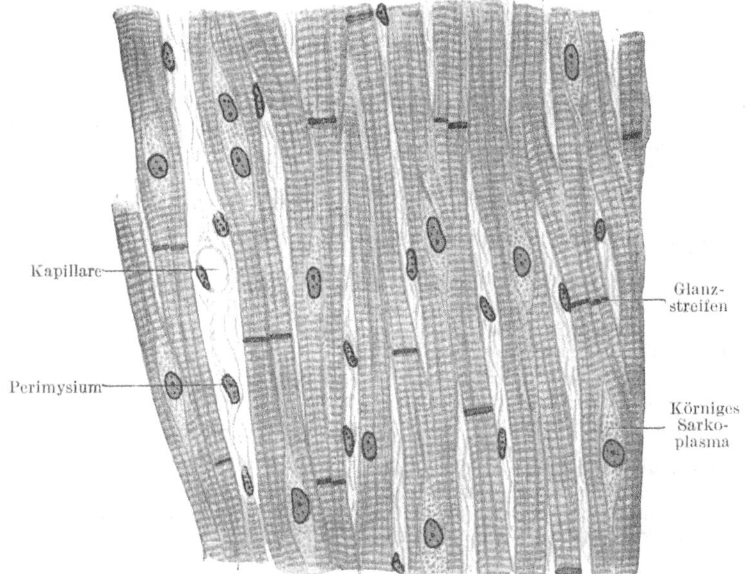

Abb. 50. Herzmuskulatur. Längsschnitt. 500×.

Der Übergang von Muskeln in Sehnen erfolgt (vielleicht nicht ausschließlich) in der Weise, daß die Myofibrillen direkt in Sehnenfibrillen übergehen, daß somit die Myofibrillen, nachdem sie kurz vorher ihre Beschaffenheit geändert haben, das Sarkolemm durchbrechen und nunmehr ein Sehnenfibrillenbündel bilden. Das Perimysium setzt sich in das Peritenium fort.

3. Die Herzmuskulatur (Abb. 50, 51).

Sie nimmt in mancher Beziehung eine Mittelstellung zwischen glatter und Skeletmuskulatur ein, indem die Herzmuskelfasern kein Sarkolemm und mittelständige Kerne wie die glatten Muskelfasern und eine Querstreifung besitzen, die grundsätzlich der der Skeletmuskelfasern entspricht und nur etwas feiner ist. Eine Besonderheit der Herzmuskulatur ist ihr **syncytialer Zusammenhang.** Sie bildet nämlich ein Netzwerk mit langgestreckten Maschen (Abb. 50), an dem sich keine Zellgrenzen nachweisen lassen. Faserenden finden sich fast ausschließlich an den Sehnenringen zwischen den Vorhöfen und Kammern.

Die ovoiden Kerne liegen in ziemlich regelmäßigen Abständen. Zwischen zwei Kernbereichen ist aber keine Zellgrenze nachzuweisen und auch die Myofibrillen ziehen kontinuierlich über mehrere Kernbereiche. Die Herzmuskelfasern sind sarkoplasmareich, so daß man an ihren Querschnitten eine deutliche *Säulchenfelderung* (Abb. 51) erkennt. Im Sarkoplasma liegen zahlreiche Körnchen, Sarkosomen, die sich besonders reichlich um die Kerne ansammeln (Abb. 50), häufig auch kleine Fetttröpfchen und Pigmentkörnchen. Durch die körnige Beschaffenheit des Sarkoplasmas wird, namentlich an frischen Herzmuskelfasern, die Querstreifung etwas verdeckt. In den Maschenräumen des Muskelfasernetzes findet sich Bindegewebe mit zahlreichen Blutgefäßen, namentlich Kapillaren, die ein dichtes längssgestrecktes Netz bilden.

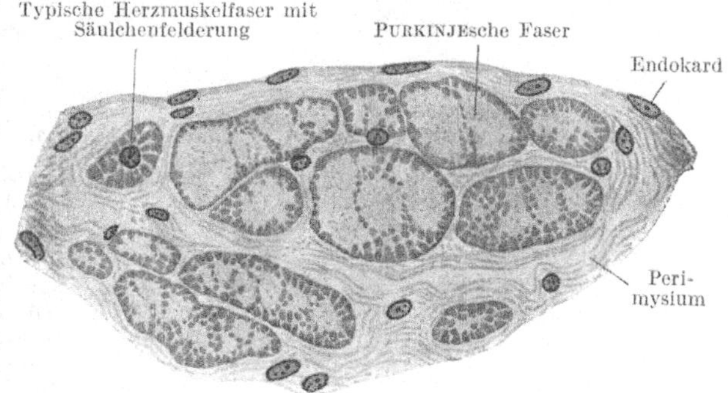

Abb. 51. Subendokardial gelegene PURKINJEsche Herzmuskelfasern. 500 ×.

An frisch untersuchten Herzmuskelfasern sieht man mitunter sehr deutliche, manchmal aber auch kaum angedeutete stark lichtbrechende (am gefärbten Schnitt dunkel erscheinende) Querbänder, die breiter sind als die Q-Scheiben und häufig zwischen zwei Kernterritorien die Faser durchsetzen. Man hat sie früher als Zellgrenzen aufgefaßt. Tatsächlich handelt es sich aber nicht um Zellgrenzen, sondern um Abschnitte, die mit der Kontraktion in irgendeiner Beziehung stehen. Sie werden als **v. EBNERsche Glanzstreifen** (Abb. 50) bezeichnet.

Als **PURKINJEsche Fasern** (Abb. 51) bezeichnet man außerordentlich sarkoplasmareiche Herzmuskelfasern, bei denen es nur an der Oberfläche zur Differenzierung von Fibrillen gekommen ist. Außerdem scheinen bei ihnen zwischen je zwei Kernterritorien Zellgrenzen durch Einziehungen an der Oberfläche angedeutet. In ihrer Gesamtheit bilden sie das *Reizleitungssystem* des Herzens, das HIS-*TAWARAsche Atrioventrikularbündel* und den KEITH-*FLACKschen Sinusknoten*. Sie sind besonders gut beim Schaf und bei anderen Huftieren ausgebildet.

Die Herzmuskelfasern entwickeln sich aus verästelten *Myoblasten*, die schon von Anfang an ein Syncytium bilden.

IV. Das Nervengewebe.

So wie das Muskelgewebe ist auch das Nervengewebe ein rein zelliges Gewebe. Es besteht aus den erregungsleitenden Elementen, den *Nervenzellen* oder *Ganglienzellen* mit den *Nervenfasern*, und einer Art zelligem Füll- oder Stützgewebe, dem *Gliagewebe* (Neuroglia, gr. *Glia* Leim), das wahrscheinlich eine ernährende Rolle spielt, mit der Erregungsleitung aber nichts zu tun hat.

Die Nervenfasern sind keine selbständigen Gebilde, sondern jede wurzelt in einer Nervenzelle und ist somit im wesentlichen nichts anderes als ein Fortsatz einer Nervenzelle, der als **Neurit** oder *Nervenfortsatz (Axon, Achsenzylinderfortsatz)* bezeichnet wird. Außer dem Neuriten, der jeder Nervenzelle zukommt, kann sie noch andere, sich rasch verzweigende Fortsätze, die **Dendriten** *(Protoplasmafortsätze)*, entsenden.

Eine Nervenzelle mit allen ihren Fortsätzen (Neurit und Dendriten) wird als ein **Neuron** bezeichnet. Jedes Neuron bildet ein Leitungsglied. Eine Leitungsbahn kann aus mehreren derartigen Gliedern zusammengesetzt sein. Die Neurone und das Gliagewebe sind ektodermaler Herkunft.

Als erste Anlage des gesamten Nervensystems erscheint schon frühzeitig beim Embryo entlang der medianen Dorsallinie eine rinnenförmige Einsenkung des Ekto-

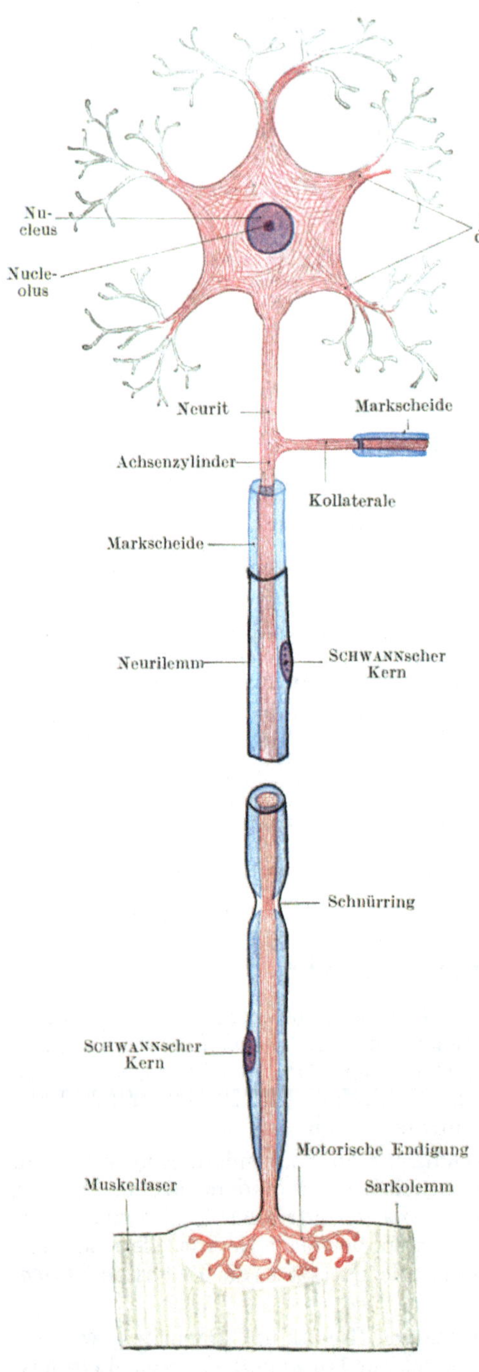

Abb. 52. Schema eines motorischen Neuron.

derms, die *Neuralrinne*, die sich später zum *Neuralrohr* schließt und sich dadurch vom Ektoderm vollständig abschnürt. Der Hohlraum dieses Rohres bleibt als Zentralkanal des Rückenmarkes bestehen und weitet sich im Bereiche des Gehirnes zu den Hirnkammern aus. Die Epithelzellen der Wandung differenzieren sich teils zu **Neuroblasten,** den Vorstufen der Nervenzellen, teils zu **Spongioblasten,** den Vorstufen der Gliazellen, teils bilden sie als **Ependymzellen** (gr. *Ependyma* Oberkleid) die epitheliale Auskleidung des zentralen Hohlraumes.

Aus dem Neuralrohr entwickelt sich nicht nur das zentrale Nervensystem (Gehirn und Rückenmark), sondern gewissermaßen als Auswuchs desselben das periphere Zerebrospinalsystem und das ganze sympathische Nervensystem. Da das *chromaffine Gewebe* (s. S. 76) aus der Anlage des letzteren hervorgeht, ist auch dieses ektodermaler Abkunft.

1. Die Nervenzellen
(Abb. 52, 53).

Die **Nervenzellen** (Ganglienzellen, Neurocyten) sind entsprechend ihrer verschiedenen Funktion außerordentlich vielgestaltig. Je nach der Zahl der Fortsätze, die sie entsenden, spricht man von *unipolaren, bipolaren* und *multipolaren Zellen.* Die **Dendriten** (gr. *Dendron* Baum) gehen ohne scharfe Grenze mit breiter Basis aus der Zelle hervor, verzweigen sich rasch durch dendritische Teilung in immer feinere Äste, die häufig mit knopfförmigen Anschwellungen enden. Die Oberfläche der Dendriten erscheint häufig nicht glatt, sondern mit unregelmäßigen Vorsprüngen versehen. Der **Neurit** (Abb. 52) entspringt gewöhnlich mit einem kleinen Kegel aus der Zelle, ist im allgemeinen dünner als die Dendriten, von glatter Oberfläche und endigt meistens erst in weiter Entfernung von der Ursprungszelle. Als **Kollaterale** (Abb. 52) werden Seitenäste des Neuriten bezeichnet, die noch innerhalb des Zentralnervensystems unter rechtem Winkel abgehen und sich früher oder später in ein Endbäumchen, **Telodendron** (gr. *Telos* Ende), auflösen. Die Endigung des Neuriten erfolgt ebenfalls unter Bildung eines Telodendron.

Das *Cytoplasma (Neuroplasma)* erscheint bei Hämatoxylin-Eosinfärbung feinkörnig. Doch lassen sich in ihm mit bestimmten Methoden auch andere Strukturen nachweisen, unter anderem Neurofibrillen und NISSLsche Schollen.

Die **Neurofibrillen** (Abb. 52) sind feinste Fäserchen, die den Zelleib in den verschiedensten Richtungen geflechtartig durchziehen. Sie treten in die Zellfortsätze, und zwar sowohl in die Dendriten als auch in den Neurit ein und durchziehen den letzteren der ganzen Länge nach bis in seine feinsten Endverzweigungen hinein. Gewöhnlich werden die Neurofibrillen als die erregungsleitenden Elemente angesehen.

Die **NISSLschen Schollen** (Abb. 53) sind relativ große, mehr eckige Einlagerungen im Neuroplasma, die der ganzen Zelle ein geflecktes, getigertes Aus-

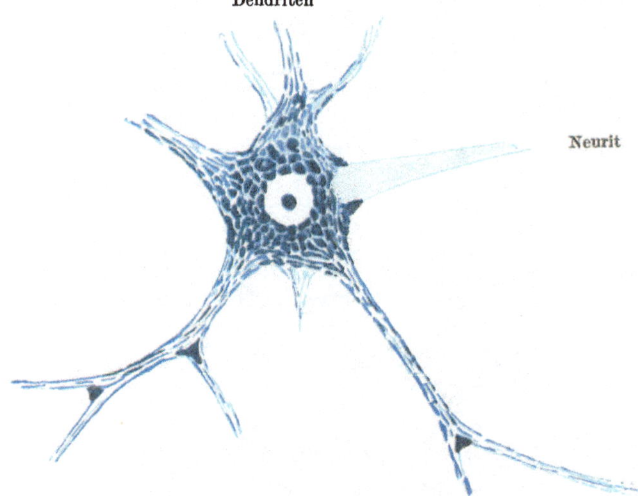

Abb. 53. Motorische Ganglienzelle des Rückenmarks mit NISSLschen Schollen. (Nach BIELSCHOWSKY.)

sehen verleihen können, weshalb sie auch als *Tigroid* bezeichnet werden. Wahrscheinlich handelt es sich dabei um Nahrungsstoffe, die bei erhöhter Inanspruchnahme der Zellen schwinden können.

Die Ganglienzellen enthalten außerdem einen gut ausgebildeten GOLGI-*Apparat* (Abb. 2), und manche von ihnen (unipolare Zellen der Zerebrospinalganglien) ein sog. *Trophospongium*, ein sich im oberflächlichen Anteil des Zelleibes verzweigendes Kanälchenwerk, das vielleicht aus verflüssigten Fortsätzen von den die Zelle umgebenden *Mantelzellen* hervorgegangen ist. Gelegentlich kommen *Pigmenteinlagerungen*, namentlich in der Umgebung des Zellkernes, vor. Der *Zellkern* der meisten Ganglienzellen ist durch seine Armut an Chromatin ausgezeichnet. Er enthält ein relativ großes, deutliches Kernkörperchen, in dem häufig eine kleine Vakuole, der *Nucleolinus* (SCHRÖN*sches Korn*) nachzuweisen ist.

Die Neuronentheorie.

Im Zentralnervensystem bilden die Fortsätze der Nervenzellen mit dem Gliagewebe ein so dichtes Faserwerk, daß dessen Entwirrung nur bei Verwendung ganz bestimmter Methoden möglich wird. Vor allem waren es neben den *Degenerationsmethoden* die GOLGI-*Methode*, bei der sich um einzelne Neurone oder Gliazellen ein schwarzer Silberniederschlag bildet, und die *Methylenblaumethode*, durch die die Kenntnis von den Beziehungen der einzelnen Neurone zueinander gefördert wurde. Nach der Neuronentheorie sind die eine Leitungsbahn bildenden Neurone nirgends kontinuierlich miteinander verbunden, sondern es besteht zwischen ihnen nur eine dichte Anlagerung, ein inniger Kontakt. Die Leitung würde demnach nicht durch Kontinuität, sondern durch *Kontiguität* vermittelt.

Der Kontakt zwischen zwei Neuronen kann auf verschiedene Weise hergestellt werden. Es kann ein Endbäumchen (eines Neuriten oder einer Kollateralen) den Zelleib eines anderen Neuron umspinnen; es können Endbäumchen oder Dendritenverzweigungen unter sich, oder Endbäumchen mit Dendriten eines anderen Neurons in Kontakt treten. Da aber nach neueren Untersuchungen erwiesen ist, daß an vielen Stellen in dem von den Fortsätzen zweier Neurone gebildeten Geflecht ein direkter Übergang von Neurofibrillen statthat, somit eine Kontinuität zwischen den Neurofibrillen verschiedener Neurone bestehen kann, erscheint die Kontaktlehre wesentlich erschüttert.

Die Ganglien.

Unter einem Ganglion versteht man eine Ansammlung von Nervenzellen.

Die **Spinalganglien** (Abb. 54) (und z. B. das ähnlich gebaute Ganglion semilunare) enthalten verschieden große kugelige Nervenzellen mit nur einem Fort-

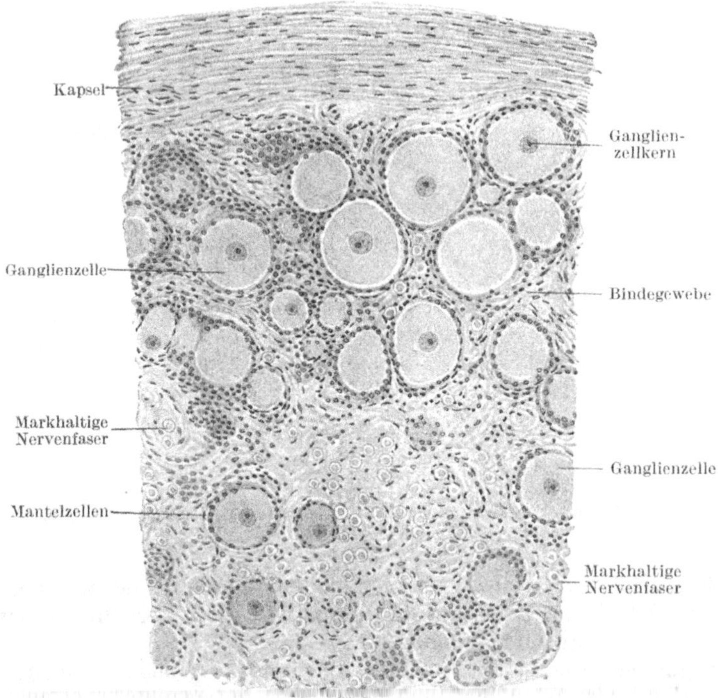

Abb. 54. Spinalganglion. Pferd. 120×. (Gez. KEILITZ.)

satz *(unipolare Zellen)*, der als Neurit + Dendrit anzusehen ist und sich bald nach seinem Abgang T-förmig in einen zentralen und peripheren Ast teilt. Jede Ganglienzelle wird von einer geschlossenen Lage platter Zellen, den *Mantel-* oder *Hüllzellen*, umgeben. Im Bindegewebe zwischen den Ganglienzellen finden sich reichlich Nervenfasern. An der Oberfläche verdichtet sich das Bindegewebe zu einer Art Kapsel.

Die **sympathischen Ganglien** enthalten *multipolare Ganglienzellen*, die daher nicht kugelig sind, sondern nach der Zahl der Fortsätze verschiedene Formen zeigen. Sie sind im allgemeinen kleiner als die Spinalganglienzellen. Mantelzellen kommen vor, bilden aber keine geschlossene Hülle.

Diese Mantelzellen sind Anteile eines mit kugeligen und ovoiden Kernen versehenen, wahrscheinlich netzförmigen „*Hüllplasmodiums*“, das die Ganglienzellen umschließt und sich auch zwischen diesen in Form von Haufen und Strängen ausbreitet.

2. Die Nervenfasern.

Jede Nervenfaser wurzelt als Neurit in einer Nervenzelle. Der Neurit bildet den wesentlichen erregungsleitenden Anteil der Nervenfaser (Abb. 52). Er nimmt den axialen Teil der Nervenfaser ein und wird daher als *Achsenzylinder* bezeichnet. Es gibt Nervenfasern, die nur aus dem Achsenzylinder bestehen. Bei den meisten kommen aber noch Hüllen hinzu, nämlich eine *Markscheide (Myelinscheide)* und ein *Neurilemm* (SCHWANN*sche Scheide*). Sind beide Scheiden ausgebildet, so folgt auf den Achsenzylinder die Markscheide und auf diese das Neurilemm.

Der **Achsenzylinder** besteht aus längsverlaufenden, feinen (nur mit bestimmten Methoden nachweisbaren) *Neurofibrillen*, die in Neuroplasma eingelagert sind und die Fortsetzung der in der Nervenzelle vorhandenen Neurofibrillen bilden. Die **Markscheide** besteht aus dem *Myelin*, einer fettartigen, stark lichtbrechenden und zugleich doppeltbrechenden Substanz, die in ein feines Gerüstwerk, das *Neurokeratingerüst* (gr. *Keras* Horn), eingelagert ist (Abb. 56). Das **Neurilemm** ist ein mit Kernen versehenes homogenes Häutchen. Fehlt die Markscheide, so liegt das Neurilemm unmittelbar dem Achsenzylinder auf.

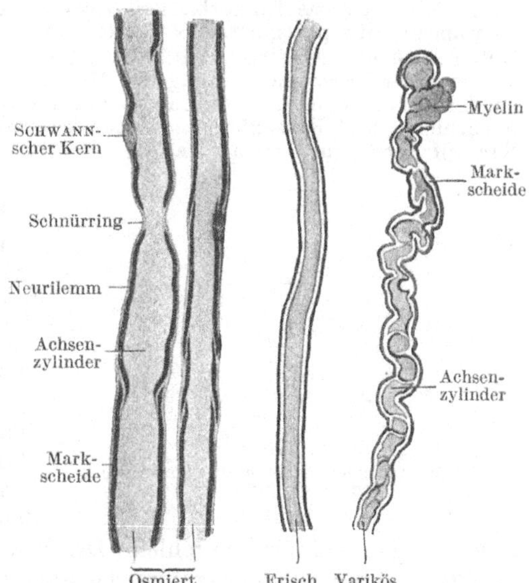

Abb. 55. Markhaltige Nervenfasern mit Neurilemm. 700×. (Gez. KEILITZ.)

Das aus Lipoiden bestehende Myelin gibt die Reaktionen des Fettes. Die Markscheide schwärzt sich daher mit Osmiumsäure und löst sich in fettlösenden Mitteln (z. B. in Äther-Alkohol). Das Neurokeratingerüst wird vollständig von dem Myelin verdeckt, so daß es erst nach der Lösung des Myelins sichtbar wird. Das Neurilemm ist als ein aus Zellen hervorgegangenes Häutchen aufzufassen, an dem allerdings keine Zellgrenzen mehr, wohl aber noch die Zellkerne nachzuweisen sind.

Nach dem Verhalten der Hüllen teilt man die Nervenfasern folgendermaßen ein:

1. Markhaltige Nervenfasern: a) mit Neurilemm, b) ohne Neurilemm.
2. Marklose Nervenfasern: a) mit Neurilemm, b) ohne Neurilemm.

Die **markhaltigen Nervenfasern mit Neurilemm** (Abb. 52, 55, 56) bilden die peripheren Nerven des Zerebrospinalsystems (mit Ausnahme der beiden ersten Hirnnerven). Wegen des Gehaltes an Myelin erscheinen die markhaltigen Nerven weiß. Die markhaltigen Fasern werden auch als doppelt konturierte Nervenfasern bezeichnet. Den äußeren Kontur bildet das Neurilemm, den inneren die Grenze zwischen der stark lichtbrechenden Markscheide und dem schwach lichtbrechenden Achsenzylinder.

Die Markscheide zeigt in bestimmten, verhältnismäßig großen Abständen kurze Unterbrechungen (Abb. 52, 55). An diesen Stellen erscheint daher die Nervenfaser dünner, wie eingeschnürt. Man spricht von **RANVIERschen Einschnürungen** oder **Schnürringen.**

Das Neurilemm erscheint als äußerer scharfer Kontur der Nervenfaser. Es ist auch im Bereiche der Schnürringe vorhanden und umkleidet somit ununterbrochen die Nervenfaser während ihres ganzen peripheren Verlaufes bis knapp vor ihre Endigung. Zwischen je zwei Schnürringen trägt es einen ovoiden Zellkern, der sich gegen die Markscheide vorbuchtet. Es entspricht somit ein *„interanuläres Segment“* des Neurilemms dem Territorium einer SCHWANN*schen Zelle.*

Außer den an jeder Nervenfaser vorkommenden Schnürringen sind an manchen Fasern noch andere feinste Unterbrechungen der Markscheide zu erkennen, die in kurzen Abständen als schräge Spaltlinien die Markscheide durchsetzen (Abb. 55). Sie werden als **SCHMIDT-LANTERMANsche Einkerbungen** bezeichnet. Durch diese schrägen Unterbrechungslinien erscheint die Markscheide in kurze manschettenartige Abschnitte, die *zylindrokonischen Segmente,* zerlegt. An frischen Nervenfasern können diese Einkerbungen vollständig fehlen. Ihr deutliches Hervortreten ist wohl als eine postmortale Veränderung zu deuten. Längere Zeit nach dem Tode treten noch hochgradigere Veränderungen an der Markscheide auf. Es kommt zu stellenweiser Zusammenballung des Myelins und zu einem Hervorquellen desselben an den Schnittenden, wodurch die Faser ihre glatte Oberfläche verliert, mit Vorbuchtungen und Einsenkungen versehen erscheint und wegen der Ähnlichkeit mit Krampfadern (Varizen) als **variköse Nervenfaser** (Abb. 55) bezeichnet wird.

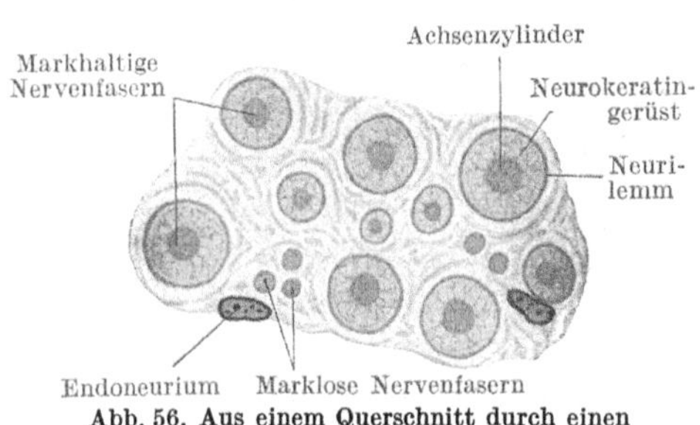

Abb. 56. Aus einem Querschnitt durch einen N. digitalis. 1000×.

Querschnitte durch osmierte Nervenfasern erscheinen als schwarze Ringe infolge Schwärzung der Markscheide, während der Achsenzylinder hell bleibt (Abb. 58). Querschnitte durch Nervenfasern in eingebetteten und gefärbten Schnitten erscheinen als Ringe (Neurilemm) mit einem Punkt (Achsenzylinder) in der Mitte (Abb. 57).

Die **markhaltigen Nervenfasern ohne Neurilemm** bilden den wesentlichen Bestandteil der weißen Substanz des Gehirns und Rückenmarks und ebenso den N. opticus bis zu seinem Eintritt in das Auge. Schnürringe fehlen. Die Fasern werden sehr bald nach dem Tode varikös und zeigen dann zahlreiche knotenartige Auftreibungen.

Die **marklosen Nervenfasern mit Neurilemm** erscheinen ebenso wie die ohne Neurilemm wegen des Mangels der Markscheide grau. Die von ihnen gebildeten Nerven werden daher auch als graue Nerven bezeichnet. Beide Arten bilden (mit den zugehörigen Ganglienzellen) die Hauptmasse des sympathischen Nervensystems. Auch alle Nerven des Embryo sind zunächst marklos.

Bei den marklosen Nervenfasern mit Neurilemm liegt dieses dem Achsenzylinder unmittelbar auf. Die Kerne im Neurilemm sind hier in viel größerer Menge vorhanden als bei den markhaltigen Fasern. Im Querschnitt erscheinen die marklosen Nervenfasern mit Neurilemm als kleine Kreise, weil sich das Neurilemm stärker färbt als der Achsenzylinder.

Die **marklosen Nervenfasern ohne Neurilemm** sind vollständig hüllenlos und werden daher auch als *nackte Achsenzylinder* bezeichnet. Außer im Sympathicus kommen sie in der grauen Substanz des Zentralnervensystems vor, bilden die Fila olfactoria und die Sehnervenausbreitung im Innern des Auges (Nervenfaserschicht).

Während ihres Verlaufes kann eine Nervenfaser ihre Beschaffenheit in bezug auf die Hüllen ändern (Abb. 52). Jede Nervenfaser entspringt aus der Nervenzelle als hüllenloser Neurit, somit als marklose Nervenfaser ohne Neurilemm. Erst beim Austritt aus der grauen Substanz erhält sie ihre Markscheide, so daß sie während ihres Verlaufes in der weißen Substanz eine markhaltige Faser ohne Neurilemm ist. Beim Austritt aus dem Zentralnervensystem kommt noch das Neurilemm hinzu, so daß die Faser in ihrem peripheren Verlauf zur markhaltigen Faser mit Neurilemm wird. Kurz vor ihrer Endigung verliert sie zuerst die Markscheide (marklose Nervenfaser mit Neurilemm) und schließlich auch die SCHWANNsche Scheide. Als nackter Achsenzylinder, d. h. als marklose Faser ohne Neurilemm, löst sie sich in die Endverzweigung auf. Somit kann eine Faser in den verschiedenen Abschnitten ihres Verlaufes alle vier Arten von Nervenfasern repräsentieren.

Nach neueren Untersuchungen würden sich die Hüllen einer peripheren markhaltigen Nervenfaser aus folgenden Teilen zusammensetzen: Als äußere Begrenzung der Nervenfaser findet sich eine von argyrophilen Fasern durchsetzte Bindegewebsmembran, die genetisch dem Endoneurium zuzurechnen ist. An diese *„endoneurale Membran"* schließt sich nach innen das ektodermale *„markhaltige Neurilemm"* an, das aus SCHWANNschen Zellen besteht, deren Kerne der endoneuralen Membran anliegen und deren cytoplasmatische Ausbreitungen durch das von diesen Zellen erzeugte Myelin verdeckt werden. Die zentralen markhaltigen Nervenfasern würden sich nur dadurch unterscheiden, daß an Stelle der endoneuralen Membran ein Gliafasergeflecht tritt.

Die Nerven (Abb. 57—59).

Die Nervenfasern gruppieren sich zu kleineren oder größeren Bündeln. Jedes Bündel wird von einer Hülle aus deutlich lamellärem Bindegewebe, dem **Perineurium,** umgeben. Vom Perineurium treten zarte Bindegewebszüge, das **Endoneurium,** in das Innere des Bündels. Es trennt die einzelnen Fasern voneinander

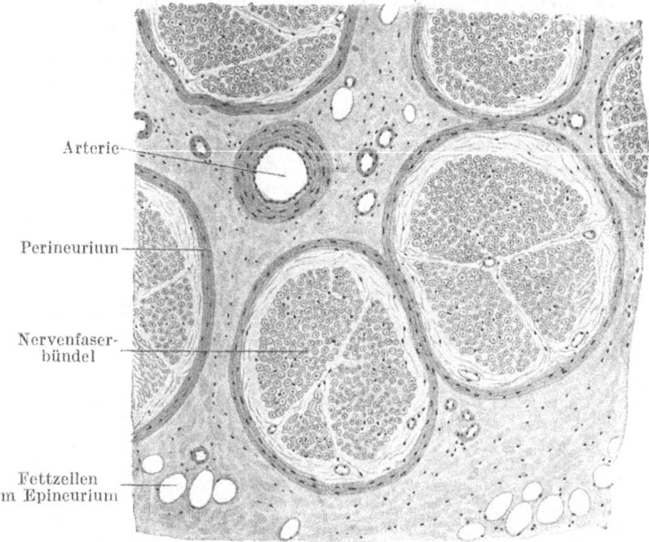

Abb. 57. Markhaltiger Nerv (N. digitalis). Querschnitt. 80×.

und bildet um diese zarte Scheiden, *Endoneuralscheiden.* Elastische Fasern und Fettgewebe enthaltendes lockeres Bindegewebe faßt als **Epineurium** mehrere Faserbündel zu einem Nerven zusammen. Im Epineurium verlaufen die größeren Blutgefäße des Nerven. In den Zerebrospinalnerven (Abb. 57, 58) fällt die sehr verschiedene Dicke der einzelnen Nervenfasern auf. Sie schwankt zwischen 2—20 μ.

Histologisch ergeben sich keine wesentlichen Unterschiede zwischen *motorischen* und *sensiblen Nerven.* Im allgemeinen enthalten die sensiblen Nerven zahlreichere feine, die motorischen zahlreichere grobe Fasern. In den *sympathischen Nerven*

(Abb. 59) sind die einzelnen (marklosen) Fasern ziemlich gleichmäßig dick. Die Abgrenzung der Faserbündel ist weniger deutlich als in den Zerebrospinalnerven.

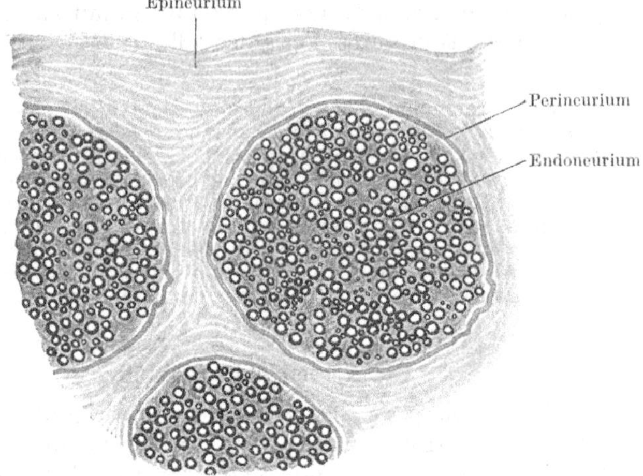

Abb. 58. Markhaltiger Nerv, osmiert. 80×. (Gez. KEILITZ.)

Jeder markhaltige Nerv enthält einzelne marklose (sympathische) Fasern und ebenso jeder marklose (sympathische) Nerv einzelne markhaltige Fasern. Es sind das die Fasern, die durch die Rami communicantes zugeleitet werden.

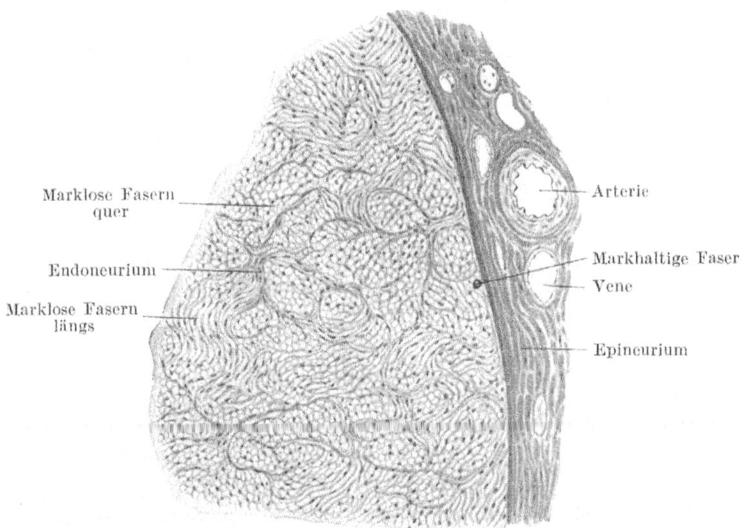

Abb. 59. Milznerv vom Rind. Querschnitt. Osmiumsäure. 100×. (Gez. KEILITZ.)

3. Die Nervenendigungen.

Bei den Nervenendigungen sind zunächst die motorischen von den sensiblen Endigungen zu unterscheiden.

a) Motorische Nervenendigungen (Abb. 52, 60).

Die in einen *Skeletmuskel* eintretenden Nervenäste bilden im Innern des Muskels ein Geflecht, den *intramuskulären Plexus*, in dem auch Teilungen einzelner Nervenfasern vorkommen. Von diesem Geflecht tritt zu jeder Muskelfaser eine zunächst noch markhaltige Nervenfaser, die, bevor sie die Muskelfaser erreicht, ihre Markscheide verliert. Dann verschmilzt das Neurilemm mit dem Sarkolemm und der nackte Achsenzylinder endigt hypolemmal in der sog. **motorischen Endplatte.** Diese besteht aus einer kernreichen Sarkoplasmaansammlung und der mit knopfförmigen Enden versehenen Verästelung (Endbäumchen) des Achsenzylinders.

Jede Skeletmuskelfaser soll außer durch eine zerebrospinale noch durch eine sympathische Nervenfaser motorisch innerviert werden, die nicht in einer Endplatte endigt und dem Muskeltonus dienen soll.

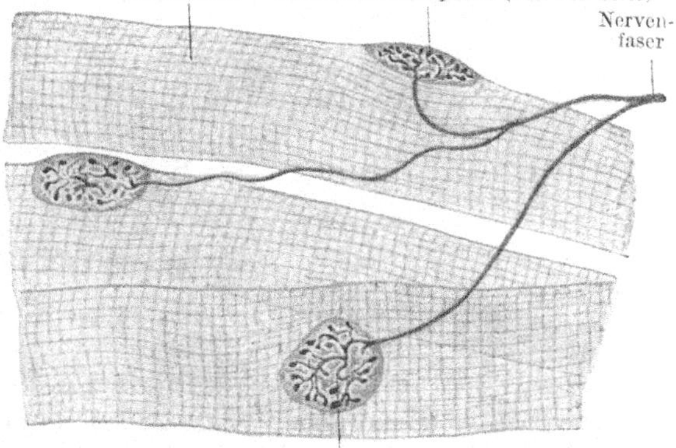

Muskelfaser Motorische Endplatte (von der Seite) Nervenfaser

Motorische Endplatte (von der Fläche)

Abb. 60. Motorische Nervenendigungen in Skeletmuskelfasern. 300 ×.

Die in die *glatte Muskulatur* eintretenden sympathischen Nerven bilden Geflechte, von denen einzelne Nervenfasern abgehen und sich an glatte Muskelfasern anlegen und zum Teil auch in diese eindringen, ohne daß es zur Bildung eines Endapparates kommt. Zum Unterschiede von der Skeletmuskulatur werden nicht alle glatten Muskelfasern innerviert. Die Innervation der *Herzmuskulatur* verhält sich ähnlich wie die der glatten Muskulatur.

b) Sensible Nervenendigungen.

Die in sehr wechselnder Art erfolgenden Endigungen der sensiblen Nerven lassen sich in drei Hauptgruppen einteilen: freie Nervenendigungen, Endigungen an Tastzellen, Endigungen in Lamellenkörperchen (Endkolben).

α) Freie Nervenendigungen (Abb. 61).

Es ist die häufigste Art der sensiblen Endigung. Sie findet sich im geschichteten Pflasterepithel, besonders in der Epidermis, im Bindegewebe und in den Muskeln. Vor der eigentlichen Endverzweigung wird die Nervenfaser marklos, verliert etwas später auch das Neurilemm und löst sich dann unter wiederholter Teilung in ein *Endbäumchen* oder ein *Netzwerk* auf. Die letzten Enden dieser Aufzweigungen sind häufig knopfförmig verdickt. In diesen Verdickungen lassen sich schlingenförmige Umbiegungen der Neurofibrillen nachweisen. Im einzelnen sind die Endverzweigungen je nach der Örtlichkeit sehr verschieden.

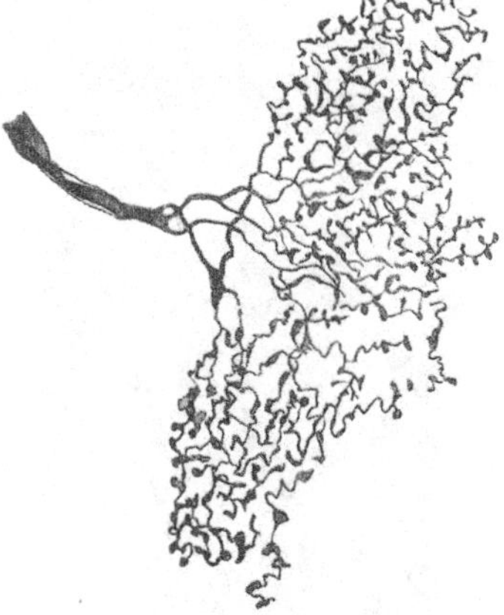

Abb. 61. Freie (sensible) Nervenendigung aus dem Endokard vom Hund. (Nach SMIRNOW.)

Im geschichteten Pflasterepithel verzweigen sich die hüllenlos gewordenen Nervenfasern zwischen den Zellen, zum Teil dringen die Enden aber auch in die Epithelzellen ein.

Hierher gehören auch die **Sehnen- und Muskelspindeln** (Abb. 62). Die ersteren finden sich am Übergang von Muskeln in die Sehnen. Sie bestehen aus spindelförmigen Auftreibungen eines durch Perimysium abgegrenzten Muskelfaserbündels und des zugehörigen Sehnenbündels, die durch besonderen Kernreichtum auffallen. An diese Auftreibungen treten mehrere Nervenfasern heran, umspinnen häufig zunächst die Spindel an der Oberfläche und treten, nachdem sie hüllenlos geworden sind, in das Innere der Spindel ein, wo sie sich in reich verzweigte Endbäumchen mit verdickten Enden auflösen. Die Muskelspindeln sind ähnlich gebaute Endapparate, die mehr in der Mitte der Muskeln gelegen sind.

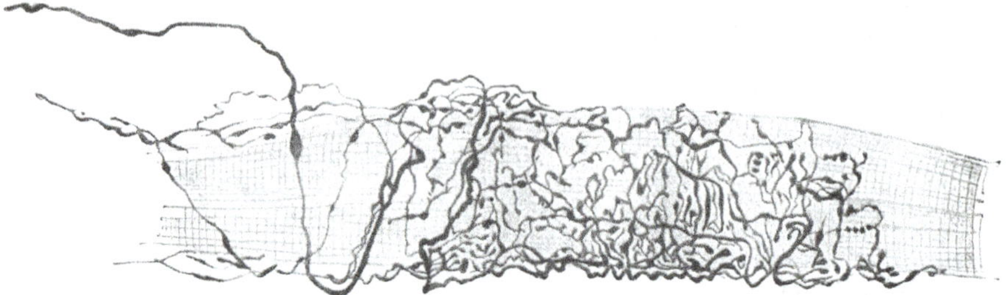

Abb. 62. Muskelspindel aus einem Augenmuskel des Pferdes. (Nach DOGIEL.)

β) Endigungen an Tastzellen.

Die **Tastzellen** sind abgeplattete Zellen, an deren basaler Fläche eine hüllenlos gewordene Nervenfaser mit einer schalenförmigen Verbreiterung, dem **Tastmeniskus,** endigt. Im Meniskus löst sich der Achsenzylinder in ein Fibrillennetz auf.

Einfache Tastzellen finden sich an manchen Stellen in den tieferen Schichten der Epidermis und in der äußeren Wurzelscheide der Haare. Tastzellen kommen aber auch zu Gruppen übereinandergelagert, als sog. *Tastkörperchen,* vor. Hierher gehören die in Lederhautpapillen (besonders der Vola manus und Planta pedis) gelegenen **MEISSNERschen Tast-**

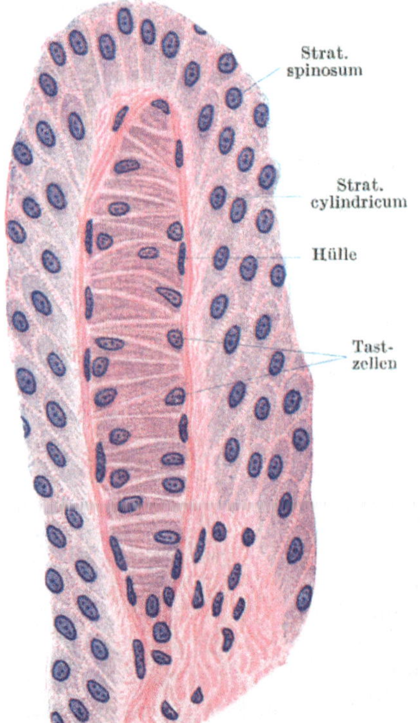

Abb. 63. MEISSNERsches Tastkörperchen in einer Lederhautpapille. 500×.

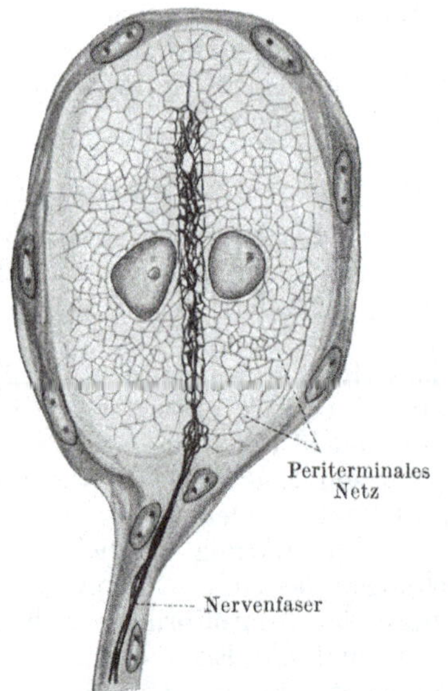

Abb. 64. Zweizelliges GRANDRYsches Körperchen. Ente. 200×. (Nach BOEKE.)

körperchen (Abb. 63). Es sind ovoide, von einer bindegewebigen Hülle umgebene Gebilde, die die Papille nahezu ganz erfüllen. Sie bestehen aus zahlreichen übereinandergeschichteten, abgeplatteten Zellen, zwischen denen sich die Tastmenisken befinden. An jedes Tastkörperchen treten mehrere Nervenfasern heran, umziehen, sich verzweigend, zunächst dessen Oberfläche, treten dann hüllenlos geworden in das Körperchen ein und enden in den Tastmenisken.

Im Schnabel der Vögel (besonders der Wasservögel) finden sich ganz ähnlich gebaute Tastkörperchen, die GRANDRYschen Körperchen (Abb. 64), die aber nur aus zwei bis vier übereinanderliegenden Tastzellen bestehen.

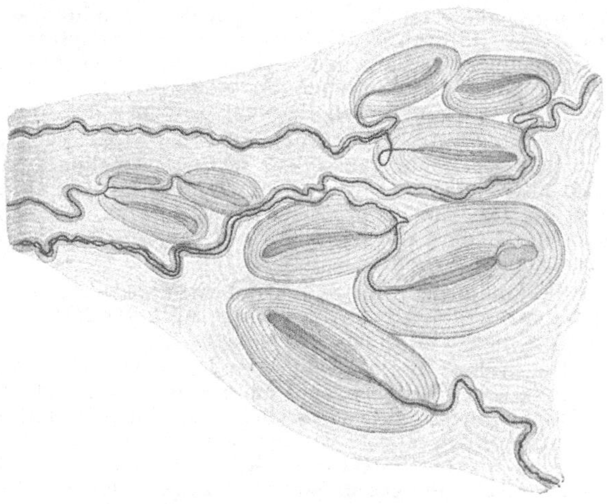

Abb. 65. VATER-PACINIsche Körperchen aus dem Mesenterium der Katze. 25×. (Nach STÖHR.)

γ) Endigungen in Lamellenkörperchen (Abb. 65, 66).

Die **Lamellenkörperchen** sind im allgemeinen ovoide Gebilde, in deren axial gelegenen *„Innenkolben“* eine marklos gewordene Nervenfaser unter Bildung eines Fibrillennetzes endigt. Der Innenkolben wird von einer verschieden großen

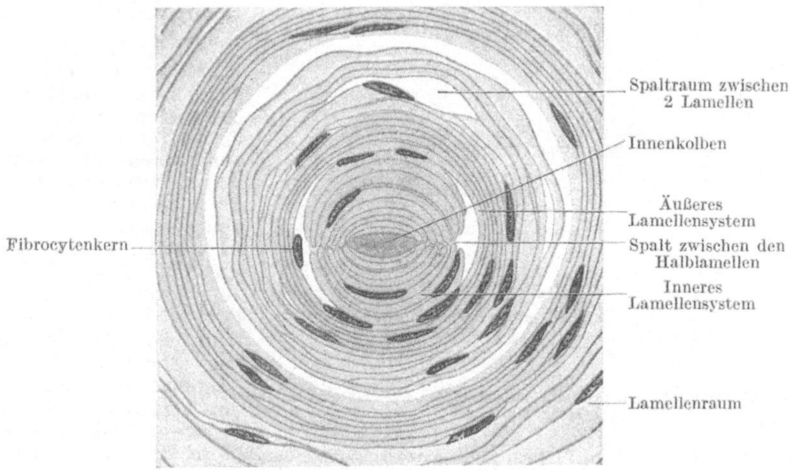

Abb. 66. Zentraler Teil eines VATER-PACINIschen Körperchens im Querschnitt. Mesenterium der Katze. 680×.

Zahl von konzentrischen Bindegewebslamellen umgeben. Dadurch können die Körperchen eine beträchtliche Größe erreichen, so daß die größten von ihnen, die **VATER-PACINIschen Körperchen,** schon makroskopisch sichtbar sind.

Die VATER-PACINIschen Körperchen sind durch eine große Zahl von Lamellen ausgezeichnet. Jede Lamelle besteht aus einer äußeren und inneren verdichteten

Wandschicht, die einen mit Flüssigkeit gefüllten Raum, den *Lamellenraum*, umschließen. An der Oberfläche der Lamellen liegen platte Fibrocyten. Das den *Innenkolben* umgebende innere Lamellensystem besteht aus Lamellen, die, zum Unterschiede von den nach außen von ihm gelegenen Lamellen (äußeres Lamellensystem), keine geschlossenen doppelwandigen Röhren bilden, sondern nur in Form von doppelwandigen Halbröhren (Rinnen) den Achsenzylinder umschließen (Abb. 66). Die oberflächlichsten Lamellen enthalten in der Wandschicht ein elastisches Fasernetz. In der Nähe der Nerveneintrittsstelle dringen Blutgefäße in das Körperchen ein und lösen sich in dessen basalem Teil in ein Kapillarnetz auf.

Bei steigendem Blutdruck oder bei stärkerer Durchfeuchtung der Umgebung sammelt sich mehr Flüssigkeit in den Lamellenräumen an, das ganze Körperchen wird aufgebläht und es wird ein Druck auf den Innenkolben ausgeübt. Lage und Bau der Lamellenkörperchen sprechen dafür, daß es sich nicht um Tastkörperchen handelt, sondern um Organe, die etwas mit der *Blutdruck-* bzw. *Feuchtigkeitsregulierung* zu tun haben.

Sie kommen in der Subcutis besonders der Finger und Zehen, im Mesenterium, Pankreas, in der Adventitia der Aorta, in der Nähe von arteriovenösen Anastomosen und an manchen anderen Orten vor.

Die in der Conjunctiva und anderen Schleimhäuten gelegentlich vorkommenden KRAUSE*schen Endkolben* sind mehr zylindrisch und besitzen nur spärliche Lamellen. Die *Genitalnervenkörperchen* sind mehr kugelig, mit etwas zahlreicheren Lamellen. Die nur bei den Vögeln vorkommenden HERBST*schen Körperchen* unterscheiden sich von den VATER-PACINIschen Körperchen hauptsächlich dadurch, daß der Innenkolben von einer geschlossenen Zellage umgeben erscheint.

4. Das Gliagewebe (Abb. 67).

Es bildet als rein zelliges Gewebe das Stützgerüst sowohl der grauen wie auch der weißen Substanz des Zentralnervensystems *(zentrale Glia)*. Im allgemeinen handelt es sich um Zellen mit kleinem Zelleib und sich vielfach verzweigenden Ausläufern. Letztere bilden ein dichtes Fasergewirr, in das die Neuronen eingelagert sind.

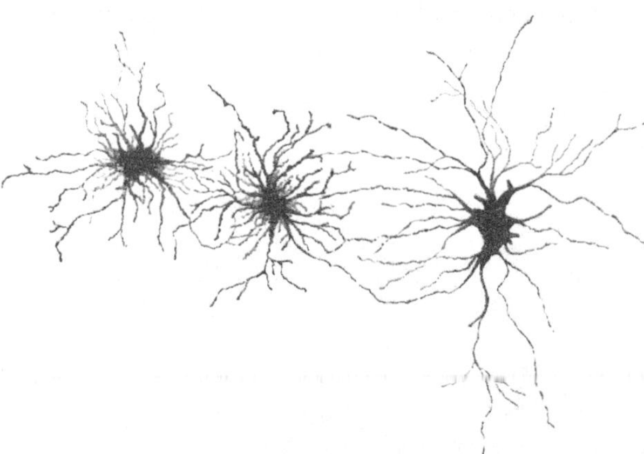

Abb. 67. Gliazellen (2 Kurz- und 1 Langstrahler) aus der Medulla oblongata. 300×.

Man unterscheidet drei Arten von Gliazellen. Die **Astrocyten** (gr. *Aster* Stern). Sie sind ausgezeichnet durch außerordentlich zahlreiche, sich verzweigende Fortsätze. Sind letztere relativ kurz und alle ziemlich gleich lang, so spricht man von *Kurzstrahlern*. Besitzen sie neben den kurzen auch längere Fortsätze, so bezeichnet man sie als *Langstrahler*. Die ersteren finden sich hauptsächlich in der grauen, die letzteren in der weißen Substanz. Die **Oligodendrogliazellen** mit einer nur geringen Anzahl von Ausläufern. Die **HORTEGA-Zellen** *(Mikroglia)*, Zellen mit sehr kleinem Zelleib und stark verzweigten, nicht sehr zahlreichen Ausläufern und ausgesprochenem Speicherungsvermögen.

Da die Zellen, aus deren Verschmelzung das Neurilemm gebildet wird, wahrscheinlich auch aus der Anlage des Zentralnervensystems hervorgehen und mit den aus den Neuroblasten auswachsenden Neuriten aus dem Neuralrohr auswandern, hat man die SCHWANNschen Scheiden als *periphere Glia* bezeichnet. Auch die in den Ganglien vorkommenden *Mantel-* oder *Hüllzellen* wären hierher zu rechnen.

V. Die körperlichen Elemente des Blutes und der Lymphe.

Das Blut besteht aus einer farblosen Flüssigkeit, dem Blutplasma, und körperlichen Elementen. Das **Blutplasma** setzt sich zusammen aus einem Globulinkörper, dem **Fibrinogen** und dem **Blutserum.** Außerhalb der Gefäßbahn gerinnt das Blut, wobei das Fibrinogen zu Fibrin wird, das sich in Form von Fäden ausscheidet.

Die körperlichen Elemente des Blutes sind: Die roten Blutkörperchen, die weißen Blutkörperchen, die Blutplättchen, die Blutstäubchen. Die Lymphe enthält nur weiße Blutkörperchen und, namentlich als Chylus, in großer Menge feinste Fetttröpfchen.

1. Die roten Blutkörperchen (Abb. 68, 69).

Die **roten Blutkörperchen** oder **Erythrocyten** (gr. *erythros* rot) sind, abgesehen von den Blutstäubchen, die in größter Zahl vorhandenen körperlichen Elemente

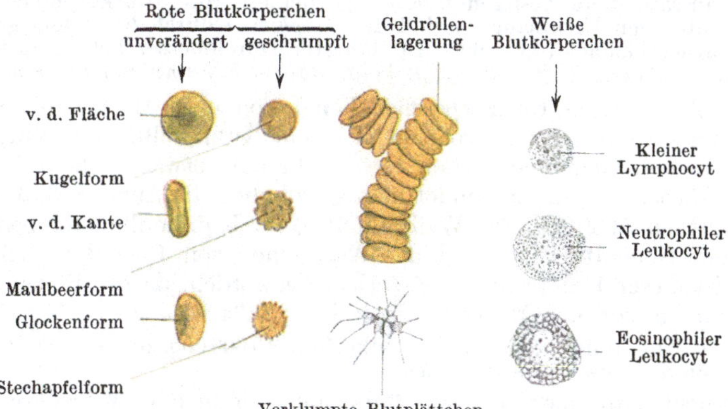

Abb. 68. Elemente des frischen menschlichen Blutes. 1000×.

des Blutes. Sie erscheinen homogen, sind weich, biegsam, elastisch und besitzen eine glatte Oberfläche. Bei den Säugetieren sind es ausnahmslos kernlose und in der Regel kreisrunde, bikonkave Scheiben. Neben den bikonkaven kommen aber auch konvex-konkave Erythrocyten, sog. *Glocken-* oder *Napfformen*, vor. Alle übrigen Wirbeltiere besitzen ausnahmslos kernhaltige, bikonvexe, in der Regel ovale rote Blutkörperchen (Abb. 69).

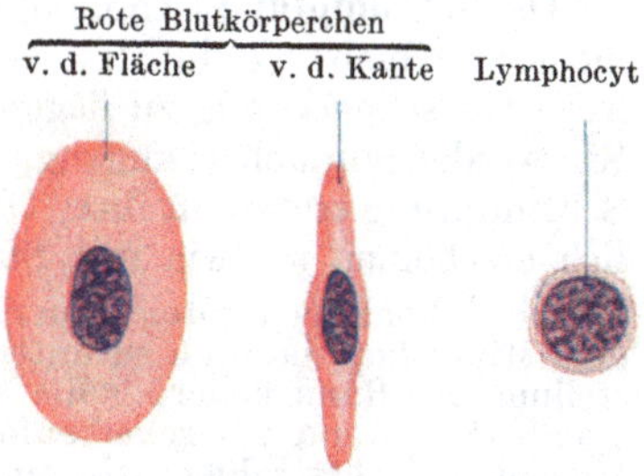

Unter den Säugetieren nehmen die *Tylopoden* (*Kamel*, *Lama* usw.) insofern eine Sonderstellung ein, als sie ovale, aber wie alle Säugetiere kernlose, bikonkave rote Blutkörperchen besitzen. Unter den Nichtsäugern machen nur die zu den Fischen gehörigen *Rundmäuler* eine Ausnahme durch ihre kugelrunden kernhaltigen roten Blutkörperchen.

Abb. 69. Blutkörperchen vom Frosch. 1000×.

Die roten Blutkörperchen erscheinen einzeln betrachtet nicht rot, wie man nach ihrem Namen erwarten sollte, sondern grünlichgelb, erst bei dichter Übereinanderlagerung rot. Ihre Färbung verdanken sie dem Blutfarbstoff, **Hämoglobin,** der in das Cytoplasma oder **Stroma** eingelagert ist und dieses vollkommen verdeckt. Das Stroma wird erst sichtbar, wenn man das Hämoglobin (z. B. durch Wasserzusatz) löst. Es bleibt dann das Stroma als ein farbloses, sehr zartes, durchsichtiges Gerüst als sog. *Blutschatten* übrig. An der Oberfläche zeigt das Stroma eine verdichtete Exoplasmaschicht.

Das Hämoglobin hat die Eigenschaft, mit Sauerstoff und Kohlensäure sich leicht wieder lösende (dissoziable) Verbindungen einzugehen. Die roten Blutkörperchen sind vermöge ihres Hämoglobingehaltes die Hauptüberträger des Sauerstoffes aus der Lungenluft zu den Organen, die eigentlichen Elemente der Atmung.

Die **Größe** der roten Blutkörperchen ist bei den verschiedenen Tierarten sehr verschieden, aber bei einer Art ziemlich konstant. Die Säugetiere haben durchwegs kleinere rote Blutkörperchen als die Nichtsäuger. Der Durchmesser der Kreisscheibe der menschlichen roten Blutkörperchen beträgt durchschnittlich 7,5 μ, die Dicke am Rande 1,9 μ, in der Mitte der Scheibe 1 μ.

Die roten Blutkörperchen des Menschen von der angegebenen Größe werden als **Normocyten** bezeichnet. Daneben kommen in geringerer Zahl kleinere Erythrocyten, **Mikrocyten,** mit einem Durchmesser von 6 μ, und größere, **Megalocyten,** mit einem Durchmesser bis zu 8,8 μ vor (Abb. 71). Die Größe der roten Blutkörperchen hängt nicht von der Körpergröße der betreffenden Tierart ab, wenngleich der *Elefant* die größten (9,4μ) unter den Säugetieren besitzt. Die kleinsten roten Blutkörperchen (2,5 μ) hat das *Moschustier.* Relativ klein sind auch die der *Ziege* (4,2 μ). Auch die übrigen Haussäugetiere besitzen durchwegs kleinere rote Blutkörperchen als der Mensch. Unter den Nichtsäugern sind die *Amphibien* durch besonders große Erythrocyten ausgezeichnet (Abb. 69). Ihr längster Durchmesser beträgt beim *Frosch* 22 μ, beim *Grottenolm (Proteus)* 58 μ, beim *Aalmolch (Amphiuma)* 78 μ.

Die **Zahl** der roten Blutkörperchen hängt von ihrer Größe ab. Je größer sie sind, um so geringer ist ihre Zahl in einem Kubikmillimeter Blut. Im allgemeinen kommt dem männlichen Geschlecht eine etwas größere Menge von roten Blutkörperchen zu. So findet man gewöhnlich die Angabe, daß der Mann durchschnittlich 5000000, das Weib 4500000 im Kubikmillimeter besitzt. Bei der heutigen Generation, wo auch das Weib schon von Jugend an Körpersport betreibt, ist dieser Unterschied viel geringer geworden, da die Blutkörperchenzahl wesentlich von der Muskeltätigkeit beeinflußt wird.

In einem Kubikmillimeter Blut hat die *Ziege* 19000000, der *Frosch* 400000, der *Grottenolm* 36000 rote Blutkörperchen.

Untersucht man einen frischen Blutstropfen unter dem Mikroskop, so sieht man, wie sich die roten Blutkörperchen sehr bald infolge von „*Flächenattraktion*" mit ihren Breitseiten aneinanderlagern und *geldrollenartige Reihen* (Abb. 68) bilden. Später fallen die Reihen auseinander und die roten Blutkörperchen beginnen zu schrumpfen. Das Leichenblut enthält (längere Zeit nach dem Tode) ausschließlich geschrumpfte rote Blutkörperchen.

Die **Schrumpfung** (Abb. 68) kommt dadurch zustande, daß die Blutflüssigkeit mehr und mehr verdunstet, so daß dadurch die roten Blutkörperchen in eine hypertonische Lösung zu liegen kommen, wodurch ihnen Wasser entzogen wird. Sie werden zunächst kugelig, wobei ihr Durchmesser abnimmt. Bei weiterer Schrumpfung treten an ihrer Oberfläche Höcker auf, **Maulbeerform,** und schließlich erscheinen sie wie mit Stacheln besetzt, **Stechapfelform.**

Die bikonkaven roten Blutkörperchen sind von den kugelig gewordenen unter dem Mikroskop dadurch zu unterscheiden (Abb. 70), daß bei ersteren bei hoher Einstellung der Rand heller als die Mitte, bei letzteren die Mitte heller erscheint als der Rand. Der Rand der scheibenförmigen roten Blutkörperchen wirkt auf die durchtretenden Lichtstrahlen wie eine Bikonvexlinse, sie werden konvergent gemacht und treffen sich in einem höher gelegenen Punkte. Die Mitte wirkt als Konkavlinse; die Strahlen werden divergent und treffen sich scheinbar in einem tiefer gelegenen Punkte. Das kugelige Blutkörperchen wirkt wie eine Bikonvexlinse, die Strahlen treffen sich in einem höher gelegenen Punkte in der Mitte über dem Blutkörperchen.

Eine Schrumpfung der roten Blutkörperchen kann auch durch Zusatz einer hypertonischen Salzlösung erreicht werden. Setzt man dem Blute eine hypotonische Lösung zu, so verquellen die Erythrocyten durch Wasseraufnahme. Auch dabei werden sie kugelig, ihr Durchmesser wird aber nicht verkleinert.

Die Vorstufen der roten Blutkörperchen, die **Erythroblasten,** sind kernhaltige, hämoglobinhaltige, kugelige Zellen (Abb. 87). Beim Embryo entwickeln sich die ersten Erythroblasten in den Gefäßanlagen, später in der Leber, in der Milz und im roten Knochenmark, welches beim Erwachsenen die ausschließliche Bildungsstätte der roten Blutkörperchen bleibt.

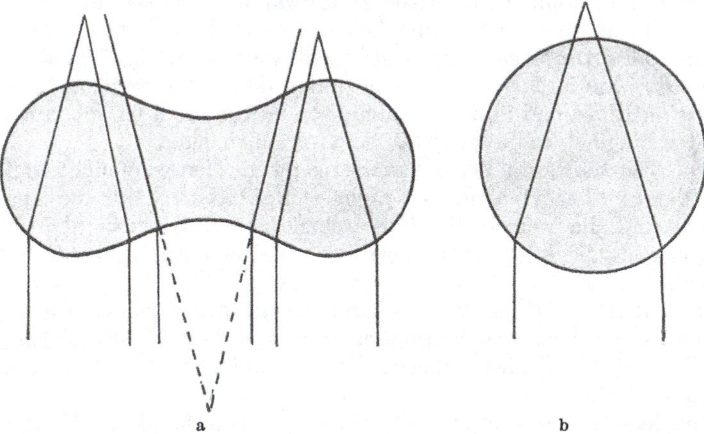

Abb. 70. Strahlengang a durch ein bikonkaves, b durch ein kugelig gewordenes rotes Blutkörperchen.

Die Erythroblasten gelangen bei den Säugetieren erst nach ihrer *Entkernung* als Erythrocyten in die Blutbahn. Die Entkernung dürfte auf zweierlei Art vor sich gehen. Entweder wird der chromatinreiche Kern ausgestoßen oder er geht innerhalb der Zelle durch Pyknose und nachfolgende Chromatolyse zugrunde. Bei den Nichtsäugern bleibt die Entkernung der Erythroblasten bei der Umwandlung in Erythrocyten aus. Letztere sind daher als vollwertige Zellen anzusehen, während die Säugererythrocyten eigentlich nicht mehr als Zellen bezeichnet werden dürfen, da ihnen der Kern als wesentlicher Zellbestandteil fehlt.

2. Die weißen Blutkörperchen (Abb. 68, 71).

Die weißen Blutkörperchen oder **Leukocyten** (gr. *leukos* weiß) im weiteren Sinne sind stets kernhaltige, farblose, membranlose Zellen mit klebrigem, körnigem Cytoplasma (Abb. 68, 71). Zum Unterschiede von den roten Blutkörperchen

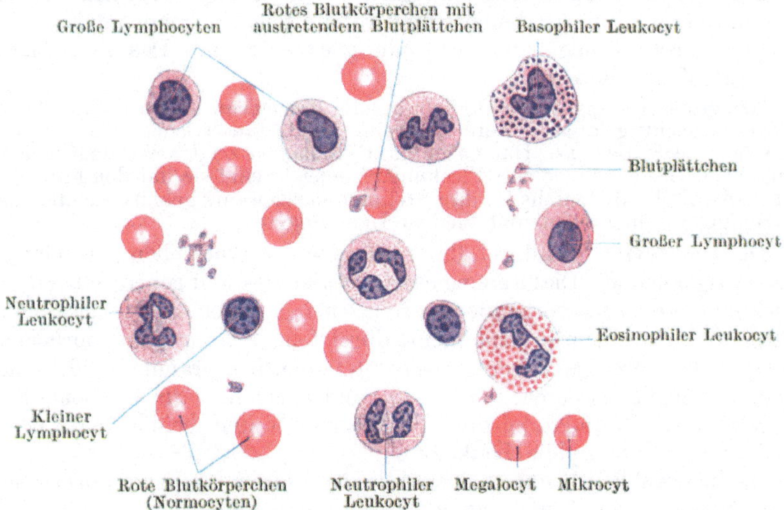

Abb. 71. Körperliche Elemente des Blutes. 1000×.

handelt es sich demnach auch bei den Säugetieren um vollwertige Zellen, so daß die Bezeichnung „*farblose Blutzellen*“ zutreffender wäre. Alle weißen Blutkörperchen sind amöboid bewegungsfähig und infolgedessen *Wanderzellen* und *Phagocyten*. Sie können durch die Gefäßwände durchwandern und somit aus der Blutbahn austreten oder umgekehrt aus der Umgebung in die Gefäße einwandern. Diese Durchwanderung der Gefäßwand bezeichnet man als *Diapedese* (gr. *diapedao* hindurchtreten). Man findet daher die weißen Blutkörperchen nicht nur im Blute und in der Lymphe, sondern in allen Geweben und Organen, in denen genügend weite Spalträume vorhanden sind.

Ihre **Größe** schwankt bei den verschiedenen Tierarten nicht so beträchtlich wie die der Erythrocyten und ist nicht charakteristisch für die Tierart. Beim Menschen sind die weißen Blutkörperchen zum Teil etwas kleiner, zum Teil auch größer als die roten Blutkörperchen. Bei den Amphibien z. B. bedeutend kleiner als letztere.

Ihre **Zahl** ist im Blute viel geringer als die der roten Blutkörperchen und auch unter physiologischen Bedingungen außerordentlich schwankend, was sich zum Teil aus der Diapedese erklärt. Durchschnittlich kommt etwa auf 500 rote ein weißes Blutkörperchen.

Morphologisch kann man zwei Hauptgruppen farbloser Blutzellen unterscheiden: die Lymphocyten und die Leukocyten (im engeren Sinne oder polymorphkernige Leukocyten).

Das Kennzeichen der **Lymphocyten** (Abb. 71) ist der kugelige Kern. Sie sind im Blute weniger zahlreich als die Leukocyten (etwa 25% aller weißen Blutkörperchen). Nach der Größe unterscheidet man kleine, mittelgroße und große Lymphocyten.

Die **kleinen Lymphocyten** sind etwas kleiner oder gleich groß wie die Erythrocyten. Ihr chromatinreicher Kern ist relativ sehr groß, so daß nahezu die ganze Zelle von diesem eingenommen wird und das Cytoplasma nur als ganz schmaler, oft nur einseitiger Saum um den Kern erscheint. Bei schwacher Vergrößerung erscheinen daher die kleinen Lymphocyten wie freie Zellkerne. Das Cytoplasma ist basophil und undeutlich körnig. Im Blute sind sie bedeutend häufiger als die großen Lymphocyten. Außer im Blute finden sie sich vor allem in großer Menge in den lymphatischen Organen.

Die **großen Lymphocyten** sind größer als die Erythrocyten. Ihr Kern ist chromatinärmer, nicht immer kugelrund, sondern manchmal etwas eingebuchtet, nierenförmig, und liegt häufig exzentrisch. Das Cytoplasma ist in größerer Menge vorhanden.

Den großen Lymphocyten ähnlich sind die *Monocyten*. Ihr unregelmäßig geformter, mitunter leicht gelappter Kern erscheint in Blutausstrichen wie verquollen und ist nur schlecht färbbar. Das basophile Cytoplasma zeigt keine deutliche Granulierung, sondern nur eine leichte Fleckung. Vielleicht sind sie mit den großen Lymphocyten identisch. Jedenfalls ist ihre Stellung ebensowenig geklärt wie die genetischen Beziehungen von großen und kleinen Lymphocyten.

Die **Leukocyten** sind durch ihren gelappten, polymorphen und relativ kleinen Kern ausgezeichnet. Die Lappung des Kernes kann soweit gehen, daß auf den ersten Blick mehrere Kerne vorhanden zu sein scheinen. Doch findet man bei näherem Zusehen die einzelnen Kernfragmente durch feinste Kernsubstanzbrücken miteinander verbunden. Ihr Cytoplasma ist stets deutlich granuliert. Sie sind größer als die roten Blutkörperchen (10—14 μ) und zeigen lebhafte amöboide Bewegung.

Nach der Granulation des Cytoplasmas unterscheidet man neutrophile, azidophile und basophile Leukocyten.

Die **neutrophilen Leukocyten** sind die bei weitem häufigste Form aller weißen Blutkörperchen des Blutes (etwa 70%). Die Granulation ist sehr fein, so daß die mit neutralen Farbstoffen färbbaren Körnchen nur bei stärkster Vergrößerung sichtbar werden. Die **azidophilen Leukocyten** sind durch auffallend grobe Körner ausgezeichnet, die sich mit sauren Farbstoffen, z. B. Eosin, intensiv färben. Sie werden daher auch als *eosinophile Leukocyten* bezeichnet. Sie sind viel spärlicher im Blute vorhanden als die Neutrophilen (etwa nur 3%). Die **basophilen Leukocyten** kommen nur ganz vereinzelt im Blute vor. Auch sie sind durch eine grobe Granulation ausgezeichnet, unterscheiden sich aber von den Eosinophilen dadurch, daß die Körner sich mit basischen Farbstoffen (z. B. Hämatoxylin) färben.

Polynukleäre Leukocyten, d. h. Leukocyten, bei denen der Kern in mehrere nicht mehr zusammenhängende Fragmente zerfallen ist, sind als Degenerationsformen aufzufassen. Man findet sie z. B. im Eiter. Die körperlichen Elemente des Eiters, die *Eiterkörperchen*, sind zum Orte eines Reizes gewanderte teils polymorphkernige, teils polynukleäre Leukocyten.

Die Leukocyten sind *Phagocyten* und dadurch befähigt, z. B. Bakterien und verschiedene Zerfallsprodukte aufzunehmen. Daher kann man unter pathologischen Umständen in ihrem Zelleib verschiedene, zum großen Teil körnige Einschlüsse nachweisen, die nichts mit der ursprünglichen Granulation zu tun haben, aber für die Diagnose gewisser Krankheiten wichtig sind.

Die ersten Blutzellen werden in den Gefäßanlagen gebildet. Die hier entstehenden Ur-Blutzellen oder **Hämatogonien** sind farblos. Die einen von ihnen werden hämoglobinhaltig und dadurch zu *Erythroblasten*, die anderen bleiben farblos und bilden als *Leukoblasten* die Mutterzellen der weißen Blutkörperchen. Auch das embryonale Bindegewebe ist befähigt, Hämatogonien zu bilden. Später sind die lymphatischen Organe die Hauptbildungsstätten der farblosen Blutzellen. Die Leukocyten entwickeln sich so wie die Erythrocyten (hauptsächlich) im roten Knochenmark *(myeloische Reihe)*, die Lymphocyten (hauptsächlich) in den übrigen lymphatischen Organen *(lymphatische Reihe)*. Die Frage, ob Lymphocyten sich in Leukocyten umwandeln können, oder ob es sich um zwei vollständig getrennte Zellformen handelt, steht offen.

3. Die Blutplättchen.

Es sind kleine, etwa 2—3 μ große, farblose Körperchen von verschiedener Gestalt (Abb. 71). Bald erscheinen sie mehr rundlich und etwas abgeplattet, bald mehr sternförmig. Es sind außerordentlich vergängliche Gebilde, so daß sie nur im ganz frisch entnommenen Blutstropfen isoliert zu sehen sind, sich dann rasch zu Gruppen verklumpen (Abb. 68) und weiterhin zerfallen. Ihre Zahl ist bedeutend größer als die der weißen und kleiner als die der roten Blutkörperchen, aber wegen ihrer Vergänglichkeit schwer genau festzustellen. Im Innern der Blutplättchen läßt sich eine mit Kernfarbstoffen stärker färbbare Masse, das *Chromomer*, nachweisen. Der oberflächliche, nur schwach färbbare Anteil wird als *Hyalomer* bezeichnet.

Die Blutplättchen sind nicht als Zellen aufzufassen. Wahrscheinlich handelt es sich (wenigstens bei einem Teil) um ausgestoßene Kernreste von roten Blutkörperchen (Abb. 71). Es scheint ihnen eine Bedeutung für die *Blutgerinnung* zuzukommen. Bei beginnender Gerinnung sieht man die ersten Fibrinfäden von Blutplättchenklumpen (Abb. 68) ausschießen. Im Blut von Tieren mit kernhaltigen Erythrocyten fehlen die Blutplättchen. Dafür enthält das Blut kleine mehr oder weniger spindelförmige Zellen, *Thrombocyten* (gr. *Thrombos* Blutklumpen), die funktionell als gleichwertig mit den Blutplättchen des Säugerblutes gehalten werden.

4. Die Blutstäubchen.

Die Blutstäubchen oder *Hämokonien* sind kleinste, hauptsächlich nur noch bei Dunkelfeldbeleuchtung oder unter dem Ultramikroskop wahrnehmbare Körperchen teils eiweißartiger, teils fettiger Natur.

Spezieller Teil.

Die Lehre von den Organen.

I. Die Kreislauforgane.

Die Organe des Kreislaufs umfassen das Blut- und Lymphgefäßsystem und sind mesodermalen Ursprungs.

1. Das Blutgefäßsystem.

a) Das Herz.

Das Herz ist ein aus Herzmuskelgewebe, dem **Myokard,** bestehendes Organ, das innen und außen von einer im wesentlichen bindegewebigen Membran, dem **Endokard** und **Epikard,** bekleidet wird. Das Endokard enthält elastische Fasernetze und ganz vereinzelte glatte Muskelfasern und wird an seiner Innenfläche von dem dem ganzen Gefäßsystem zukommenden **Endothel** ausgekleidet. Das Epikard enthält, namentlich in der Umgebung der Gefäße, Fettgewebe und wird oberflächlich von einem einfachen platten (bis kubischen) Epithel überzogen.

b) Die Blutgefäße.

Man unterscheidet drei Arten von Blutgefäßen: α) die Kapillaren, β) die Arterien und γ) die Venen. Als **Arterien** werden alle zentrifugal, d. h. vom Herzen zu den Organen, als **Venen** alle zentripetal, d. h. von den Organen zum Herzen leitenden Blutgefäße bezeichnet, und zwar ohne Rücksicht auf ihren Inhalt. Zwischen die Arterien und Venen schieben sich die **Kapillaren** ein.

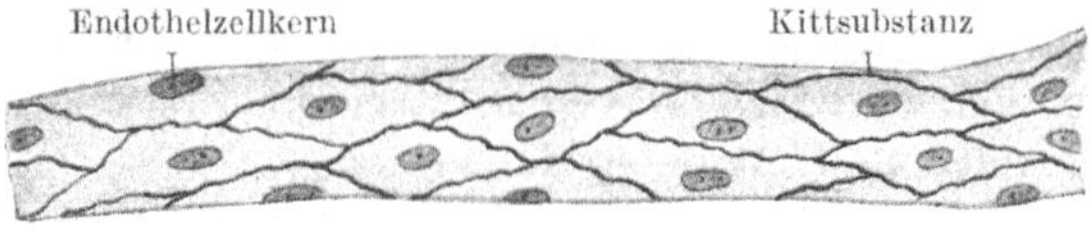

Endothelzellkern
Kittsubstanz

Abb. 72. Blutkapillare. Die Kittsubstanz zwischen den Endothelzellen durch Silbernitrat geschwärzt. Peritoneum vom Salamander. 120×.

Im großen Kreislauf (Körperkreislauf) enthalten alle Arterien arterielles (sauerstoffreiches) und alle Venen venöses (kohlensäurereiches) Blut. Im kleinen Kreislauf (Lungenkreislauf) hingegen enthalten alle Arterien venöses und alle Venen arterielles Blut. Dasselbe gilt auch für den Plazentarkreislauf. Die Nabelarterien führen (hauptsächlich) venöses, die Nabelvene arterielles Blut.

α) Die Kapillaren.

Als **Kapillaren** oder *Haargefäße* (Abb. 72, 73) werden die engsten Blutgefäße bezeichnet, die im wesentlichen nur aus einem **Endothelrohr** gebildet werden. Die länglichen, mit leicht gebuchteten Rändern und vorspringenden Kernen versehenen Endothelzellen sind wie in allen Blutgefäßen mit ihrer Längsachse in die Richtung des Gefäßes eingestellt. Die Lichtung der Kapillaren ist so eng, daß nur ein, höchstens zwei Blutkörperchen gleichzeitig durchgetrieben werden können. Indem sich die Kapillaren reichlich verzweigen und miteinander verbinden, bilden sie in den Organen *Netze* von verschiedener Anordnung und Maschenweite.

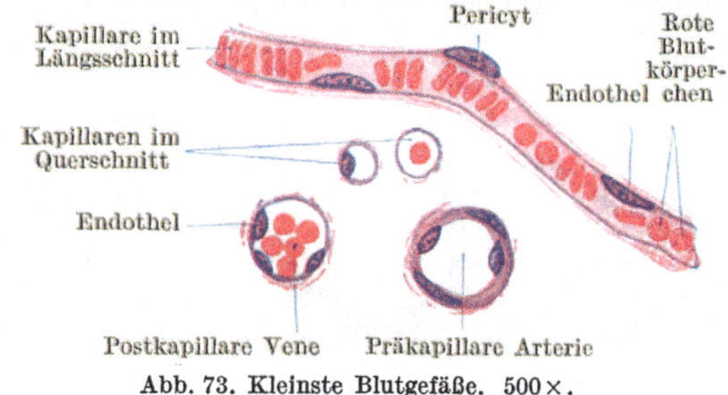

Abb. 73. Kleinste Blutgefäße. 500×.

Stellenweise sind der Endothelwand der Kapillaren verzweigte Zellen (Abb. 73), **Pericyten** (ROUGETsche Zellen), außen aufgelagert, die mit ihren Ausläufern das Endothelrohr umgreifen. Vielleicht handelt es sich um kontraktile Zellen, bei deren Kontraktion die Kapillaren verengert, ja nahezu verschlossen werden können. Die Kapillarwand scheint aber auch an Stellen, wo keine Pericyten vorhanden sind, kontraktil zu sein. An manchen Kapillaren (namentlich gegen die Arterien hin) ist ein äußerst feines Grundhäutchen nachzuweisen, dem die Endothelzellen innen aufsitzen.

β) Die Arterien.

Die **Arterien** oder *Schlagadern* (Abb. 73—76) sind durch ihre relativ dicke, derbe elastische Wandung ausgezeichnet, die auch in blutleeren Arterien nicht zusammensinkt, weshalb Querschnitte durch Arterien meistens eine kreisrunde Lichtung zeigen. Die Wandung zerfällt in drei Schichten: die Tunica interna oder Intima, die Tunica media oder Muscularis und die Tunica externa oder Adventitia. Die Arterien sind gegenüber den Venen vor allem durch ihre mächtig entwickelte,

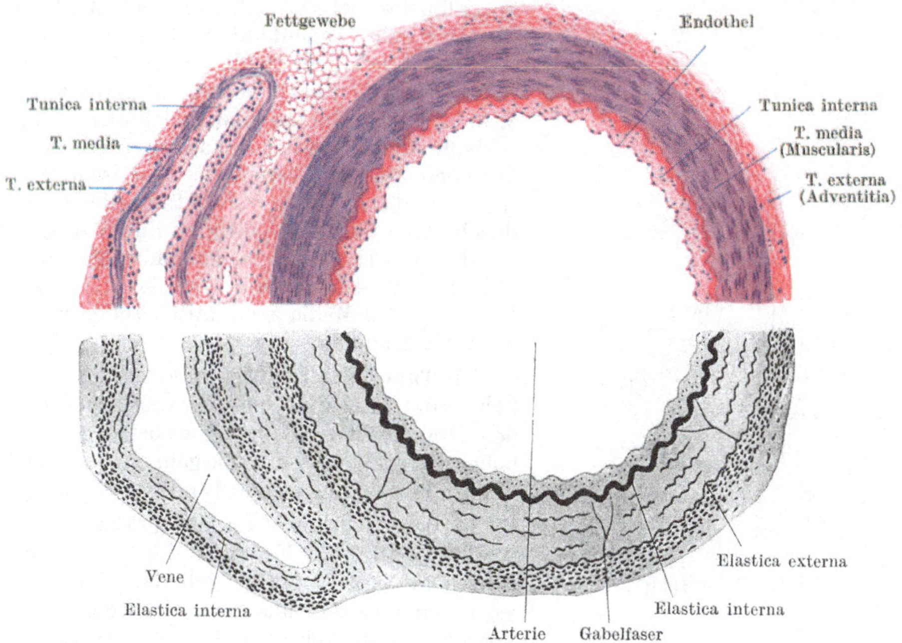

Abb. 74. A. und V. ulnaris. Obere Hälfte bei Hämatoxylin-Eosinfärbung. Untere Hälfte bei Färbung des elastischen Gewebes. 25×.

aus zirkulär verlaufenden glatten Muskelfasern und elastischem Gewebe bestehende Tunica media ausgezeichnet. Die drei Schichten der Wandung treten am schönsten bei den **mittelgroßen Arterien** (Abb. 74) hervor.

Die **Tunica interna** besteht aus dem Endothel und einer dünnen Lage von Bindegewebe, dessen Fibrillen hauptsächlich in der Längsrichtung verlaufen, mit eingelagerten feinen, längsverlaufenden elastischen Fasern.

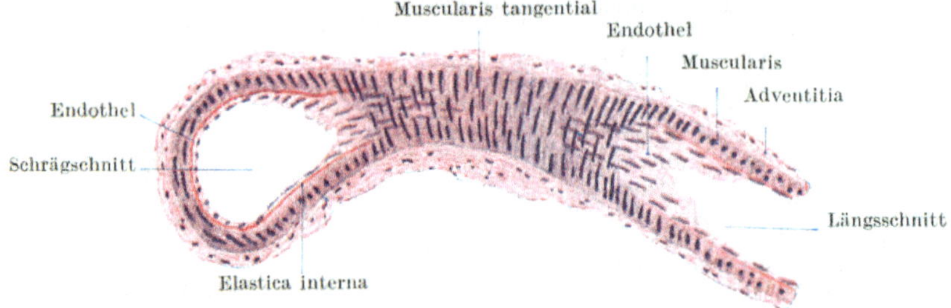

Abb. 75. Kleine Arterie im Längs- und Schrägschnitt. 120×.

Die **Tunica media** ist eine mächtige kompakte Muskelhaut, die nach innen durch eine dicke, stets deutlich ausgebildete (gefensterte) elastische Membran (Abb. 28), die **Elastica interna,** abgegrenzt wird. Die elastische Innenhaut zeigt stets einen wellblechähnlichen welligen Verlauf, wobei die Stärke der Wellung von der Stärke der jeweiligen Kontraktion der Muskulatur abhängt, aber niemals ganz verschwindet. Nach außen findet die Media ihren Abschluß in der Regel gleichfalls durch eine elastische Membran, die **Elastica externa,** die ausnahmslos viel schwächer entwickelt ist als die elastische Innenhaut und in manchen Arterien auch ganz fehlt. Außerdem wird die Media von relativ feinen, hauptsächlich zirkulär angeordneten und gleichfalls wellig verlaufenden elastischen Fasern durchsetzt. Daneben kommen vereinzelte elastische Fasern vor, die in radiärer Richtung die Media durchsetzen und sich häufig an ihrem Ansatz an der Elastica interna gabelförmig teilen *(Gabelfasern, Arkadenfasern)*. Alle elastischen Elemente der Media sind miteinander netzförmig verbunden.

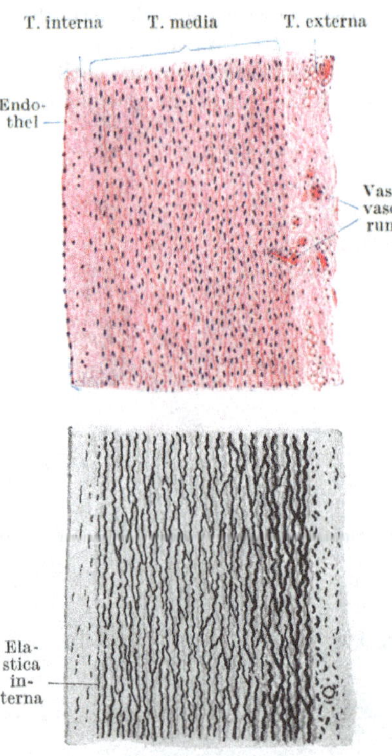

Abb. 76. Aorta. Oben bei Hämatoxylin-Eosinfärbung. Unten bei Färbung auf elastisches Gewebe. 25×.

Die **Tunica externa** besteht aus hauptsächlich in der Längsrichtung verlaufenden Bündeln von fibrillärem Bindegewebe mit reichlichen elastischen Fasern. Sie geht ohne scharfe Grenze in das umgebende Bindegewebe über.

In den **kleinsten Arterien** (präkapillaren Arterien, Abb. 73, 75) wird die Tunica interna nur vom Endothel gebildet. Die Tunica media besteht aus einer einfachen Lage von glatten Muskelzellen, die sich vom Endothel durch ein feines Häutchen abgrenzen, das aber noch keine Elastinreaktion gibt.

Die **größten Arterien** (Aorta, Tr. brachiocephalicus, Pulmonalis, Abb. 76) sind vor allem durch die mächtige Entwicklung der elastischen Elemente ausgezeichnet, so daß das elastische Gewebe in der Tunica media gegenüber der glatten Muskulatur überwiegt. Infolgedessen erscheinen derartige Arterien makroskopisch gelblich, und man hat sie als *Arterien vom elastischen Typus* den *Arterien vom muskulösen Typus*, in deren Media die Muskulatur überwiegt, gegenübergestellt. Außerdem unterscheiden sich diese Arterien von den mittelgroßen Arterien (vom muskulösen Typus) noch dadurch, daß die Elastica interna relativ schwach ausgebildet ist, so daß dadurch die Abgrenzung zwischen Tunica interna und media nicht so scharf hervortritt wie bei letzteren. Die Tunica media besteht aus elastischen (gefensterten) Membranen, die im allgemeinen von innen nach außen dicker werden und miteinander durch schräge Fasern und Membranen netzartig verbunden sind. Die innerste dieser Membranen ist als Elastica interna aufzufassen. Zwischen je zwei elastischen Membranen liegt eine Lage von glatten Muskelfasern. In der Tunica externa finden sich einzelne längsverlaufende glatte Muskelzellen und kleine Blutgefäße, **Vasa vasorum.**

Im einzelnen zeigen die Arterien in ihrem Bau örtliche Verschiedenheiten. So sind z. B. die Nabelarterien und auch die Hirnarterien arm an elastischem Gewebe.

Bei der Kontraktion der Muscularis einer Arterie wird zwar die Lichtung enger, aber nicht vollständig verschlossen. Es gibt aber Arterien, in denen der zirkulären Muskulatur nach innen Längsmuskelbündel aufgelagert sind, die wulstförmig gegen die Lichtung vorspringen *(Polsterarterien)*. Kontrahiert sich gleichzeitig die Längs- und die Ringmuskulatur, so kann die Lichtung vollständig verschlossen werden. Derartige **verschlußfähige Arterien, Sperrarterien,** mit inneren Längsmuskelbündeln sind die Aa. umbilicales, die A. dorsalis penis, feinere Äste der Schilddrüsenarterien, die Äste der Aa. digitales.

Als (modifizierte) verschlußfähige Arterien sind auch die anastomotischen Gefäße der **arteriovenösen Anastomosen** (Abb. 77) aufzufassen. An bestimmten, namentlich extrem gelegenen Punkten des Körpers, wo verhältnismäßig leicht Stauungen auftreten können und eine Wärmeregulierung besonders notwendig ist, besteht neben der Verbindung der Arterien mit den Venen durch das Kapillarnetz noch eine Art Nebenschaltung, die dadurch zustande kommt, daß ein modifizierter Arterienast (anastomotisches Gefäß) direkt in eine Vene einmündet. Schließt sich das anastomotische Gefäß, so muß das Blut durch die Kapillaren strömen, öffnet es sich, so strömt das Blut von der Arterie hauptsächlich durch die Anastomose direkt in die Vene, wodurch der arterielle Blutdruck auf diese übertragen wird und eine Stauung in der Vene behoben werden kann. Derartige arteriovenöse Anastomosen finden sich in der Haut der Finger- und Zehenspitzen, an der Nasenspitze, im Unterkiefer, in der Nasenmuschel, bei langohrigen Tieren in der Ohrmuschel, in der Schnauze, bei langschwänzigen Tieren als *Glomerula caudalia* im distalen Schwanzabschnitt, denen beim Menschen das an der Steißbeinspitze gelegene **Glomus coccygicum** oder **Steißknötchen** entspricht. Auch die *Rankenarterien (Aa. helicinae)* der Schwellkörper sind als anastomotische Gefäße aufzufassen, durch die eine direkte Verbindung zwischen Arterien und kavernösen Räumen hergestellt wird. Die anastomotischen Gefäße verlaufen im allgemeinen stark geschlängelt. Ihre Wandung besteht aus dem Endothel und mehreren Lagen modifizierter Muskelzellen. Diese sind nicht spindelförmig, sondern mehr polyedrisch mit großen rundlichen, chromatinarmen Kernen, so daß sie Epithelzellen ähneln *(epitheloide Muskulatur)*. Es gibt aber auch arteriovenöse Anastomosen, deren Muskulatur nicht epitheloid modifiziert ist.

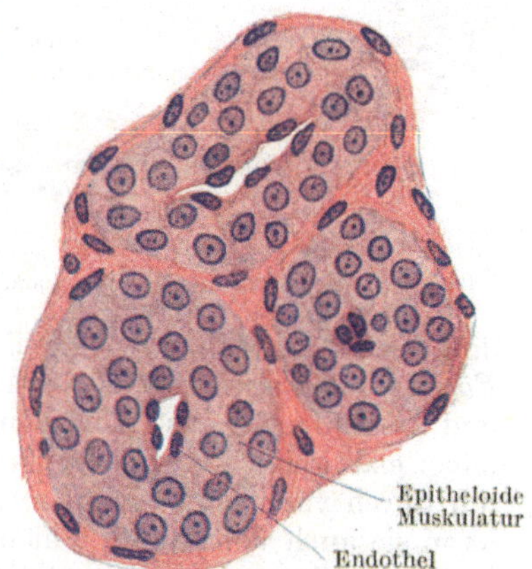

Abb. 77. Anastomotische Gefäße aus dem Glomus coccygicum. 500×.

Die epitheloiden Muskelzellen enthalten keine Fibrillen; es ist anzunehmen, daß sie durch Quellung zum Verschluß des anastomotischen Gefäßes führen. Deshalb werden sie auch als **Quellzellen** bezeichnet. Vielleicht kommt diesen Zellen aber nicht nur eine mechanische, sondern gleichzeitig eine chemische Aufgabe zu, indem sie Stoffe ausscheiden, die direkt in die Blutbahn gelangen. Quellzellen kommen nicht ausschließlich in den anastomotischen Gefäßen, sondern auch in manchen anderen Sperrarterien vor, so z. B. in den Arteriolae afferentes der Nierenkörperchen, den kleinen Arterien des Eileiters, den Eierstocksarterien mancher Tiere, den Polsterarterien der Schilddrüse, in der Zunge, Gaumenmandel, Uvula, Epiglottis, Thymus, Nebenniere, Harnblase, Epithelkörperchen und Bläschendrüse.

γ) Die Venen.

Die **Venen** oder *Blutadern* (Abb. 74, 78) sind gegenüber den Arterien durch ihre dünnere, mehr bindegewebige Wand und durch das Vorkommen von **Klappen** ausgezeichnet. Ist eine Vene nicht mit Blut gefüllt, so sinkt die schlaffe Wandung zusammen. Die der Mehrzahl der Venen zukommenden Klappen sind paarige, halbmondförmige, im wesentlichen von der Tunica interna gebildete Falten, die sich nur in der Richtung des Blutstromes öffnen können und ein Rückströmen des Blutes verhindern. Auch bei den Venen kann man die Einteilung der Wandung in eine Tunica interna, media und externa beibehalten, wenngleich infolge der außerordentlich wechselnden Wandbeschaffenheit diese Schichten oft kaum auseinandergehalten werden können.

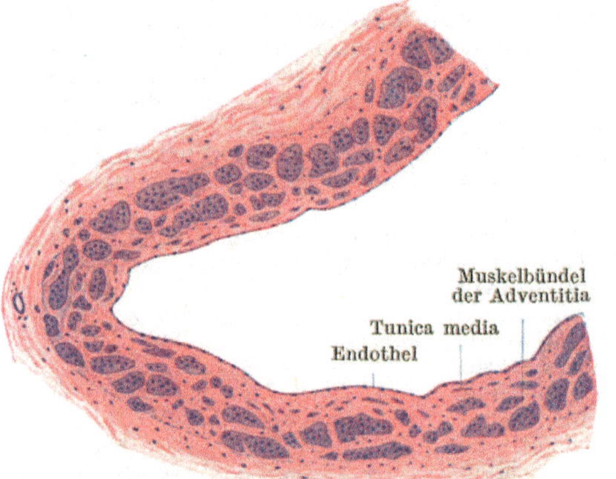

Abb. 78. V. cava inferior. Querschnitt. 25×.

In der **Tunica interna,** die außer dem Endothel und Bindegewebe aus feinen elastischen Fasern besteht, kommen bei vielen Venen vereinzelte oder zu Bündeln geordnete, längsverlaufende glatte Muskelfasern vor. Diese inneren Längsmuskelzüge sind z. B. in Venen der unteren Extremität und der Geschlechtsorgane sehr stark entwickelt.

Die **Tunica media** ist ausnahmslos schwächer als in den zugehörigen Arterien. Die zirkulär verlaufenden Muskelfasern bilden keine kompakte Muskelhaut, sondern es findet sich zwischen ihnen stets in größerer Menge Bindegewebe. Die *Elastica interna* ist, wenn überhaupt vorhanden, viel zarter als in den Arterien und besteht nicht aus einer gefensterten Membran, sondern aus einem Netzwerk feiner elastischer Fasern. In manchen Venen (z. B. V. cava) ist die Tunica media nur durch vereinzelte zirkulär verlaufende Muskelfasern angedeutet, in anderen kann sie auch vollständig fehlen (Venen der Leber, der Hirnhäute, der Retina).

Die **Tunica externa** ist relativ stark, ja, sie kann die der entsprechenden Arterien sogar an Dicke übertreffen. Außer Bindegewebe mit reichlichen elastischen Fasern enthält sie gewöhnlich auch längsverlaufende glatte Muskelfasern, die, oft zu starken Bündeln angeordnet, den Hauptbestandteil der Venenwand bilden (z. B. in der *V. cava*, Abb. 78).

Die kleinsten (postkapillaren) Venen (Abb. 73) zeigen noch den Bau der Kapillaren und unterscheiden sich von diesen nur durch ihren größeren Durchmesser.

2. Das Lymphgefäßsystem.

Das Lymphgefäßsystem bildet einen Anhang des Blutgefäßsystems, indem der Hauptlymphstamm, der Ductus thoracicus, in den linken Angulus venosus einmündet. Die Lymphgefäße sind gegenüber den Blutgefäßen durch ihre außerordentliche Dünnwandigkeit ausgezeichnet. Man unterscheidet Lymphkapillaren und Lymphgefäße (im engeren Sinn); beide bilden Netze. In die Bahn der Lymphgefäße sind die Lymphknoten eingeschaltet.

Die **Lymphkapillaren** sind im allgemeinen weiter als die Blutkapillaren. Ihre Wandung wird nur vom Endothel gebildet. Sie beginnen blind, d. h. sie sind gegen die Gewebsspalten, die man auch als *Lymphbahnen* bezeichnet hat, vollständig abgeschlossen.

Die **Lymphgefäße** unterscheiden sich von den Lymphkapillaren vor allem durch die zahlreichen **Klappen,** die viel dichter stehen als bei den Venen. Da die Wandung an Stelle jeden Klappenpaares eine Einschnürung zeigt, können die Lymphgefäße nahezu perlschnurartig aussehen. Die Wandung der kleinen Lymphgefäße besteht außer dem Endothel aus einem bindegewebigen Häutchen. Erst die größten Lymphgefäße, wie der *Ductus thoracicus,* zeigen eine ähnliche Dreischichtung der Wandung wie die Venen, mit einer aus zirkulär verlaufenden glatten Muskelfasern bestehenden Tunica media. Nur ist ihre Wandung beträchtlich dünner als die einer entsprechend großen Vene.

II. Die lymphatischen Organe.

Die *lymphatischen Organe* werden auch als *blutbildende Organe* bezeichnet, da in ihnen die Neubildung von Blutkörperchen erfolgt. Sie bestehen aus einem **Retikulum,** in das **weiße Blutzellen,** vor allem Lymphocyten, eingelagert sind. Je nach der Beschaffenheit des Retikulums unterscheidet man **lympho-retikuläre** und **lympho-epitheliale Organe.** Bei ersteren besteht das Retikulum aus retikulärem Bindegewebe (Abb. 19), bei letzteren aus sternförmig verzweigten, miteinander anastomosierenden Epithelzellen.

Zu den lympho-retikulären Organen gehören die Lymphknötchen (einschließlich der Zungenbälge und Mandeln), die Lymphknoten, die Milz und das rote Knochenmark. Zu den lympho-epithelialen Organen gehört die Thymus und teilweise ein nur bei jungen Vögeln vorkommendes Anhangsorgan der Kloake, die Bursa Fabricii.

1. Die Lymphknötchen (Abb. 79).

Die *Lymphknötchen, Lymphonoduli,* sind mehr oder weniger kugelige Ansammlungen von Lymphocyten namentlich im Bindegewebe von Schleimhäuten. Da dieses Bindegewebe, wenigstens in den echten Schleimhäuten, dem retikulären Gewebe zum mindesten nahesteht und in ihm stets Lymphocyten in diffuser Verteilung vorkommen, so ist nahezu in jeder echten Schleimhaut jederzeit die Möglichkeit zur Bildung von Lymphknötchen gegeben. Durch Abwanderung der Lymphocyten kann ein Lymphknötchen wieder verschwinden. Somit handelt es sich um temporäre Gebilde, die im allgemeinen an keine bestimmte Örtlichkeit gebunden sind.

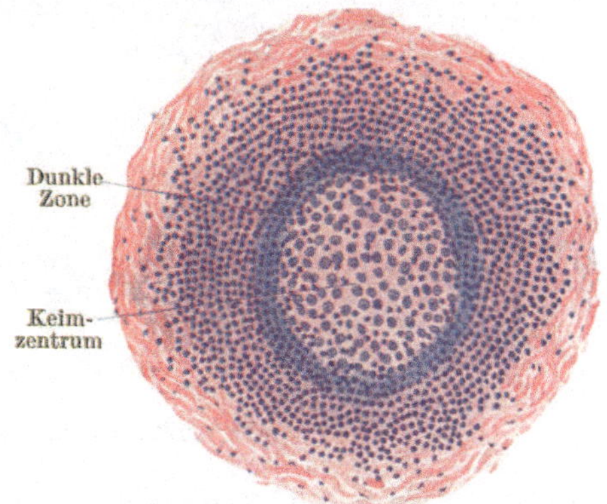

Abb. 79. Lymphknötchen.

Liegen die Lymphknötchen vereinzelt, so spricht man von **Lymphonoduli solitarii** (Einzellymphknötchen), sind sie zu größeren Gruppen miteinander verschmolzen, von **Lymphonoduli aggregati.** Zu letzteren gehören die Peyerschen Platten des Ileum, die Zungenbälge und die Mandeln (S. 92).

In der Mehrzahl der Lymphknötchen erkennt man eine sich heller färbende Mitte, das *Sekundärknötchen,* **Keimzentrum** (Flemming) oder **Reaktionszentrum** (Hellmann), das hauptsächlich aus Lymphoblasten besteht.

Die hellere Färbung des Sekundärknötchens kommt dadurch zustande, daß die Lymphoblasten mehr Cytoplasma und chromatinärmere Kerne besitzen als die Lymphocyten. Die Bezeichnung Keimzentrum wurde deshalb gewählt, weil sich hier zahlreiche Mitosen finden, durch die Lymphocyten neugebildet werden. Letztere werden randständig abgedrängt, so daß das Keimzentrum häufig von einer dunklen Zone besonders dicht gedrängter Lymphocyten umgeben erscheint. Die Ausbildung der Keimzentren ist außerordentlich schwankend und wird durch die verschiedensten Reize (z. B. Bakteriengifte) beeinflußt, weshalb sie auch als Reaktionszentren bezeichnet werden. Außer einer Neubildung findet in ihnen auch ein Zerfall von Lymphocyten statt. Die Abgrenzung der Lymphknötchen ist stets unscharf, indem die Lymphocyteninfiltration sich ganz allmählich in der Umgebung verliert.

2. Die Lymphknoten (Abb. 80—82).

Die *Lymphknoten*, **Lymphonodi** (früher *Lymphdrüsen* genannt) sind in den Verlauf von Lymphgefäßen eingeschaltete bohnen- bis walzenförmige oder auch mehr kugelige Organe verschiedener Größe. Sie sind anzusehen einerseits als Filter für die Lymphe, in denen schädliche Stoffe zurückgehalten werden, andererseits als Stätten der Lymphocytenbildung. An ihrer Oberfläche findet

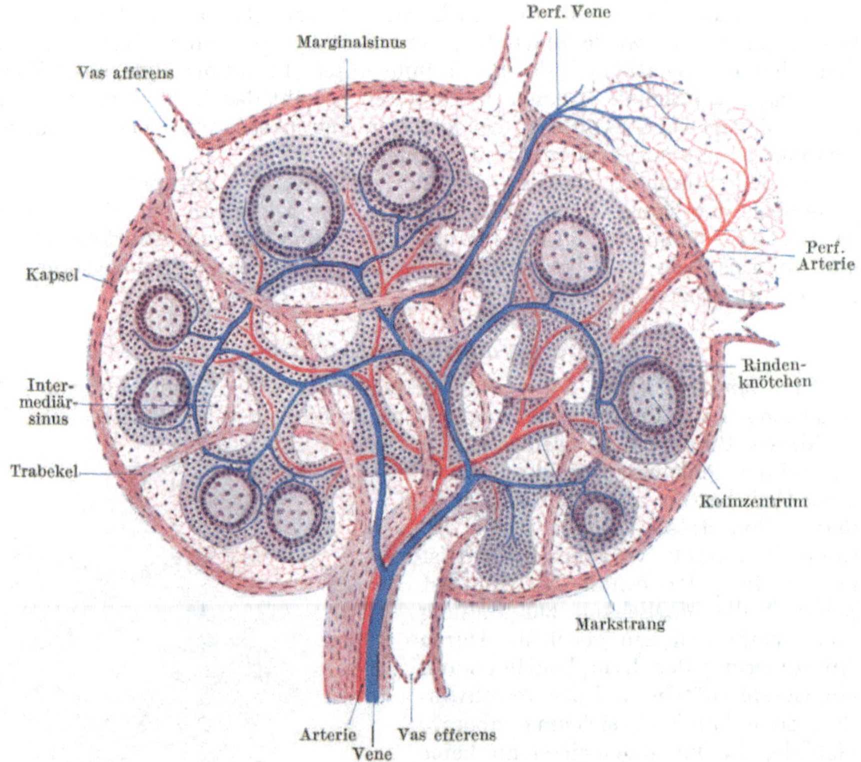

Abb. 80. Schema des Baues eines Lymphknotens.

sich eine bindegewebige **Kapsel,** von der sich **Balken** (Trabekel) abzweigen, die im Innern des Lymphknotens sich untereinander verbindend ein grobes Maschenwerk bilden. Mit der Kapsel und den Balken steht das **retikuläre Gewebe** in Verbindung, das den ganzen Lymphknoten durchsetzt (Abb. 80).

In dieses Gerüstwerk erscheinen Lymphocytenmassen eingelagert (Abb. 80, 81), deren Anordnung in der peripheren und zentralen Zone verschieden ist, so daß man von einer **Rinden-** und **Marksubstanz** spricht. In der Rindensubstanz bildet das lymphatische Gewebe Lymphknötchen, die sog. **Rindenknötchen,** in der Marksubstanz Stränge, die sog. **Markstränge,** die sowohl mit den Rindenknötchen als auch untereinander verbunden erscheinen, so daß sie ein grobes Maschenwerk bilden. Da weder die Rindenknötchen noch die Markstränge bis an die Kapsel bzw. Trabekel heranreichen, bleiben zwischen dem aus Kapsel und Trabekel bestehenden Gerüst einerseits und dem kompakten lymphatischen

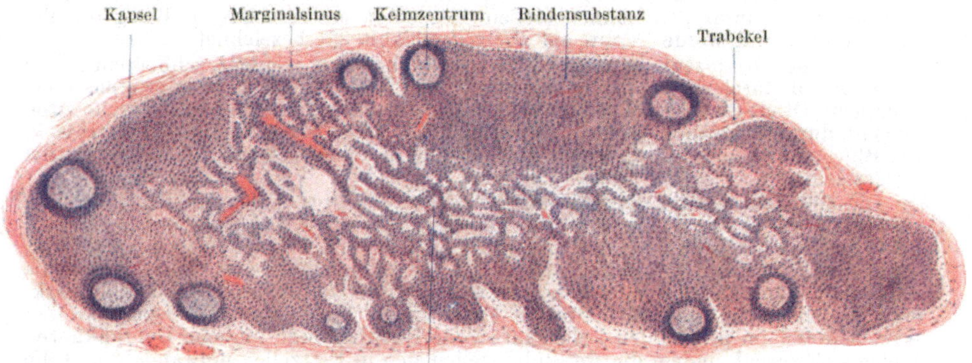

Abb. 81. Lymphknoten vom Affen. 25×.

Gewebe anderseits Bahnen frei, die von Lymphe durchströmt und als **Lymphsinus** bezeichnet werden. In den zwischen Kapsel und Rindenknötchen gelegenen *Rand-* oder *Marginalsinus* ergießen sich die stets in der Mehrzahl vorhandenen zuführenden Lymphgefäße, die **Vasa afferentia.** Aus den zwischen den Marksträngen verlaufenden *Intermediärsinus* geht das meist in der Einzahl vorhandene **Vas efferens** hervor, das am Hilus den Lymphknoten verläßt.

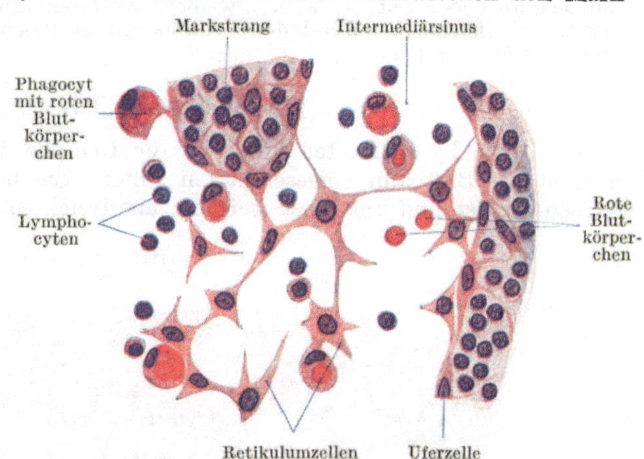

Abb. 82. Aus der Marksubstanz eines Lymphknotens. Affe. 500×.

Die Blutgefäße treten am Hilus neben dem Vas afferens ein bzw. aus. Weiterhin verlaufen aber Arterien und Venen getrennt hauptsächlich im lymphatischen Gewebe. Die Arterien teilen sich dichotomisch und geben Äste für die Markstränge und Rindenknötchen ab. Die aus letzteren kommenden Venen sammeln sich zunächst in mehr bogenförmig an der Grenze zwischen Rinden- und Marksubstanz verlaufenden Venen und stehen weiterhin durch zahlreiche Anastomosen untereinander in Verbindung. Außerdem gibt es aber noch perforierende Arterien und Venen, die die Kapsel durchsetzen und im umgebenden Fettgewebe, somit außerhalb des Lymphknotens, sich in Kapillaren auflösen. Damit ist die Möglichkeit einer wenigstens teilweisen Ausschaltung des Lymphknotens aus dem Blutkreislauf gegeben (Abb. 80).

Im einzelnen ist das Aussehen der Lymphknoten sehr wechselnd (Abb. 81) und wird von verschiedenen biologischen Zuständen (z. B. Ernährung) beeinflußt. Häufig sind die Rindenknötchen zu einer mehr einheitlichen Rindensubstanz zusammengeflossen, die Keimzentren bald gut, bald überhaupt kaum ausgebildet, die Sinus oft so mit weißen Blutzellen überfüllt, daß sie sich von den Marksträngen kaum abgrenzen lassen usw.

Während Rindenknötchen und Markstränge fast nur aus Lymphocyten bestehen, die infolge ihrer dichten Lagerung das Retikulum vollständig verdecken, finden sich in den Sinus neben Lymphocyten auch Leukocyten, nicht selten rote Blutkörperchen und **Phagocyten** (Abb. 82). Letztere sind aus dem Verbande gelöste Retikulumzellen, die sowohl weiße als auch rote Blutkörperchen aufnehmen können. Wandständig liegende Retikulumzellen können stellenweise einen endothelartigen Belag um die Sinus bilden und werden dann als *Uferzellen* (Abb. 82) bezeichnet.

Die in den Keimzentren neugebildeten Lymphocyten gelangen schließlich in die Sinus und dadurch in den Lymphstrom, so daß die Lymphe im Vas efferens stets zellreicher ist als die in den Vasa afferentia. Ein Teil der neugebildeten Lymphocyten gelangt durch Einwanderung in die Venen innerhalb der Rindenknötchen direkt in die Blutbahn. Diese kleinen Venen sind durch ein hohes, epithelähnliches Endothel ausgezeichnet.

Die **Entwicklung** der Lymphknoten erfolgt im embryonalen Bindegewebe. Es entsteht zunächst eine Ansammlung von *Lymphoblasten*, die von einem Lymphgefäßgeflecht, einem *Marginalplexus*, umgeben erscheint, aus dem sich der Marginalsinus entwickelt. Von ihm aus sprossen als Abzweigungen die Intermediärsinus in die einheitliche lymphatische Anlage ein und gliedern diese in Rindenknötchen und Markstränge. Die Balken bilden sich relativ spät von der Kapsel aus. Die Lymphknoten erreichen erst im postfetalen Leben ihre volle Entwicklung. Manche Lymphknoten bilden sich zurück, indem die Retikulumzellen sich in Fettzellen umwandeln und die Lymphocyten abwandern.

Als **Blutlymphknoten** werden kleine, nicht vollentwickelte dunkelrote Lymphknoten bezeichnet, die sich regelmäßig und in großer Zahl bei *Wiederkäuern* im Peritoneum und retroperitoneal finden. Sie unterscheiden sich von den gewöhnlichen Lymphknoten vor allem dadurch, daß ihnen zu- und abführende Lymphgefäße fehlen und daß die Sinus mit Blut erfüllt sind. Nicht jeder rot erscheinende Lymphknoten darf als Blutlymphknoten bezeichnet werden. Gelangen in einem gewöhnlichen Lymphknoten zahlreiche rote Blutkörperchen in die Sinus, so kann er rot aussehen, kann sich aber jederzeit wieder zum weißen Lymphknoten umwandeln dadurch, daß die roten Blutkörperchen durch den Lymphstrom ausgeschwemmt oder durch Phagocyten zerstört werden.

3. Die Milz (Abb. 83—86).

So wie die Lymphknoten Filter für die Lymphe darstellen, bildet die Milz einen in die Blutbahn eingeschalteten Filter. Sie besteht aus einem derben fibrösen Gerüst und aus einer weichen, ausstreichbaren Masse, der Milzpulpa.

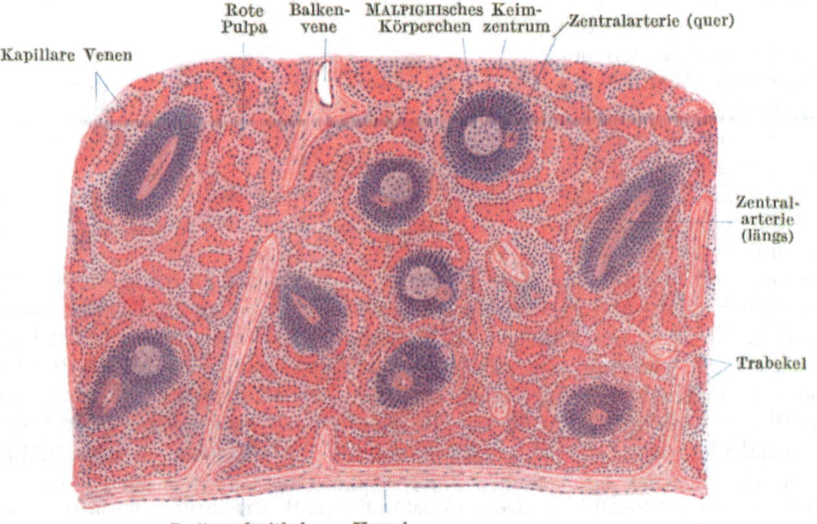

Abb. 83. Milz. 25×.

Das **Milzgerüst** (Abb. 83) wird von der bindegewebigen **Kapsel** und den von ihr ausstrahlenden groben Balken, **Trabekeln,** gebildet. In Kapsel und Trabekel erscheinen neben elastischen Fasern, namentlich bei vielen Tieren, reichlich glatte Muskelfasern eingelagert. Die Kapsel trägt einen peritonealen Überzug und zeigt deshalb eine glatte Oberfläche. Die Balken durchziehen sich verzweigend und miteinander verbindend das ganze Innere. In ihnen verlaufen die gröberen Blutgefäße.

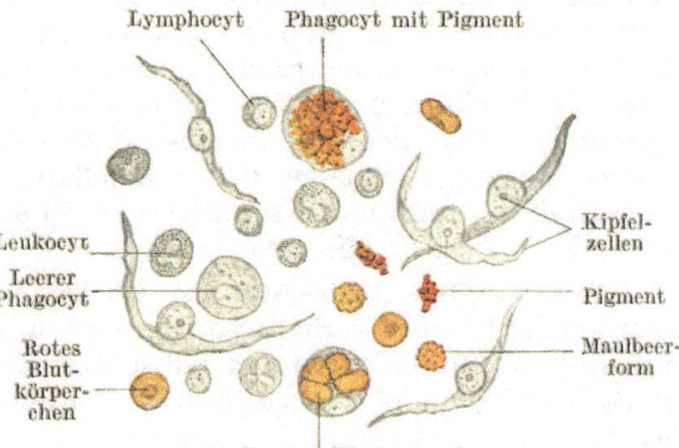

Abb. 84. Milz. Zupfpräparat. 500×.

Die **Pulpa** besteht aus lymphoretikulärem Gewebe mit außerordentlich zahlreichen Blutgefäßen und erfüllt alle zwischen Kapsel und Balken frei bleibenden Räume. In der Pulpa finden sich zerstreut kugelige oder auch ovoide *Lymphknötchen,* die **Malpighischen Körperchen** der Milz, die schon mit freiem Auge als weißliche Pünktchen sichtbar sind und in ihrer Gesamtheit als **weiße Pulpa** der übrigen dunkelrotbraun erscheinenden **roten Pulpa** gegenübergestellt werden. Die Malpighischen Körperchen unterscheiden sich von gewöhnlichen Lymphknötchen nur dadurch, daß sie in

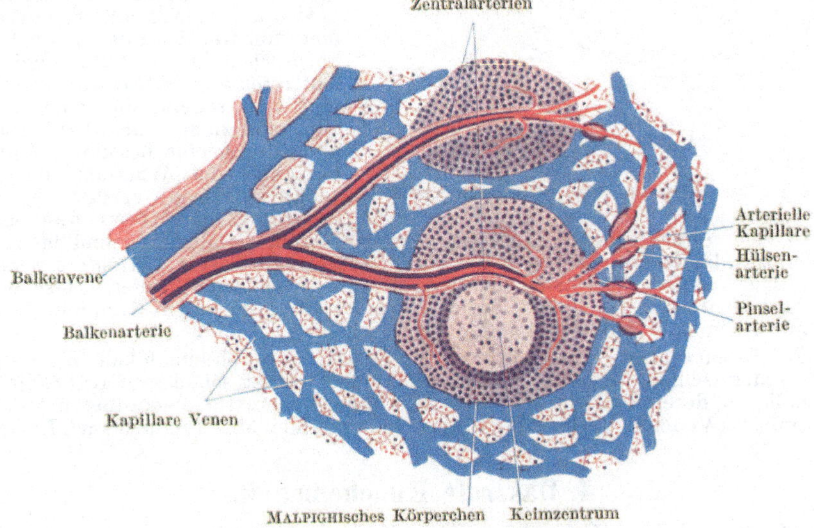

Abb. 85. Schema des Verlaufes der Milzgefäße.

ihrer Mitte oder, wenn ein Keimzentrum ausgebildet ist, mehr randständig verschoben, eine kleine, aber dickwandige Arterie, die **Zentralarterie,** besitzen. Die rote Pulpa (Abb. 84) enthält außer den Retikulumzellen Lymphocyten, Leukocyten, Phagocyten (frei gewordene Retikulumzellen), zahlreiche rote Blutkörperchen und Pigment als Rest von zerstörten roten Blutkörperchen. Die **Phagocyten** zerstören vor allem rote Blutkörperchen und erscheinen oft mit diesen oder ihren Resten vollgepfropft. Die Milz ist die Hauptzerstörungsstätte der roten Blutkörperchen. Es werden in ihr aber auch Lymphocyten neugebildet, und zwar in den Keimzentren der Malpighischen Körperchen.

Dem **Blutgefäßsystem** (Abb. 85) kommt in der Milz eine ähnliche Bedeutung zu wie dem Lymphgefäßsystem in den Lymphknoten. Die größeren Gefäße verlaufen in den Balken und werden als **Balkenarterien** und **-venen** bezeichnet. Von den Balkenarterien treten durch Balkengewebe verstärkte Äste in die Pulpa ein und durchziehen als **Zentralarterien** je ein MALPIGHIsches Körperchen. Vor dem Austritt aus letzterem zerfallen sie pinselartig in mehrere Zweige, die sog. **Pinselarterien,** *Penicilli.* In der roten Pulpa angelangt, wird ihre Wand auf eine kurze Strecke spindelförmig verdickt. Diese Verdickung bezeichnet man als *Kapillarhülse* und den betreffenden Gefäßabschnitt als **Hülsenarterie.** Aus ihr gehen durch weitere Verzweigung die **arteriellen Kapillaren** hervor. Nach der einen Ansicht münden diese direkt in die kapillaren Venen ein (geschlossene Blutbahn!), nach der anderen Ansicht öffnen sie sich frei in der roten Pulpa (offene Blutbahn!).

Das venöse System beginnt mit den **kapillaren Milzvenen** *(Milzsinus).* Die dünnwandigen, aber verhältnismäßig weiten Gefäße bilden ein dichtes Netz, das einen großen Teil der roten Pulpa ausmacht. Von diesem Netz treten Äste in die Balken ein und sammeln sich hier zu **Balkenvenen,** aus denen die Milzvene hervorgeht.

Die *Kapillarhülsen* dürften muskulöse Verschlußvorrichtungen sein, so daß die Hülsenarterien sich ähnlich wie anastomotische Gefäße in arteriovenösen Anastomosen verhalten würden. Einmündungen von arteriellen Kapillaren in kapillare Venen kommen vor. Ob an anderen Stellen sich die arteriellen Kapillaren frei in die Pulpa öffnen und ebenso die kapillaren Venen frei beginnen, ist nicht mit Sicherheit erwiesen. Das massenhafte Vorkommen von frei liegenden roten Blutkörperchen in der Pulpa und das Auftreten von Extravasaten bei Injektionen scheint für eine offene Blutbahn zu sprechen, könnte aber auch durch eine besondere Durchlässigkeit der Wandung der kapillaren Venen erklärt werden. Letztere (Abb. 86) besteht aus einem von Lücken unterbrochenen Endothel, dem außen in ziemlich regelmäßigen Abständen zirkulär verlaufende, vom Retikulum ausgehende Fasern, „*Ringfasern*", aufliegen. Die *Endothelzellen* lassen sich beim Zerzupfen sehr leicht isolieren, erscheinen dann als bogenförmig gekrümmte Fasern mit stark vorspringendem Kern und werden als **Kipfelzellen** oder **Milzfasern** (Abb. 84) bezeichnet.

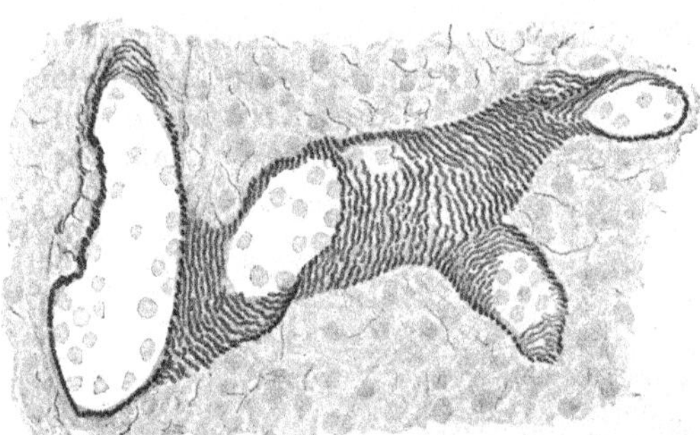

Abb. 86. Kapillare Milzvenen. Hund. 450×. (Gez. KEILITZ.)

Die Milz entwickelt sich im dorsalen Mesogastrium durch eine lokale Wucherung der Mesodermzellen. In diese dichtzellige Anlage wächst schon sehr frühzeitig die A. lienalis ein, deren Äste mit den teilweise schon geflechtartig angeordneten Anlagen der kapillaren Venen in Verbindung treten. In der fetalen Milz kommen auch Erythroblasten vor.

4. Das rote Knochenmark.

Es findet sich beim Erwachsenen im allgemeinen nur im *spongiösen Knochen.* Es enthält zahlreiche Blutgefäße, namentlich weite, sehr dünnwandige Venen. Da das rote Knochenmark die Hauptbildungsstätte der roten Blutkörperchen und der Leukocyten im postfetalen Leben darstellt, so findet man in den Maschen des mesodermalen Retikulums zahlreiche **Erythroblasten,** die nach der Entkernung als Erythrocyten in die Blutbahn gelangen; außerdem *Leukocyten,* und zwar sowohl neutrophil als auch azidophil oder basophil gekörnte, und in großer Menge **Myelocyten** *(Markzellen),* die wahrscheinlich Vorstufen der Leukocyten darstellen, sich von diesen aber durch den mehr kugeligen Kern und durch die unvollständig ausgebildete Granulierung unterscheiden. Lymphocyten sind nur in geringer Menge vorhanden. Schließlich kommen noch zwei Arten von

Riesenzellen vor, nämlich *Polykaryocyten* oder *Osteoklasten* mit mehreren und *Megakaryocyten* mit nur *einem* großen, tief gelappten Kern (Abb. 87).

Durch fortschreitende Umwandlung von Retikulumzellen in Fettzellen und Abwanderung der Blutkörperchen kann sich das rote Knochenmark in **Fettmark** umwandeln, und umgekehrt kann nach großen Blutverlusten das Fettmark wieder zum blutbildenden, roten Knochenmark werden und auch beim Erwachsenen sich auf Kosten des Fettmarkes über den Markraum der Diaphyse ausbreiten.

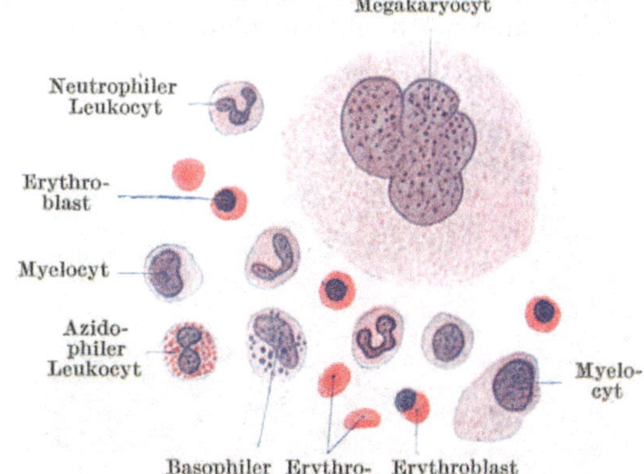

Abb. 87. Zellen des roten Knochenmarkes. Katze. 500×.

5. Die Thymus (Abb. 88—90).

Die (oder der) *Thymus* (gr. *Thymos* Mut), das *Halsbries*, entwickelt sich aus dem Entoderm der 3., in seltenen Ausnahmsfällen auch noch aus dem der 4. Schlundtasche und ist somit ursprünglich ein rein epitheliales Organ. Erst später erfolgt die lymphatische Umwandlung, wobei das Epithel als **epitheliales Retikulum** (Abb. 89) bestehen bleibt, in dessen Maschenräumen **Lymphocyten** *(Thymocyten)* und in geringer Menge auch Leukocyten eingelagert erscheinen. Die

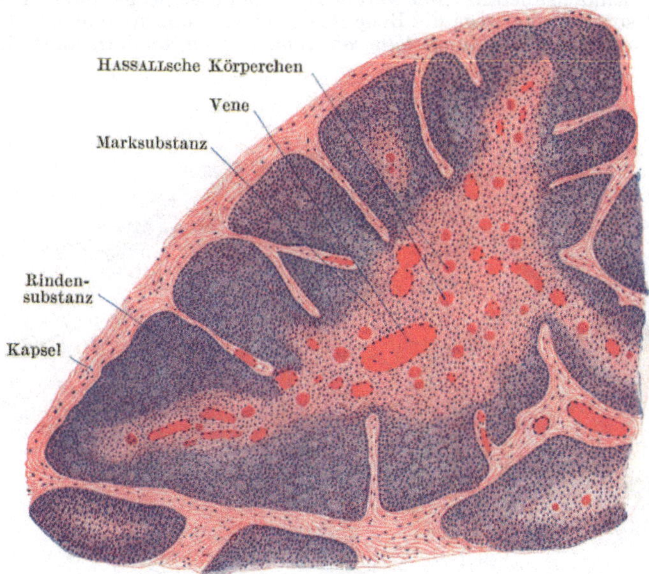

Abb. 88. Thymus vom Neugeborenen. 25×.

Thymus ist nur bei Jugendlichen vollentwickelt; nach der Pupertät erfolgt deren Rückbildung. Es tritt an ihre Stelle Fettgewebe, der *thymische Fettkörper*.

Die Thymus (Abb. 88) zeigt einen lappigen Bau. Das die Oberfläche kapselartig umhüllende Bindegewebe sendet Scheidewände in das Innere, wodurch einzelne *Läppchen* abgegrenzt werden. An jedem Läppchen kann man eine sich dunkler färbende oberflächliche Zone, die **Rindensubstanz**, und einen sich heller färbenden zentralen Anteil, die **Marksubstanz,** unterscheiden. Die dunklere Färbung der Rindensubstanz wird dadurch bewirkt, daß hier die Lymphocyten dichter gedrängt liegen und weniger zahlreich epitheliale Retikulumzellen vorhanden sind als in der Marksubstanz. Die Marksubstanz der einzelnen Läppchen bildet eine zusammenhängende Masse. Es ist somit die Abgrenzung der Läppchen keine vollständige.

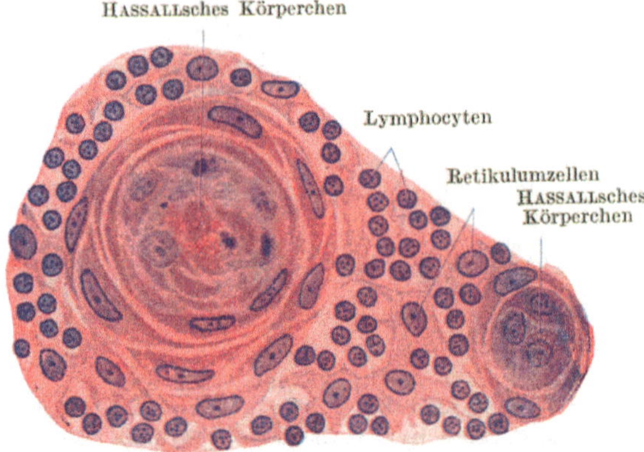

Abb. 89. HASSALLsche Körperchen aus der Thymus vom Kind. 500 ×.

Charakteristisch für die Thymus sind die in der Marksubstanz liegenden *konzentrischen* oder **HASSALLschen Körperchen** (Abb. 89), mehr oder weniger kugelige, aus zusammengeballten epithelialen Retikulumzellen bestehende Gebilde sehr verschiedener Größe, die gewöhnlich eine konzentrische Schichtung zeigen und deren zentral gelegene Zellen degenerieren und schließlich vollständig zerfallen. Blutgefäße sind namentlich in der Marksubstanz sehr reichlich.

Bezüglich der Herkunft der *Thymocyten* bestehen zwei verschiedene Ansichten. Nach der einen sind es in die epitheliale Anlage eingewanderte Lymphocyten, nach der anderen wenigstens zum Teil umgewandelte Epithelzellen. Mitosen finden sich hauptsächlich in der Rindensubstanz; hier werden Lymphocyten neugebildet. Der Marksubstanz kommt somit keineswegs die Bedeutung eines Keimzentrums zu. Die Thymus ist aber nicht nur eine *Neubildungsstätte von Lymphocyten,* sondern zugleich eine *Drüse*

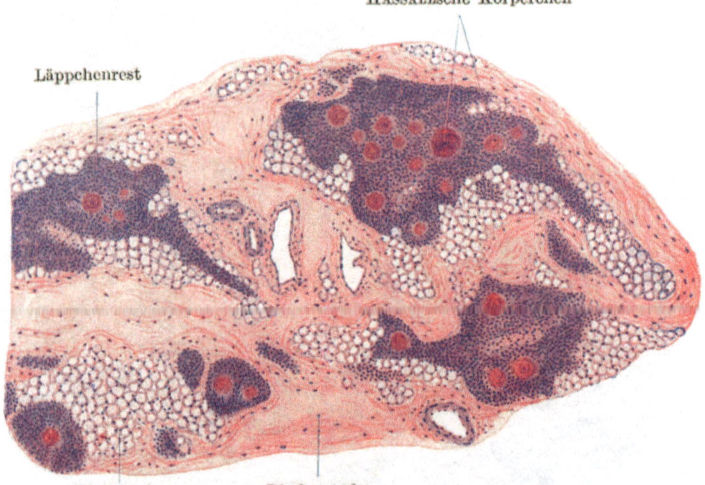

Abb. 90. Thymus in Rückbildung. 17jähriger. 25 ×.

mit innerer Sekretion. Für die sekretorische Tätigkeit kommt nur ihr epithelialer Anteil (epitheliales Retikulum und HASSALLsche Körperchen) in Betracht. Neben dem epithelialen findet sich, namentlich in der Rindensubstanz, in spärlicher Menge auch *mesodermales Retikulum,* das von dem die Blutgefäße begleitenden Bindegewebe abstammt.

Bei der *Involution* der Thymus (Abb. 90) wandern die Lymphocyten teils ab, teils werden sie von Retikulumzellen phagocytiert. Die HASSALLschen Körperchen nehmen an Größe und Zahl zu und können auch noch bei alten Leuten gefunden werden. Außer der *Altersinvolution* gibt es auch eine durch verschiedene Einwirkungen (Hunger, Krankheit, Röntgenbestrahlung) verursachte *akzidentelle Involution.*

III. Die endokrinen Organe.

Das Gemeinsame dieser Organe besteht darin, daß es sich um *Drüsen*, somit um epitheliale Organe handelt, deren Sekrete (die *Hormone*) nicht durch einen Ausführungsgang abgeleitet werden, sondern direkt in die Blutbahn (oder Lymphbahn) gelangen. Daher werden die endokrinen Drüsen auch als *Drüsen ohne Ausführungsgang* oder als *Blutgefäßdrüsen* bezeichnet.

Die endokrinen Drüsen kommen teils als selbständige Organe, teils als Einlagerungen in andere Organe vor. Zu ersteren gehören (außer der Thymus, von der schon bei den lymphatischen Organen die Rede war) die Schilddrüse, die Epithelkörperchen, der Hirnanhang, die Zirbeldrüse und die Nebenniere (nebst den anderen chromaffinen Organen); zu letzteren die Langerhansschen Inseln der Bauchspeicheldrüse und die gelben Körper des Eierstockes, die bei den betreffenden Organen besprochen werden.

1. Die Schilddrüse (Abb. 91).

Die **Glandula thyreoidea** entsteht der Hauptsache nach aus einer medianen epithelialen Wucherung des Mundhöhlenbodens und besitzt ursprünglich einen Ausführungsgang *(Ductus thyreoglossus)*, dessen Mündungsstelle als *Foramen caecum* der Zunge häufig erhalten bleibt, während er sich im übrigen schon sehr frühzeitig rückbildet.

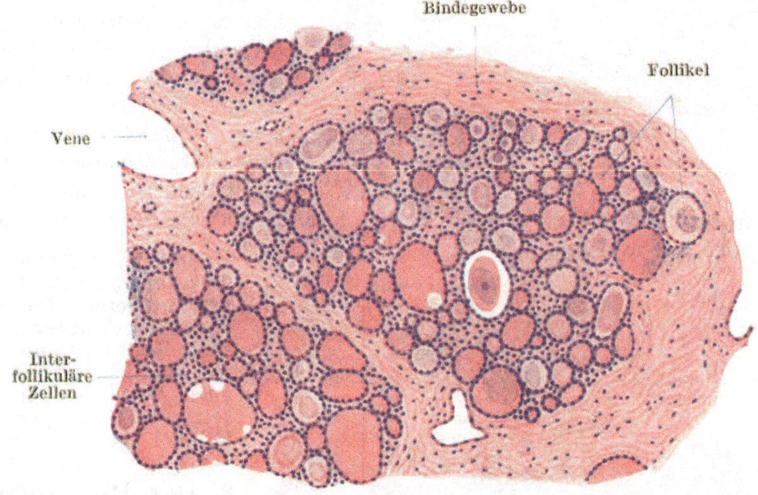

Abb. 91. Schilddrüse. 80 ×.

Die Schilddrüse zeigt einen lappigen Bau. Die durch Bindegewebe abgegrenzten Läppchen enthalten dichtgedrängte, mehr oder weniger kugelige **Follikel**, die von einem einfachen Epithel ausgekleidet und von Sekret, dem **Kolloid**, erfüllt sind. Die Größe der einzelnen Follikel ist sehr verschieden und darnach schwankt auch die Höhe des Epithels, indem es meistens in mittelgroßen Follikeln kubisch, in großen mehr platt, in kleinen mehr zylindrisch erscheint. Zwischen den Follikeln kommen vereinzelte kompakte Gruppen von Epithelzellen vor (interfollikuläre Zellen). Das Kolloid färbt sich verschieden stark mit Eosin (manchmal auch schwach mit Hämatoxylin), enthält nicht selten Vakuolen und gelegentlich Krystalloide. Die Schilddrüse erhält unverhältnismäßig viel Blut zugeführt. Die kleinen Arterien sind zum Teil verschlußfähige Polsterarterien.

Das Sekret dürfte zum Teil von den Epithelzellen direkt in das die Follikel umgebende Kapillarnetz abgegeben werden, zum Teil wird es in den Follikeln aufgestapelt, wo es sich zu Kolloid eindickt und krankhafterweise in riesigen Mengen ansammeln kann (Kolloidkropf). Wahrscheinlich wird das in den Follikeln gelegene Kolloid bei Bedarf wieder verflüssigt, von den Drüsenzellen rückresorbiert und dann erst an die Kapillaren abgegeben. Hierfür scheinen die häufig vorkommenden hellen Blasen in den Randpartien des Kolloids zu sprechen.

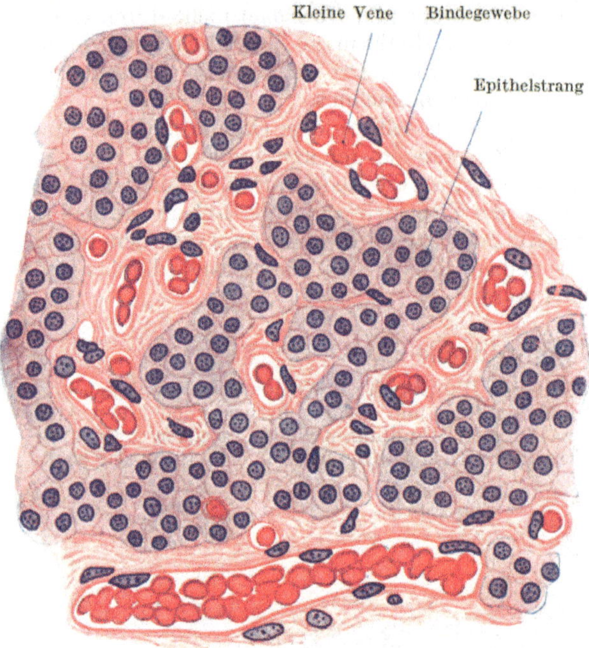

Abb. 92. Epithelkörperchen. 500×.

2. Die Epithelkörperchen (Abb. 92).

Die Epithelkörperchen, **Glandulae parathyreoideae,** entwickeln sich in ähnlicher Weise wie die Thymus aus der 3. und 4. Schlundtasche. Zum Unterschied von der Thymus verschmelzen die vier Anlagen nicht miteinander und bleiben zeitlebens epithelial.

Sie werden im wesentlichen von dichtgedrängten Strängen und Haufen kleiner polyedrischer Epithelzellen gebildet, zwischen denen sich spärliches Bindegewebe und sehr zahlreiche dünnwandige Blutgefäße finden. Die Epithelzellen sind nur schwach färbbar und scharf begrenzt. Eine feine Körnelung des Cytoplasmas ist nur schwer nachweisbar.

Manchmal finden sich scharf abgegrenzte Gruppen größerer, deutlich oxyphil gekörnter Epithelzellen eingesprengt. Gelegentlich kommen auch mit einer kolloidartigen Masse gefüllte Follikel vor.

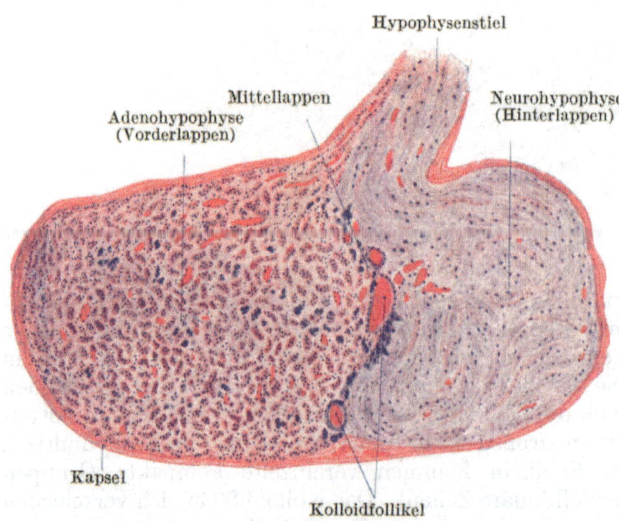

Abb. 93. Hypophyse. Medianschnitt. 8×.

3. Der Hirnanhang (Abb. 93, 94).

Die **Hypophyse** (gr. *hypo* unter, *phyo* wachsen) besteht aus zwei ihrer Herkunft und ihrem Bau nach verschiedenen Anteilen, einem Vorderlappen, Adenohypophyse, und einem Hinterlappen, Neurohypophyse (Abb. 93).

Die *Adenohypophyse* geht aus der RATHKE*schen Tasche,* einer dorso-medianen Ausstülpung der Mundbucht, hervor und bildet den eigentlichen Drüsenanteil. Die

Neurohypophyse ist eine Vorbuchtung der *Zwischenhirnbasis.* Während erstere sich von ihrem Mutterboden vollständig abschnürt, bleibt letztere zeitlebens mit der Hirnbasis durch den Hypophysenstiel in Verbindung.

Die **Adenohypophyse** (Abb. 94) besteht aus soliden Zellsträngen und -ballen, zwischen denen sich spärliches Bindegewebe mit zahlreichen Blutgefäßen, namentlich ganz dünnwandigen Venen und Kapillaren, findet. Die Zellstränge bestehen teils aus **chromophoben** *(Hauptzellen)*, teils aus **chromophilen Zellen.** Das Cytoplasma der ersteren ist ungekörnt und kaum färbbar, das der letzteren gekörnt. Je nachdem sich die Körnchen mit sauren oder basischen Farbstoffen färben, unterscheidet man *azido-* und *basophile* (chromophile) Zellen. Wahrscheinlich handelt es sich dabei nicht um verschiedene Funktionszustände ein und derselben Zellart. Zahl und Verteilung der verschiedenen Zellen wechselt beträchtlich unter verschiedenen physiologischen Zuständen. Namentlich im Grenzgebiete zwischen Vorder- und Hinterlappen kommen mit *Kolloid* gefüllte, den Schilddrüsenfollikeln ähnliche Blasen vor (Abb. 93). Dieser Grenzbezirk, *Zona intermedia,* wird auch als *Mittellappen* bezeichnet, der sich aber beim Menschen keineswegs scharf abgrenzen läßt.

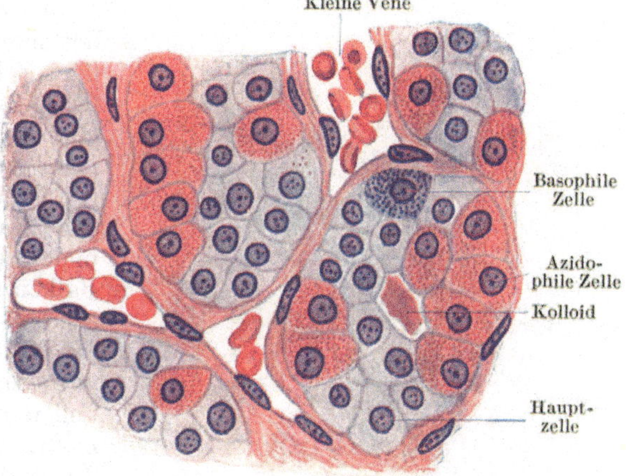

Abb. 94. Aus dem Vorderlappen der Hypophyse. 500 ×.

Die Neurohypophyse (Abb. 93) besteht im wesentlichen aus Gliagewebe, das von Bindegewebe mit Blutgefäßen durchzogen wird. Namentlich im Alter finden sich hier Pigmentablagerungen.

4. Die Zirbeldrüse (Abb. 95).

Die **Epiphyse** *(Glandula pinealis)* besteht aus epitheloiden Zellmassen, die von gliareichem Bindegewebe durchzogen werden. Die Mehrzahl der Zellen ist plasmaarm mit chromatinreichem Kern. Beim Kinde kommen daneben auch Stränge plasmareicher Zellen mit schwach färbbaren Kernen vor. Namentlich bei älteren Leuten findet man in der Zirbel regelmäßig *Hirnsand,* **Acervulus cerebri,** konzentrisch geschichtete Kalkkonkremente mit himbeerartiger höckeriger Oberfläche. Die endokrine Funktion der Epiphyse ist nicht mit Sicherheit erwiesen.

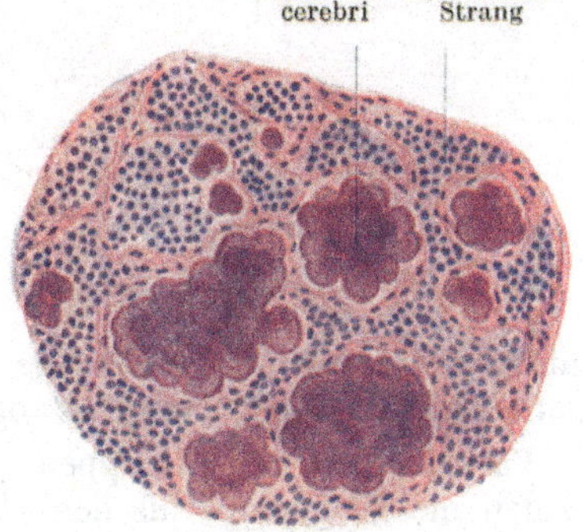

Abb. 95. Zirbeldrüse. 80 ×.

5. Die Nebenniere (Abb. 96).

Die **Glandula suprarenalis** besteht, ähnlich wie die Hypophyse, aus zwei verschiedenartigen Anteilen, einer Rinden- und einer Marksubstanz. Erstere entwickelt sich aus dem Coelomepithel, ist somit mesodermaler Herkunft, letztere ist ein Paraganglion (parasympathisches Organ), besteht aus chromaffinem Gewebe, geht aus der Sympathikusanlage hervor und ist demnach ektodermaler Herkunft. Die ganze Nebenniere wird von einer gemeinsamen *Kapsel* umschlossen, von der zarte bindegewebige Scheidewände in das Innere eintreten. Sie enthalten zahlreiche weite Kapillaren.

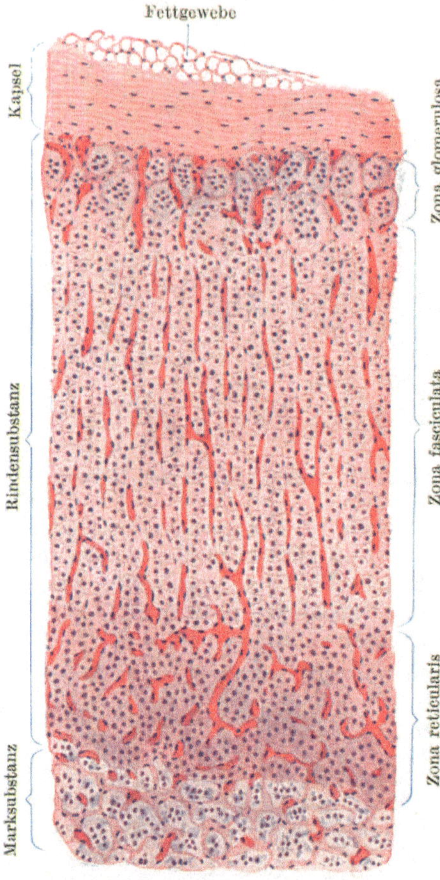

Abb. 96. Nebenniere. 80×.

An der **Rindensubstanz** unterscheidet man nach der Anordnung der soliden Zellmassen eine Zona glomerulosa, fasciculata und reticularis. In der **Zona glomerulosa** sind die Epithelzellen zu mehr weniger kugeligen Gruppen angeordnet. In der **Zona fasciculata,** die den Hauptteil der Rinde ausmacht, bilden die Zellen radiär angeordnete Balken und zeigen infolge ihres Lipoidgehaltes eine vakuoläre Beschaffenheit. Die **Zona reticularis** besteht aus mehr netzartig angeordneten Balken. Die Zellen enthalten ein gelbbraunes Pigment, so daß diese Schicht im frischen Zustande bräunlich erscheint.

Die empfindlichen und bei der Fixierung sehr leicht schrumpfenden Zellen der **Marksubstanz** sind vor allem durch ihre Chromaffinität ausgezeichnet; sie färben sich bei Behandlung mit Chromsäure und chromsauren Salzen bräunlich und enthalten eine blutdrucksteigernde Substanz, das **Adrenalin,** das direkt in die Blutbahn gelangt. Die Anordnung der Zellen ist keine gesetzmäßige. Sie bilden zum Teil netzartige Verbände, zum Teil mehr isolierte Ballen. Die Marksubstanz ist sehr reich an dünnwandigen Venen, die den chromaffinen Zellen unmittelbar anliegen und sich in einer weiten *Vena centralis* sammeln. Die zahlreichen *sympathischen Nerven* bilden namentlich in der Marksubstanz dichte Geflechte mit eingelagerten Ganglienzellen.

Paraganglien, d. h. Gruppen von chromaffinen Zellen, finden sich außerdem in den meisten sympathischen Geflechten. Hierher gehören auch das **Glomus caroticum** an der Teilungsstelle der A. carotis communis und die **Zuckerkandlschen Organe** am Ursprunge der A. mesenterica caudalis.

IV. Die Verdauungsorgane.

Das Verdauungsrohr wird im allgemeinen (von innen nach außen) aus folgenden Schichten aufgebaut:

Tunica mucosa: Lamina epithelialis — Lamina propria — Lamina muscularis mucosae.

Tela submucosa.

Tunica muscularis: Stratum circulare — Stratum longitudinale.
Tunica serosa bzw. Adventitia.

Man unterscheidet kutane und echte Schleimhäute. Die **kutane Schleimhaut** trägt ein geschichtetes, im allgemeinen nicht verhorntes Plattenepithel und eine aus fibrillärem Bindegewebe bestehende Lamina propria. Sie zeigt somit eine gewisse Ähnlichkeit mit der äußeren Haut und hat daher auch ihren Namen erhalten.

Die **echte Schleimhaut** trägt ein Zylinderepithel. Ihre Lamina propria ist zellreich und steht dem lympho-retikulären Gewebe mindestens nahe. Der Anfangsteil des Verdauungsschlauches (Mundhöhle, Pharynx, Oesophagus) ist mit einer kutanen, alle übrigen Teile sind mit einer echten Schleimhaut ausgekleidet.

Die **Lamina muscularis mucosae** besteht gewöhnlich aus mehreren Lagen glatter Muskulatur, erreicht aber nirgends die Mächtigkeit der (mit Ausnahme des Anfangsteiles des Oesophagus) gleichfalls aus glatter Muskulatur gebildeten **Tunica muscularis.**

Die **Submucosa** besteht aus derben Bündeln fibrillären Bindegewebes und enthält in größerer oder geringerer Menge Fettgewebe und die größeren Blutgefäße.

Die **Tunica serosa** findet sich an allen Abschnitten des Verdauungsrohres, die eine freie Oberfläche besitzen, somit am Magen und Darm (bis zum kaudalen Abschnitt des Rectums) und besteht aus einer dünnen Bindegewebslage, die nach außen vom endothelartigen *Peritonealepithel* überkleidet wird und dadurch eine glatte Oberfläche erhält. An Abschnitten, wo das Verdauungsrohr mit Nachbarorganen in Verbindung steht und somit keine freie Oberfläche besitzt, findet sich an Stelle der Tunica serosa eine nur aus lockerem Bindegewebe bestehende **Adventitia.**

Das ganze Bindegewebsgerüst des Darmrohres besteht aus schräg zur Längsachse des Darmes und zugleich schraubig verlaufenden Zügen, die sich unter annähernd rechtem Winkel überkreuzen. Demnach zeigt dieses Gerüst einen ähnlichen Bau wie ein Gasschlauch oder eine Kabelhülle.

Die im Verdauungsschlauch vorkommenden Drüsen teilt man in **Wand-** und **Anhangsdrüsen** ein. Erstere liegen teils in der Lamina propria, teils in der Submucosa, letztere außerhalb des Verdauungsrohres. Ihr Ausführungsgang mündet aber an der Schleimhautoberfläche aus. Sie haben sich von jenem Oberflächenepithel aus entwickelt, wo ihre Ausmündung erfolgt. Zu den Anhangsdrüsen des Verdauungskanales gehören die großen Kopfspeicheldrüsen, die Leber und die Bauchspeicheldrüse.

1. Die Speicheldrüsen.

Die in der Mundhöhle, dem Pharynx und Oesophagus vorkommenden Wand- und Anhangsdrüsen bilden mit Einschluß des Pankreas die Gruppe der Speicheldrüsen. Es handelt sich dabei im allgemeinen um *zusammengesetzte tubulo-alveoläre* Drüsen. Die Speicheldrüsen teilt man ein nach dem Verhalten der Endstücke und auch nach dem Sekret in a) seröse oder Eiweißdrüsen, b) muköse oder Schleimdrüsen und c) gemischte Drüsen. Die Endstücke besitzen ein *Glandilemm*; namentlich in den mukösen Endstücken finden sich diesem innen aufgelagert *Korbzellen.*

Die **serösen Drüsenendstücke** (Abb. 97) sind ausgezeichnet durch *zwischenzellige Sekretkapillaren*, durch eine enge, oft nur punktförmige Lichtung, durch (azidophil) gekörntes Cytoplasma. Die Zellkerne liegen zwar im basalen Abschnitt der Zellen, sind aber nicht wandständig und plattgedrückt, sondern mehr oder weniger rund.

In den **mukösen Endstücken** (Abb. 97) fehlen Sekretkapillaren. Die Lichtung ist

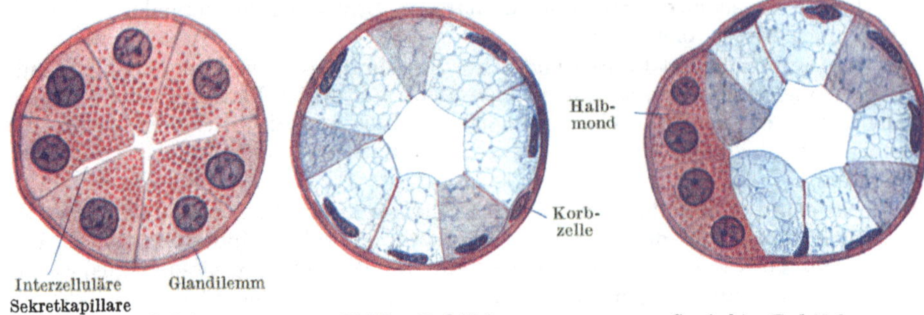

Abb. 97. Querschnitte durch Endstücke von Speicheldrüsen.

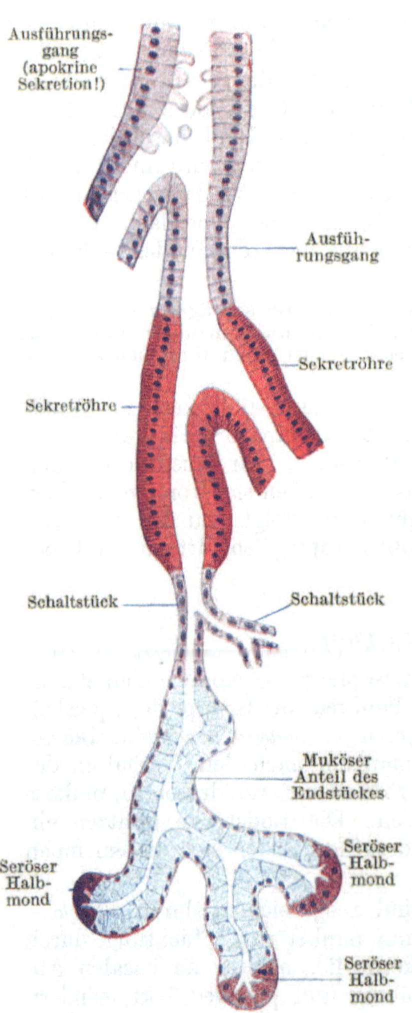

Abb. 98. Schema des Endstückes und Ausführungssystemes einer (gemischten) Speicheldrüse.

gewöhnlich weit, die Zellgrenzen sind deutlich. Die Zellen zeigen einen wabigen Bau des Cytoplasmas, das sich mit Schleimfärbemitteln bald stärker, bald schwächer färbt. Die Zellkerne sind wandständig und plattgedrückt.

Die **gemischten Endstücke** (Abb. 97) enthalten sowohl muköse als auch seröse Drüsenzellen. Die Anordnung ist dabei in der Regel so, daß einem mukösen Endstück seröse Drüsenzellen in Form eines halbmondförmigen **Randzellenkomplexes** *(Lunula,* v. EBNER*scher* oder GIANUZZI*scher Halbmond)* aufsitzen. Die Halbmonde zeigen interzelluläre Sekretkapillaren, die mit der Lichtung in Verbindung stehen. In den gemischten Drüsen finden sich neben gemischten rein muköse und auch rein seröse Endstücke.

Die angegebenen Unterschiede zwischen serösen und mukösen Drüsenzellen sind nur während der Sekretion deutlich. Im Zustande vollständiger Ruhe ist ein seröses Endstück von einem mukösen nur durch das Vorhandensein (der nicht immer leicht nachweisbaren) Sekretkapillaren zu unterscheiden. Außer den echten Halbmonden kommen in mukösen Endstücken auch Gruppen sekretleerer Schleimzellen als *Pseudolunulae* (STÖHR*sche Halbmonde*) vor, denen aber naturgemäß Sekretkapillaren fehlen.

In allen Schleimzellen der mukösen und gemischten Endstücke kommen in wechselnder Menge **Atraktosomen** vor. Es sind das Einschlüsse einer wahrscheinlich eiweißhaltigen Substanz, die nur bei bestimmten Färbearten deutlich hervortreten. Ihre Gestalt ist sehr mannigfaltig. Am häufigsten finden sich Spindel- und Wetzsteinformen, daneben aber auch Stäbchen, Fäden, Tropfen und Körner.

Am **Ausführungssystem** der großen Speicheldrüsen (Abb. 98) lassen sich drei

Abschnitte unterscheiden: a) die Schaltstücke oder Isthmen, b) die Sekretröhren oder Streifenstücke, c) die eigentlichen Ausführungsgänge.

Die **Schaltstücke** bilden die unmittelbare Fortsetzung der Endstücke. Es sind enge, mit einem einfachen niedrigen Epithel ausgekleidete sich verzweigende Gänge.

Die **Sekretröhren,** die sich ebenfalls verzweigen, schließen an die Schaltstücke an. Die sie auskleidenden Zylinderzellen sind azidophil (Rotfärbung mit Eosin!) und zeigen in ihrem basalen Abschnitt eine parallele Streifung, weshalb sie auch als *Streifenstücke* bezeichnet werden. Jeder Streifen erscheint aus einer Körnchenreihe zusammengesetzt. Sie sondern die *Speichelsalze* ab. Die Sekretröhren liegen noch innerhalb der Drüsenläppchen zwischen den Endstücken.

Die **eigentlichen Ausführungsgänge,** in die die Sekretröhren einmünden, sammeln sich zu immer größer werdenden Gängen und schließlich zum Hauptausführungsgang. Ihr Zylinderepithel zeigt apokrine Sekretionserscheinungen. In den kleinen Ausführungsgängen ist das Epithel einschichtig, in den größeren zweistufig, im Hauptgang zum Teil geschichtet. Der zu jedem Läppchen gehörige Ausführungsgang verläuft im interlobulären Bindegewebe.

Rein **seröse Drüsen** sind: die Glandula parotis, das Pankreas, die v. EBNERschen Drüsen in der Geschmacksgegend der Zunge. Rein **muköse Drüsen** sind: die Drüsen im hinteren Mundhöhlenabschnitt, zu denen die Drüsen des Zungengrundes (WEBERsche Drüsen) und die Gaumendrüsen gehören; die Mehrzahl der Pharynxdrüsen und die Oesophagusdrüsen. **Gemischte Drüsen** sind: die Glandula submandibularis und sublingualis, die Lippen- und Wangendrüsen und die Glandula apicis linguae (NUHNsche Drüse).

a) Die großen Kopfspeicheldrüsen (Abb. 99—101).

Die **Glandula parotis** (Abb. 99) ist ausgezeichnet durch sehr dicht liegende rein seröse Endstücke. Das intralobuläre Bindegewebe, in dem sich stets in größerer Zahl Fettzellen befinden, ist außerordentlich spärlich entwickelt. Die

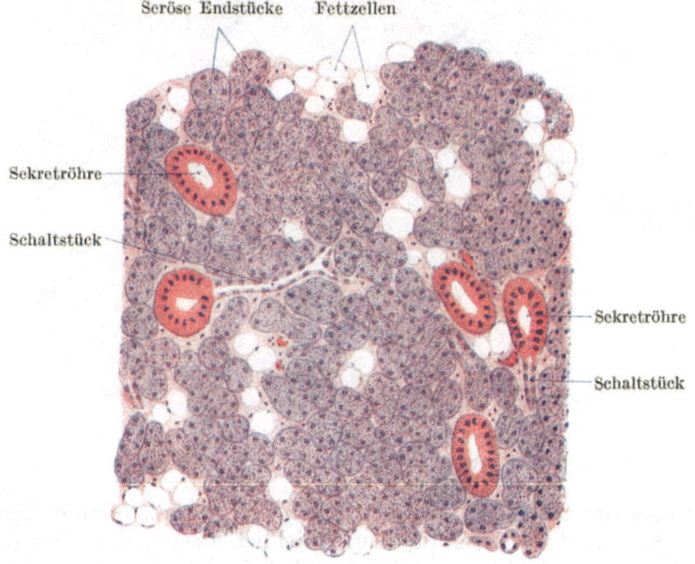

Abb. 99. Glandula parotis. 120×.

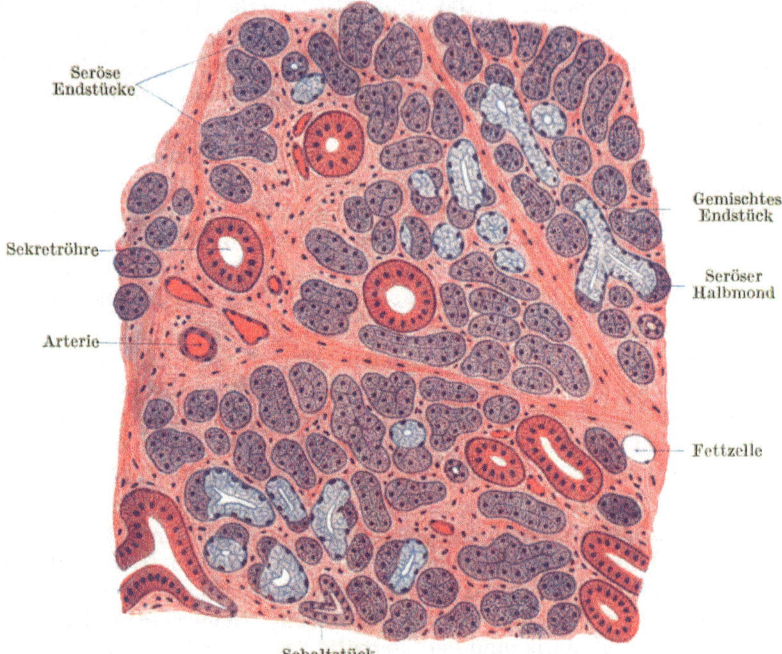

Abb. 100. **Glandula submandibularis.** 120×.

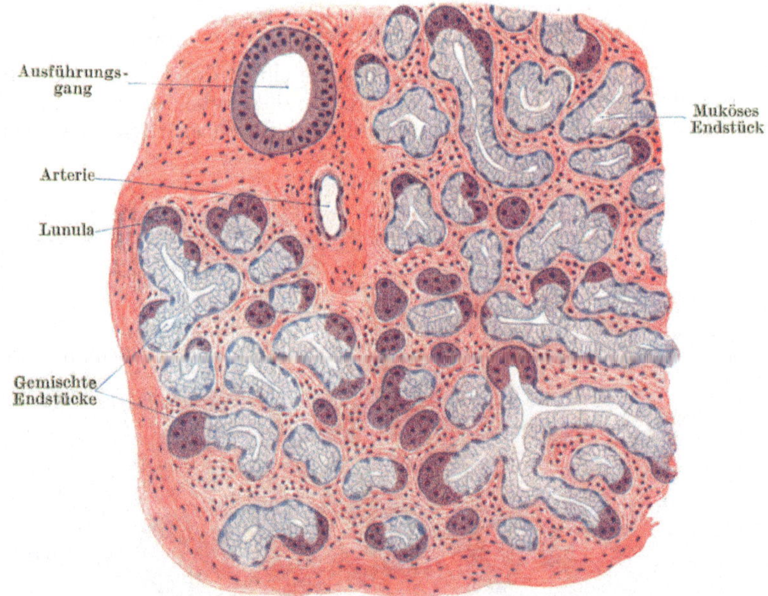

Abb. 101. **Glandula sublingualis.** 120×.

Schaltstücke sind auffallend lang und von einem ganz platten Epithel ausgekleidet. Die Sekretröhren sind gut und reichlich ausgebildet. Der Ductus parotideus trägt ein geschichtetes Zylinderepithel, in dem Becherzellen vorkommen.

Die **Glandula submandibularis** (Abb. 100) ist eine gemischte Drüse von vorwiegend serösem Charakter. Neben gemischten Endstücken kommen in großer Zahl auch rein seröse vor, während rein muköse fehlen. Die Schaltstücke zeigen ein mehr kubisches Epithel. Die Sekretröhren sind gut entwickelt.

Die **Glandula sublingualis** ist eine gemischte Drüse von vorwiegend mukösem Charakter. Neben zahlreichen rein mukösen und gemischten Endstücken finden sich spärlich rein seröse Endstücke. Schaltstücke und Sekretröhren fehlen im allgemeinen und die Endstücke gehen direkt in kleine Ausführungsgänge über. Nur vereinzelt kommen gut ausgebildete Streifenstücke vor.

b) Die Bauchspeicheldrüse (Abb. 102, 103).

Das **Pankreas** besteht aus einem *exokrinen* und einem *endokrinen Anteil.* Ersterer ist eine rein seröse Drüse, letzterer wird durch die LANGERHANSschen Inseln (Inselorgan) gebildet.

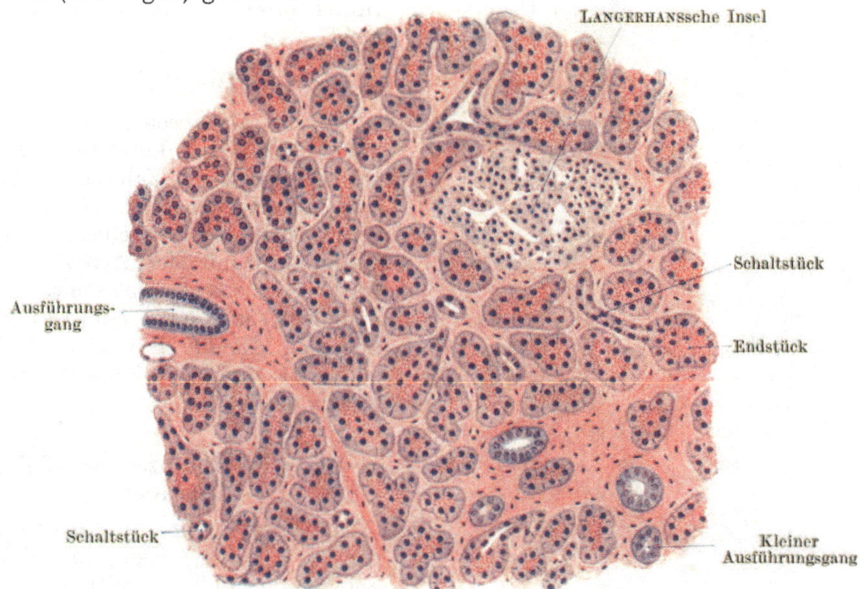

Abb. 102. Pankreas. 120×.

Der **exokrine Anteil** unterscheidet sich von der Parotis dadurch, daß in den Endstücken eine *Zymogenkörnchenzone* und *zentroazinäre Zellen* vorhanden sind, und durch das Fehlen von Sekretröhren. Fettzellen sind selten.

Die **Zymogenkörnchenzone** kommt dadurch zustande, daß die körnigen Vorstufen des Sekretes, die azidophilen Zymogenkörnchen, nicht gleichmäßig über die ganze Zelle verteilt sind, sondern nur die zentrale Hälfte jeder Zelle einnehmen.

Die **zentroazinären Zellen** (Abb. 103) sind Zellen des *Schaltstückes,* die mehr oder weniger weit in die Lichtung des Endstückes hinein vorgeschoben erscheinen. Da diese Zellen im allgemeinen nicht bis an das Ende der Lichtung reichen, so sieht man wohl in vielen, aber keineswegs in allen Querschnitten von Endstücken die zentral gelegenen Kerne der zentroazinären Zellen.

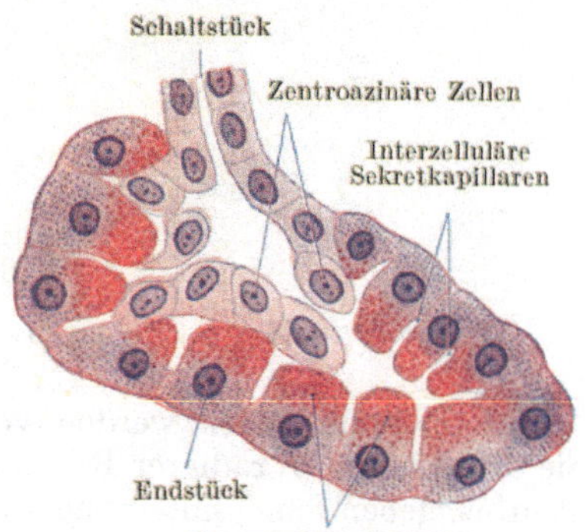

Abb. 103. Drüsenendstück des Pankreas. 500×.

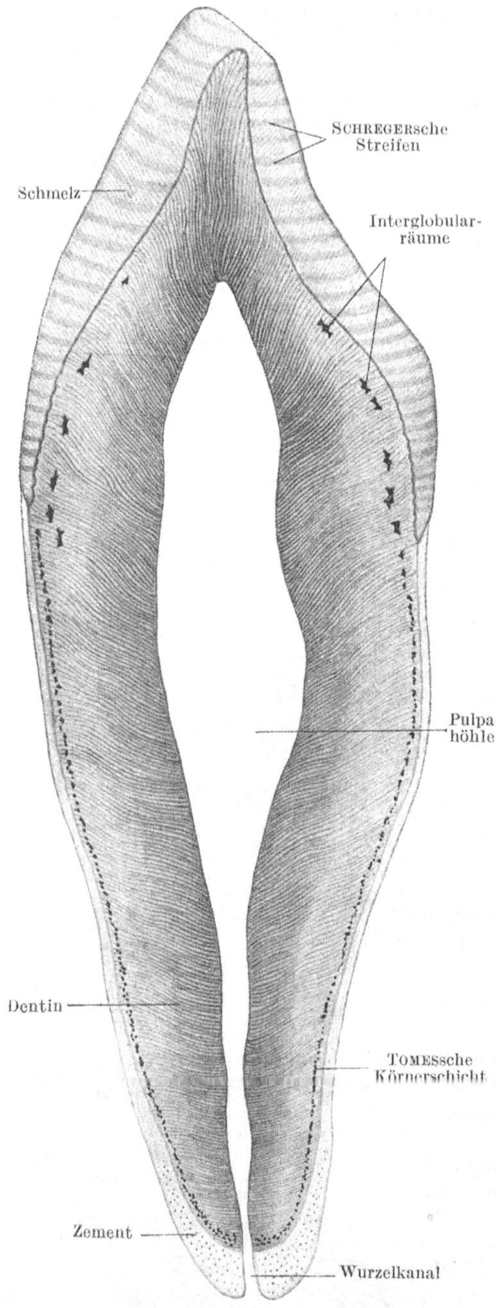

Abb. 104. Eckzahn. Längsschliff. 9 ×.

Die **LANGERHANSschen Inseln** oder *intertubulären Zellhaufen* sind verschieden große, kugelige bis eiförmige Zellgruppen, die zwischen die exokrinen Endstücke regellos eingelagert und oft durch eine Art bindegewebiger Kapsel scharf abgegrenzt sind. Sie bestehen aus netzartig verbundenen Strängen von kleinen, schwach färbbaren Zellen, denen zahlreiche Kapillaren und kleine Venen dicht anliegen. Die Inselzellen liefern das *Insulin*, das als Inkret direkt in die Blutbahn gelangt.

2. Die Zähne.

Jeder Zahn besteht aus Hart- und Weichteilen. Letztere erfüllen als Zahnpulpa die Zahnhöhle (Pulpahöhle) und den Wurzelkanal und verbinden als Wurzelperiost die Zahnwurzel mit der Alveole. Die Hartsubstanzen sind das Dentin oder Zahnbein (Substantia eburnea), der Schmelz (Email, Substantia adamantina) und der Zement (Substantia ossea).

a) Die Hartsubstanzen des Zahnes (Abb. 104).

Das **Dentin,** die Hauptmasse des ganzen Zahnes, liegt in dicker Schicht der Pulpa unmittelbar auf. Im Bereiche der Krone erhält es einen kappenartigen Schmelzbelag, im Bereiche der Zahnwurzel wird es von einer Zementschicht überzogen. Das Zahnbein ist härter als Knochen und besteht aus einer Grundsubstanz, die von zahlreichen Kanälchen, den Zahnkanälchen (Dentinröhrchen), durchzogen wird. Die Grundsubstanz wird von leimgebenden, parallel zur Oberfläche des Zahnbeines verlaufenden Fibrillen und einer verkalkten Kittmasse (Interfibrillarsubstanz) gebildet.

Die **Zahnkanälchen** werden von den Fortsätzen der Odontoblasten erfüllt. Sie durchsetzen in radiärer Richtung, leicht wellig gebogen, die ganze Dicke des Dentins, geben feine, miteinander anastomosierende Seitenästchen ab und enden unter wiederholter gabeliger Teilung an der Oberfläche des Dentins.

Feine Ausläufer der Zahnkanälchen können auf eine kurze Strecke noch in den Schmelz bzw. den Zement eindringen. Jedes Zahnkanälchen wird von einer besonderen, isolierbaren Wandung, der NEUMANN*schen Scheide,* umgeben. In den oberflächlichen Anteilen des Dentins finden sich unverkalkt gebliebene Partien der Grundsubstanz, die an mazerierten Zähnen als buckelig begrenzte Hohlräume erscheinen und als *Interglobularräume* bezeichnet werden. Im Bereiche des Wurzelteiles sind diese Räume sehr klein, so daß sie bei schwacher Vergrößerung der oberflächlichen Dentinschicht ein körniges Aussehen verleihen (TOMES*sche Körnerschicht*).

Der **Schmelz** besitzt die Härte des Quarzes und ist die härteste Substanz des tierischen Körpers. Er besteht aus sechsseitigen verkalkten Prismen, den *Schmelzprismen,* die durch geringe Mengen unverkalkter Kittsubstanz miteinander verbunden sind. Die Schmelzprismen verlaufen annähernd radiär und zeigen leicht wellige Biegungen und Überkreuzungen. Die Oberfläche des unversehrten Schmelzes wird von einem dünnen homogenen, verkalkten Häutchen, dem *Schmelzoberhäutchen (Cuticula dentis)*, überzogen.

An Längsschliffen durch einen Zahn zeigt der Schmelz eine annähernd quere Streifung (SCHREGER*sche Streifen*), die durch Reflexion des Lichtes der verschieden gerichteten Schmelzprismen zustande kommt.

Der **Zement** besteht aus echtem, vorherrschend geflechtartigem *Knochengewebe,* in das zahlreiche SHARPEY*sche Fasern* einstrahlen. Im Bereiche der Wurzelspitze ist der Zementbelag am dicksten. Hier enthält er auch unregelmäßig gelagerte Knochenzellen, die sich in der dünnen Zementschicht weiter gegen den Zahnhals hin allmählich verlieren. Im Bereiche des Zahnhalses greift der Zement etwas über den Schmelz hinweg.

b) Die Weichteile des Zahnes.

Die **Zahnpulpa** (Abb. 105) besteht aus einem dem embryonalen Bindegewebe nahestehenden zellreichen Gewebe mit zahlreichen Nerven und Blut-

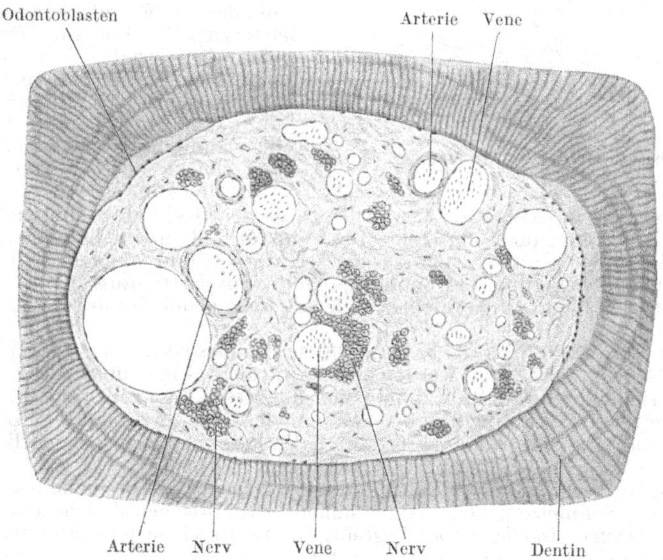

Abb. 105. Zahnpulpa. Querschnitt durch die Wurzel eines Milchzahnes. 100×.

gefäßen. An der Oberfläche der Pulpa findet sich eine fortlaufende Lage länglicher bis birnförmiger Zellen, die **Odontoblasten** *(Zahnbeinbildner)*, die je einen langen Spitzenfortsatz als **Zahnfaser** in ein Dentinkanälchen und kurze basale

Fortsätze in die Pulpa entsenden (Abb. 108). Mit den Zahnfasern dringen feinste Nervenfasern in das Dentin ein.

Das **Wurzelperiost** stellt die Verbindung zwischen Zahnwurzel und Alveolenwand her. Von ihm strahlen Faserbündel als SHARPEY*sche Fasern* teils in die knöcherne Alveole, teils in den Zement der Zahnwurzel ein.

Als *Ligamentum circulare dentis* werden die annähernd horizontal verlaufenden Bündel im Bereiche des Zahnhalses bezeichnet.

Das *Zahnfleisch (Gingiva)* ist der mit dem Zahnhals in Verbindung stehende Teil der Mundhöhlenschleimhaut, in den Faserbündel des Ligamentum circulare eintreten.

c) Die Zahnentwicklung (Abb. 106, 107, 108).

Im zweiten Embryonalmonat verdickt sich im Bereiche der Kieferränder das Mundhöhlenepithel und wächst als hufeisenförmige **Zahnleiste** in das unterliegende Mesenchymgewebe ein. Aus dieser zunächst kontinuierlichen Zahnanlage entstehen die Anlagen der einzelnen Milchzähne dadurch, daß an der vestibularen Fläche der Zahnleiste entsprechend der Zahl der Milchzähne kolbige Verdickungen, die **Zahnkolben,** auftreten. Jedem Zahnkolben wuchert Mesenchymgewebe in Form einer **Papille** entgegen und stülpt diesen ein. Auf dieser Entwicklungsstufe (Abb. 106) besteht somit jede Zahnanlage aus einem mesenchymalen Anteil, der Zahnpapille, und einem epithelialen, kappenartigen Überzug, dem *Schmelzorgan.* Die Zahnanlage schnürt sich immer mehr und mehr von der Zahnleiste ab, bleibt aber noch einige Zeit mit dieser durch einen epithelialen Stiel, den *Kolbenhals,* in Verbindung. Später bildet sich sowohl der Kolbenhals als auch die Zahnleiste zurück. Von ihr bleibt nur der tiefste Teil erhalten. Außerdem sind Reste der Zahnleiste in Form von Epithelnestern (Epithelperlen), die häufig eine den HASSALLschen Körperchen ähnliche konzentrische Schichtung zeigen, noch längere Zeit nachzuweisen (Abb. 107).

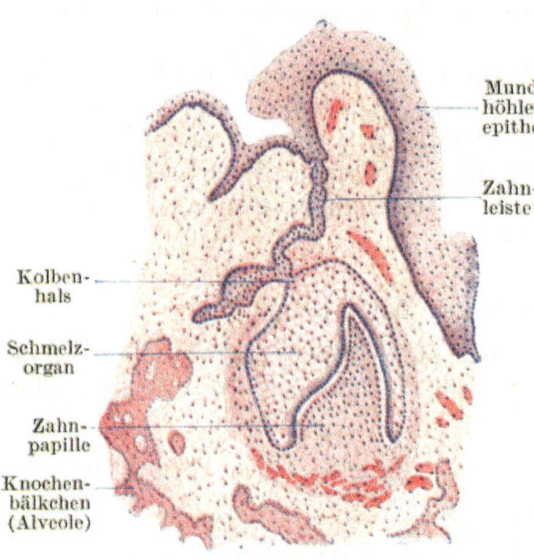

Abb. 106. Zahnentwicklung. Frühes Stadium. 25×.

Im **Schmelzorgan** (Abb. 107) bewahrt nur die oberflächlichste und tiefste Zellage ihre epitheliale Anordnung und bildet das **äußere** und **innere Schmelzepithel.** Die dazwischenliegenden Epithelzellen werden sternförmig und wandeln sich dadurch in ein epitheliales Retikulum, die **Schmelzpulpa** *(Schmelzretikulum),* um. Durch das Wachstum der Zahnanlage verdichtet sich das umgebende Bindegewebe zum *Zahnsäckchen.*

Von den Hartsubstanzen (Abb. 107, 108) des Zahnes ist nur das Email epithelialer Herkunft. Dentin und Zement werden ebenso wie die Pulpa vom Mesenchym gebildet. An der Oberfläche der Papille wandeln sich die Mesenchymzellen zu Odontoblasten um. Sie liefern das Zahnbein, und zwar zunächst in unverkalktem Zustande als sog. *Prädentin,* das sich erst später durch Verkalkung in das eigentliche Dentin umwandelt.

Etwas später beginnt die Schmelzbildung durch das im Bereiche der Zahnkrone liegende innere Schmelzepithel, das aus hohen, prismatischen Zellen, den **Adamantoblasten** *(Ganoblasten, Ameloblasten),* besteht. Das im Bereiche der späteren Zahnwurzel gelegene Schmelzepithel bildet keinen Schmelz und wird als v. BRUNN*sche Epithelscheide* bezeichnet. Durch die wachsende Zahnanlage wird die Schmelzpulpa mehr und mehr verdrängt, so daß zunächst im Bereiche der Kronenspitze das innere an das äußere Schmelzepithel zu liegen kommt. Die Schmelzpulpa bildet gewissermaßen nur einen Platzhalter für den wachsenden Zahn.

Erst kurze Zeit vor dem Durchbruch beginnt die Bildung des Zementes, indem Zellen des Zahnsäckchens und dessen Umgebung sich in Osteoblasten umwandeln und Knochengrundsubstanz liefern.

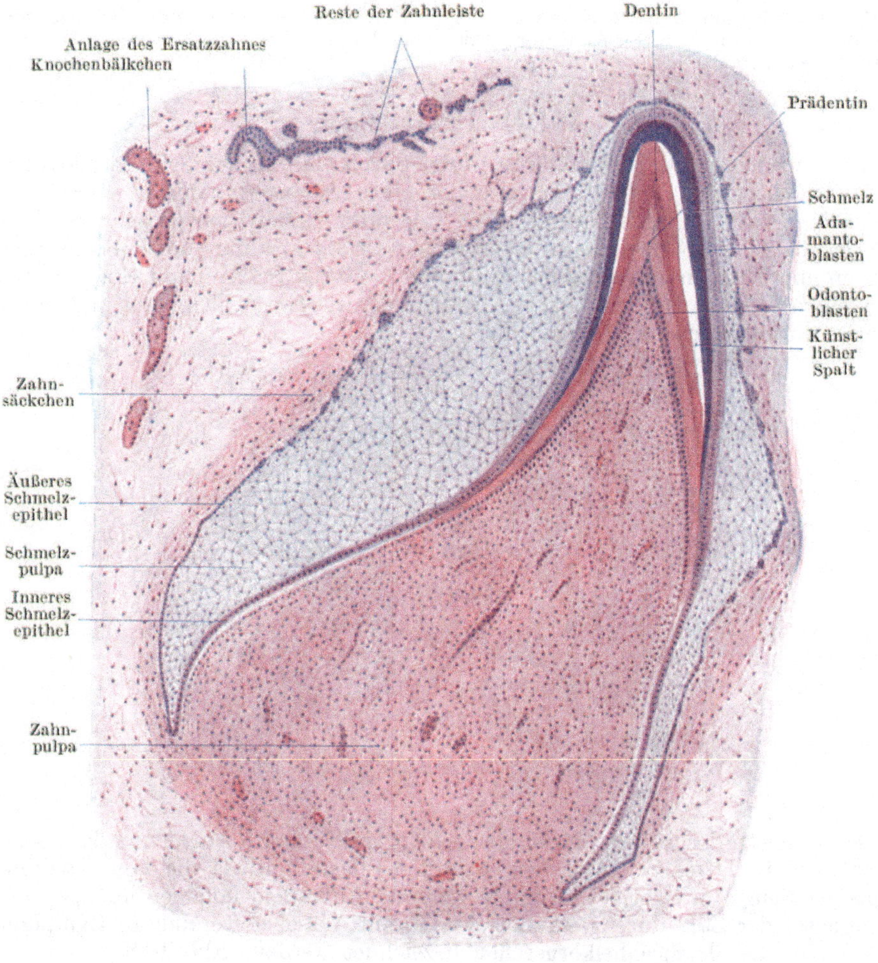

Reste der Zahnleiste
Dentin
Anlage des Ersatzzahnes
Knochenbälkchen
Prädentin
Schmelz
Adamantoblasten
Odontoblasten
Künstlicher Spalt
Zahnsäckchen
Äußeres Schmelzepithel
Schmelzpulpa
Inneres Schmelzepithel
Zahnpulpa

Abb. 107. Zahnentwicklung. Späteres Stadium. 25×.

Schmelzretikulum
Adamantoblasten
Schmelz
Dentin
Prädentin
Odontoblasten
Pulpa

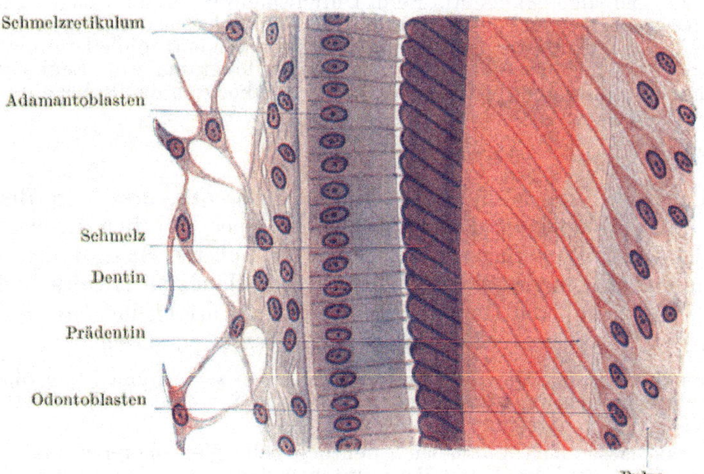

Abb. 108. Zahnentwicklung. Teilstück der Zahnkrone. 500×.

Die Bildung der *bleibenden Zähne* geht in gleicher Weise wie die der Milchzähne vor sich. Sie nimmt ihren Ausgangspunkt von dem erhalten gebliebenen Rest der Zahnleiste (Abb. 107).

3. Die Mundhöhle.

Die Auskleidung der Mundhöhle erfolgt durch eine **kutane Schleimhaut,** die aus geschichtetem Pflasterepithel und der bindegewebigen, zahlreiche Papillen tragenden Lamina propria besteht. Eine Tela submucosa ist nur an jenen Stellen entwickelt, wo die Schleimhaut verschiebbar ist, so am Mundhöhlenboden, an Lippen und Wangen und am weichen Gaumen. Da der Schleimhaut eine Muscularis mucosae fehlt, ist eine scharfe Abgrenzung zwischen Schleimhaut und Submucosa im allgemeinen nicht möglich.

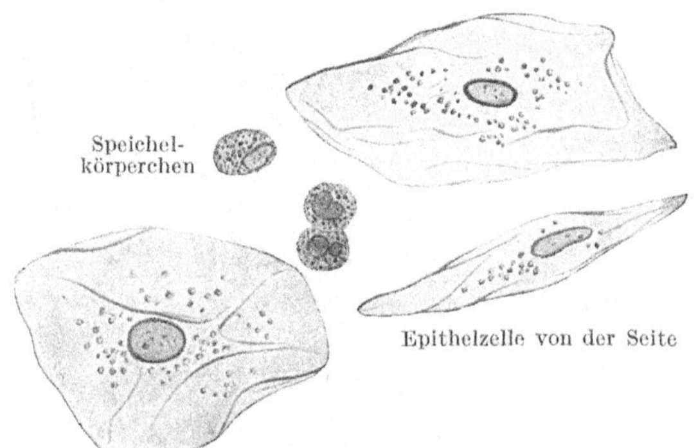

Abb. 109. Körperliche Elemente des Speichels. 560×.

Im Bereiche der ganzen Mundhöhle erfolgt eine lebhafte Abstoßung der oberflächlichsten, platten Zellen des geschichteten Pflasterepithels, die daher stets in größerer Menge im Speichel gefunden werden. Außerdem kommen im Speichel in wechselnder Zahl durchgewanderte, in ihrem Aussehen veränderte Lymphocyten vor, die als **Speichelkörperchen** bezeichnet werden (Abb. 109).

Die Speichelkörperchen stammen zum größten Teil aus den lymphatischen Organen der Mundhöhle (Zungenbälge, Mandeln). Beim Durchwandern durch die engen Interzellularspalten des geschichteten Epithels werden die runden Kerne der Lymphocyten polymorph, zum Teil fragmentiert. Im Cytoplasma tritt eine neutrophile Granulation auf, so daß sich die Speichelkörperchen kaum von neutrophil granulierten Leukocyten unterscheiden lassen. Es ist aber erwiesen, daß auch Leukocyten das Epithel durchwandern können.

a) Die Lippen.

Die Grundlage der Lippen bildet der **M. orbicularis oris,** dessen in Bindegewebe eingebettete Bündel am Lippenquerschnitt quer getroffen erscheinen. Außen wird der Muskel überlagert von behaarter **äußerer Haut,** innen von **Mundhöhlenschleimhaut,** in der sich die gemischten **Glandulae labiales** finden. Der Übergang von der äußeren Haut in die Schleimhaut erfolgt im Bereiche des **Lippensaumes,** der in seiner Ausdehnung dem *Lippenrot* entspricht.

Zwischen den Bündeln des M. orbicularis oris verlaufen zarte Bündel von Skeletmuskulatur in schräger Richtung von innen nach außen. Sie werden in ihrer Gesamtheit als *M. labii proprius* bezeichnet.

Am *Lippensaum* lassen sich, namentlich deutlich beim Neugeborenen, zwei Abschnitte, die *Pars glabra* und die *Pars villosa,* unterscheiden. Zum Unterschiede von der äußeren Haut fehlen in der Pars glabra die Haare und Schweißdrüsen, während sich frei ausmündende *Talgdrüsen* in manchen Fällen noch finden. Ein Stratum corneum ist noch vorhanden. Die Pars villosa bildet einen stärker vorspringenden Wulst,

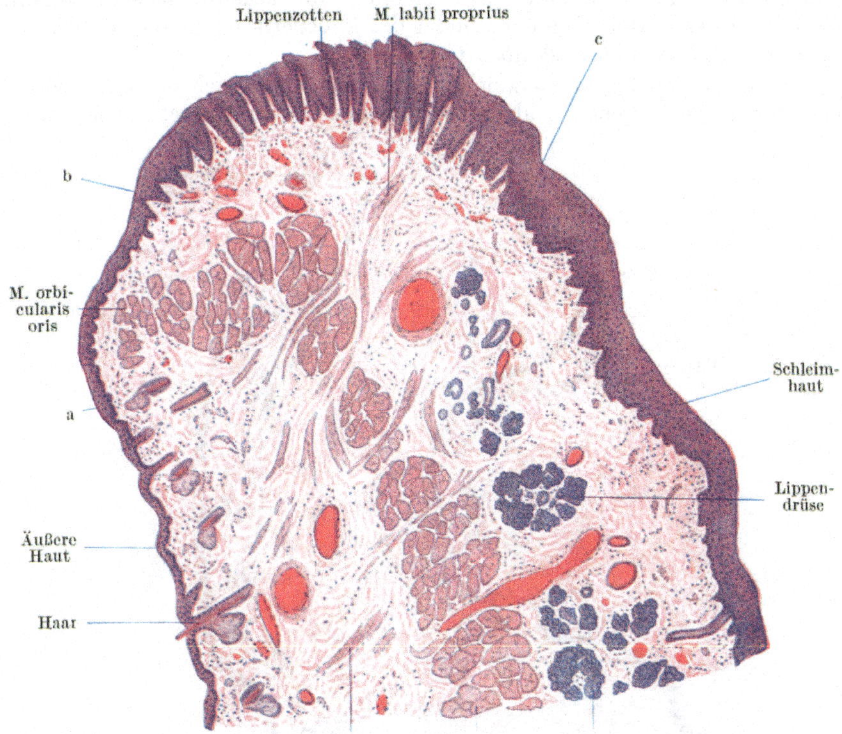

Abb. 110. Unterlippe vom Neugeborenen. a—b Pars glabra, b—c Pars villosa des Lippensaumes. 17×.

den *Lippenwulst*, der durch die plötzlich eintretende Dickenzunahme des Epithels hervorgerufen wird. Ein Stratum corneum fehlt. Das Epithel hat schon mehr den Charakter eines Schleimhautepithels und ist sehr glykogenreich. Besonders auffallend sind die außerordentlich hohen und sehr gefäßreichen Papillen, die beim Säugling die Grundlage freier zottenartiger Epithelerhebungen an der Oberfläche, der *Lippenzotten*, bilden.

b) Die Wangen.

Die Wangen sind entwicklungsgeschichtlich als miteinander verschmolzene Lippen aufzufassen und daher ähnelt auch ihr Bau dem der Lippen. Die Grundlage bildet auch hier Skeletmuskulatur, der **M. bucinatorius,** der außen von **äußerer Haut,** innen von **Schleimhaut** bekleidet wird. Die Lippendrüsen setzen sich als **Glandulae buccales** auf die Wangenschleimhaut fort, fehlen aber in einem mittleren, den Zahnreihen entsprechenden Bezirk, der sog. *Saumgegend* der Wange. Reichliches elastisches Gewebe in allen Schichten der Wange ist der Grund für ihre große Dehnbarkeit.

Beim Säugling setzen sich die Lippenzotten als *Wangenzotten* auf die Saumgegend der Wange fort und ebenso finden sich in der Saumgegend gelegentlich *freie Talgdrüsen.*

c) Der Gaumen.

Da der Gaumen eine Scheidewand zwischen Mund- und Nasenhöhle bildet, zeigt er auf der nasalen Seite eine Bekleidung mit **Nasenhöhlenschleimhaut** (respiratorischer Schleimhaut), auf der oralen mit **Mundhöhlenschleimhaut.** Die Grundlage des harten Gaumens bildet der knöcherne Gaumen, die des weichen Gaumens eine sehnig-muskulöse Grundplatte.

An der oralen Seite des weichen Gaumens findet sich ein mächtiges Lager von submukös gelegenen Schleimdrüsen, **Glandulae palatinae,** das sich gegen den

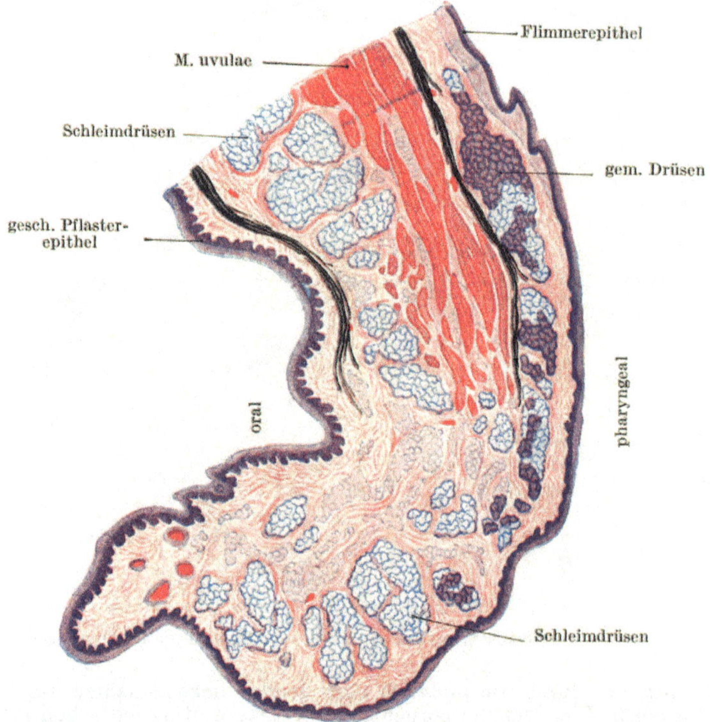

Abb. 111. Uvula. Sagitalschnitt. Elastische Fasern schwarz. 5×.

harten Gaumen hin allmählich verliert, so daß nur im hinteren Abschnitt desselben noch Schleimdrüsen gefunden werden, während der vordere Abschnitt vollständig drüsenfrei ist.

Die Schleimhaut der nasalen Fläche ist gekennzeichnet durch ein mehrstufiges flimmerndes Zylinderepithel mit Becherzellen und durch gemischte, in der Lamina propria gelegene Speicheldrüsen.

In der *Raphe* des harten Gaumens sieht man bei Feten und Neugeborenen weißliche, bis stecknadelkopfgroße, etwas vorragende Knötchen. Es handelt sich um sog. **Epithelperlen,** den HASSALLschen Körperchen ähnliche Epithelreste, die bei der Verschmelzung der Gaumenplatten in die Lamina propria eingeschlossen worden sind. An der Bildung der *Grundplatte* des weichen Gaumens beteiligen sich vor allem die beiden Mm. levatores veli palatini und im Zäpfchen der M. uvulae. Die Mm. tensores veli palatini strahlen sehnig in die Grundplatte ein.

Im Bereiche des weichen Gaumens findet sich sowohl an der oralen wie an der nasalen Seite eine *elastische Längsfaserschicht,* die ihrer Lage nach einer Muscularis mucosae entspricht und somit die Grenze zwischen Lamina propria und Submucosa markiert. An der oralen Fläche bildet diese Faserschicht ein *supraglanduläres,* an der pharyngealen Fläche ein *infraglanduläres Lager.*

Als *Übergangsgebiet* zwischen nasaler und oraler Schleimhaut ist die **Uvula** (Abb. 111) zu betrachten. Das geschichtete Pflasterepithel der oralen Fläche greift beim Erwachsenen auf die dorsale Fläche der Uvula und sogar noch mehr oder weniger weit auf die nasale Fläche des weichen Gaumens über. Auch die Schleimdrüsen sind nicht nur auf die orale Fläche der Uvula beschränkt, sondern können sich auf deren dorsaler Fläche neben den gemischten Drüsen finden. Das geschichtete Pflasterepithel der dorsalen Seite der Uvula unterscheidet sich aber von dem der oralen durch geringere Dicke und schwächere Ausbildung der Papillen. Beim Neugeborenen reicht das Flimmerepithel noch nahezu bis an die Spitze des Zäpfchens und wird erst später allmählich infolge der mechanischen Beanspruchung durch das widerstandsfähigere geschichtete Pflasterepithel der Mundhöhlenschleimhaut verdrängt.

d) Die Zunge.

Die Grundlage der Zunge bildet ein aus Skeletmuskulatur bestehender Muskelkörper, das **Corpus linguae** (Abb. 112). Dieser wird von Mundhöhlenschleimhaut überzogen, wobei das Schleimhautbindegewebe mit dem Perimysium zur sog. *Aponeurosis linguae* verschmilzt. Im Zungenkörper durchflechten sich

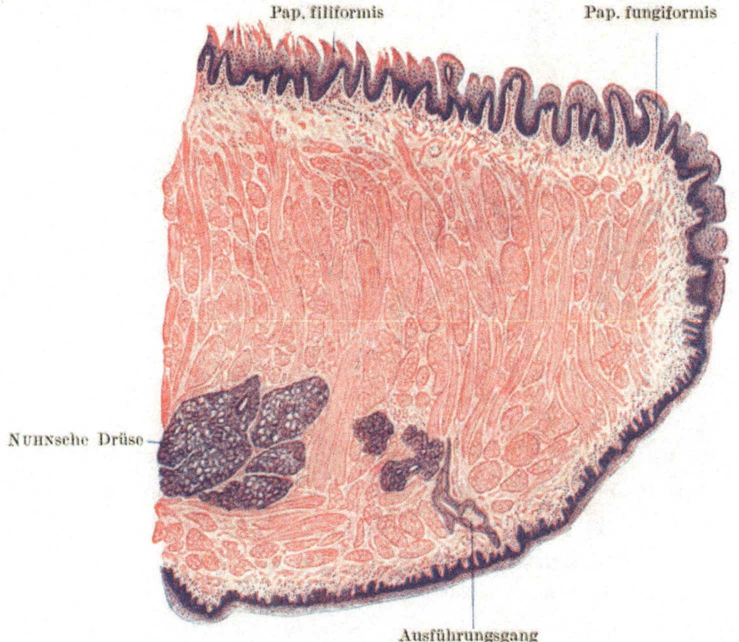

Abb. 112. Zungenspitze. Sagittalschnitt. 7×.

die Muskelbündel ziemlich regelmäßig nach den drei Raumrichtungen, so daß man transversale, longitudinale und vertikale Bündel unterscheiden kann. Die Muskelbündel sind teils Eigenmuskeln der Zunge, teils entspringen sie von benachbarten Skeletteilen. Durch eine mediane bindegewebige Scheidewand, das **Septum linguae**, wird der Muskelkörper (unvollständig) in zwei symmetrische Hälften geteilt.

Die dorsale Fläche der Zunge (Abb. 112) erscheint mit verschieden geformten Erhabenheiten besetzt und daher rauh, die Unterfläche hingegen glatt. An der Dorsalfläche der Zunge lassen sich drei verschiedene Regionen unterscheiden: der *Zungenrücken* (mit der Zungenspitze), die *Geschmacksgegend* und der *Zungengrund*. Der Zungenrücken und die Geschmacksgegend tragen Schleimhautvorragungen, **makroskopische Papillen**, die ihrer Form nach in Papillae filiformes, fungiformes, circumvallatae und foliatae eingeteilt werden. Der Zungengrund zeigt eine höckerige Oberfläche.

Die **Papillae filiformes** (Abb. 112, 113) oder *fadenförmigen Papillen* sind am reichlichsten vertreten und über den ganzen Zungenrücken und die Zungenspitze verbreitet. Sie bilden entweder schmale, nur in eine, oder breitere in mehrere Spitzen auslaufende Schleimhauterhebungen. Die Grundlage wird, wie in allen Zungenpapillen, von der Lamina propria gebildet, die sekundäre (mikroskopische) Papillen trägt. Die epithelialen fadenförmigen Fortsätze zeigen Verhornungserscheinungen. Es treten in den Zellen Keratohyalinkörper auf, ohne daß es aber zur Bildung echter Hornsubstanz kommt. An der Oberfläche der Hornfäden erfolgt, besonders bei Verdauungsstörungen, eine lebhafte Abschilferung von Zellen („belegte Zunge").

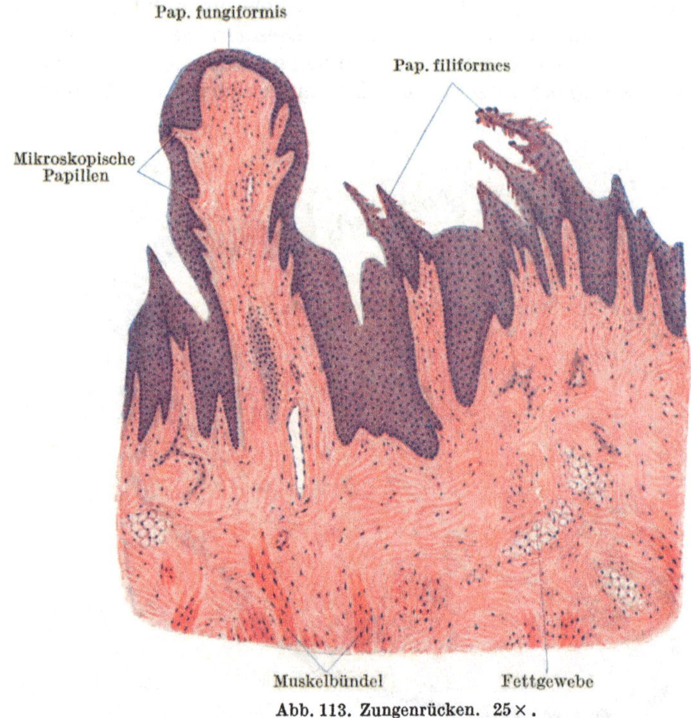

Abb. 113. Zungenrücken. 25×.

Die **Papillae fungiformes** (Abb. 112, 113) oder *pilzförmigen Papillen* finden sich zerstreut zwischen den Papillae filiformes, am reichlichsten an der Zungenspitze. Sie sind an ihrer Basis schmäler als an ihrem freien abgerundeten oder abgeflachten Ende. Ihr Bindegewebskörper trägt stets mikroskopische Papillen, die keine Vorwölbungen der Epitheloberfläche bewirken. Infolge ihres größeren Gefäßgehaltes erscheinen die Papillae fungiformes im Gegensatz zu den weißlichen Papillae filiformes mehr rötlich.

Die **Geschmacksgegend** (Abb. 114) ist ausgezeichnet durch das Vorkommen von Geschmackspapillen (Papillae circumvallatae und foliatae) und von serösen Drüsen (v. EBNERsche Drüsen).

Die (6—12) **Papillae circumvallatae** oder *Wallpapillen* schieben sich, einen nach vorne offenen Winkel, das „*V. linguae*", bildend, an dessen Spitze das *Foramen caecum* liegt, zwischen Zungenrücken und Zungengrund ein. Sie ähneln großen, abgeflachten Papillae fungiformes und sind von einem *Graben* umgeben, der von einem *Wall* begrenzt wird. In der Tiefe des Grabens münden die **serösen Drüsen** ein. Die dem Graben zugekehrte Wand trägt in ihrem Epithelüberzug

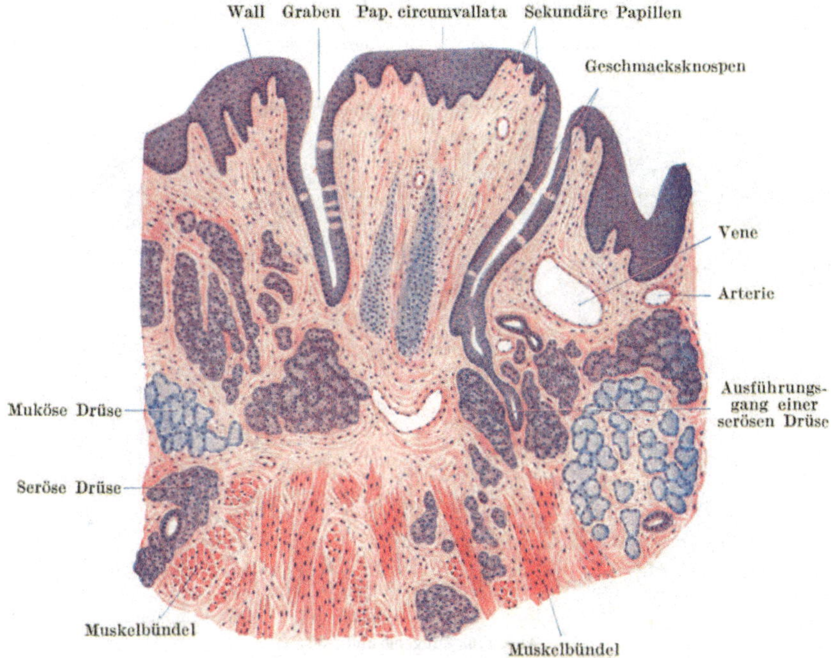

Abb. 114. Pap. circumvallata. 25 ×.

stets Geschmacksknospen, welche in unregelmäßigen, ringsum laufenden (2—9) Reihen angeordnet sind. Auch die gegenüberliegende Wand des Walles führt gewöhnlich Geschmacksknospen in geringerer Zahl.

Die **Geschmacksknospen** (Abb. 115), die Geschmackssinnesorgane, sind knospenförmige, aus Zylinderzellen bestehende Gebilde, die die ganze Höhe des Pflasterepithels durchsetzen. In die Spitze der Knospe senkt sich ein Grübchen, das *Geschmacksgrübchen*, ein, das sich gegen den Graben mit dem *Geschmacksporus* öffnet. In der Geschmacksknospe unterscheidet man zwei (an Schnitten nicht leicht auseinanderzuhaltende) Zellarten: die **Sinnes-** oder **Stiftchenzellen** und die **Stützzellen.** Jede Sinneszelle trägt an ihrem distalen Ende ein kurzes Stiftchen, das in das Geschmacksgrübchen vorragt und steht basal mit einer sich aufzweigenden Faser des N. glossopharyngicus in Kontakt.

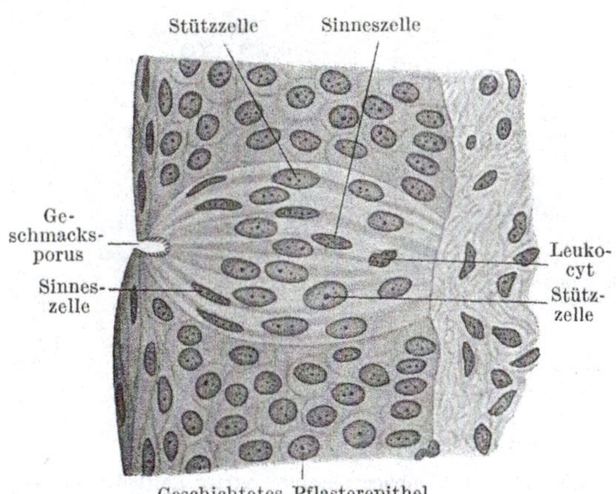

Abb. 115. Geschmacksknospe. 400 ×.

In der Geschmacksgegend, und zwar am seitlichen Zungenrande, findet sich jederseits eine (beim Menschen zurückgebildete) **Papilla foliata.** Sie besteht aus mehreren quergestellten Blättern, die durch tiefe Furchen getrennt werden.

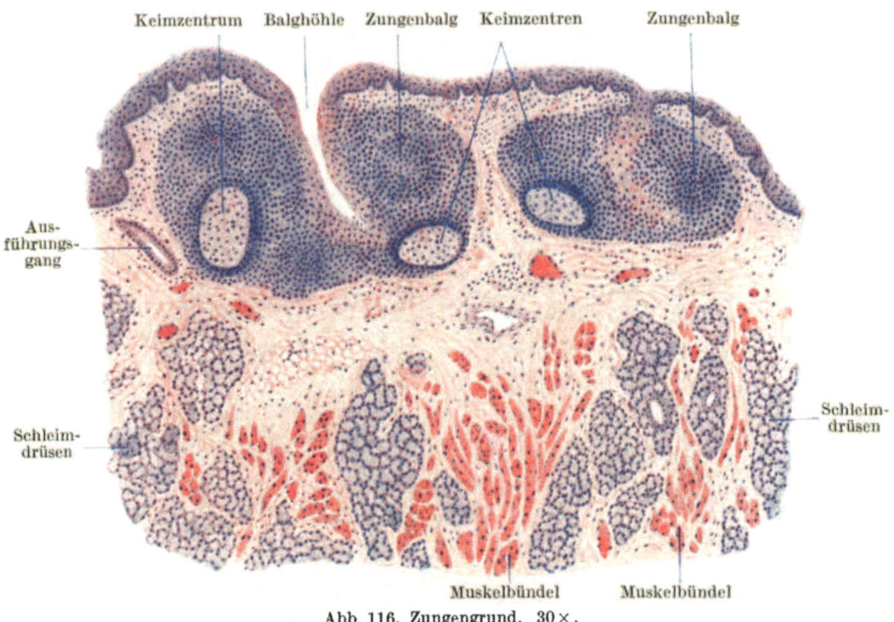

Abb. 116. Zungengrund. 30×.

Am Grunde der Furchen münden die *serösen Drüsen* und in den Seitenwänden der Blätter finden sich zahlreiche *Geschmacksknospen.*

Der **Zungengrund** (Abb. 116) ist gekennzeichnet durch seinen Gehalt an reinen **Schleimdrüsen** (WEBERsche *Drüsen*) und an lymphatischem Gewebe, den **Zungenbälgen.** Jeder Zungenbalg wölbt die Schleimhaut vor und besteht aus einer Gruppe von miteinander verschmolzenen Lymphknötchen, in die eine grubige, mit Epithel ausgekleidete Vertiefung, die *Balghöhle,* hineinragt.

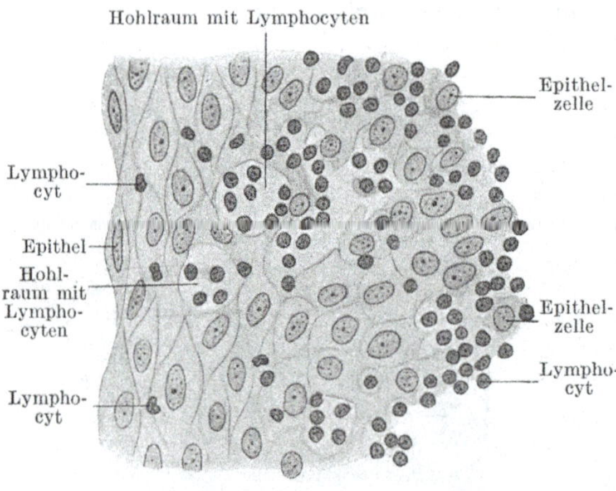

Abb. 117. Von Lymphocyten durchsetztes Epithel aus einer Zungenbalghöhle. 400×.

Die Verschmelzung der einzelnen Lymphknötchen ist eine so innige, daß nur aus der Menge der vorhandenen *Keimzentren* auf die Zahl der in einem Zungenbalg enthaltenen Einzelknötchen geschlossen werden kann. Im Bereiche der Balghöhle erfolgt eine sehr lebhafte Durchwanderung von Lymphocyten, so daß das Epithel aufgelockert erscheint und sich nicht mehr scharf vom lymphatischen Gewebe abgrenzen läßt (Abb. 117). Besonders dicht gelagert sind die Zungenbälge seitlich an der Zungenwurzel. Diese Zungenbalggruppen werden auch unter der Bezeichnung **Zungenmandel,** *Tonsilla lingualis,* zusammengefaßt.

Die **Drüsen** der Zunge lassen sich in drei verschiedene Hauptgruppen zusammenfassen: 1. Eine Gruppe von gemischten Speicheldrüsen in der Tiefe der Zungenspitze zu beiden Seiten des Septums, die unter der Bezeichnung *Glandula apicis linguae* oder **Nuhnsche Drüse** (Abb. 112) zusammengefaßt werden. Ihre Ausführungsgänge münden (zum Unterschied von allen anderen Zungendrüsen) an der Unterfläche der Zunge aus. 2. Die *serösen* oder **v. Ebnerschen Drüsen** der Geschmacksregion (Abb. 114). 3. Die *Schleimdrüsen* oder **Weberschen Drüsen** des Zungengrundes (Abb. 116). Die Drüsenkörper liegen nicht nur in der Schleimhaut, sondern dringen oft ziemlich tief zwischen die Muskelbündel ein.

e) Die Mandeln (Abb. 118, 119).

Die **Gaumen-** und **Rachenmandeln** kann man als Organe auffassen, die aus mehreren miteinander verschmolzenen Gebilden nach Art der Zungenbälge auf-

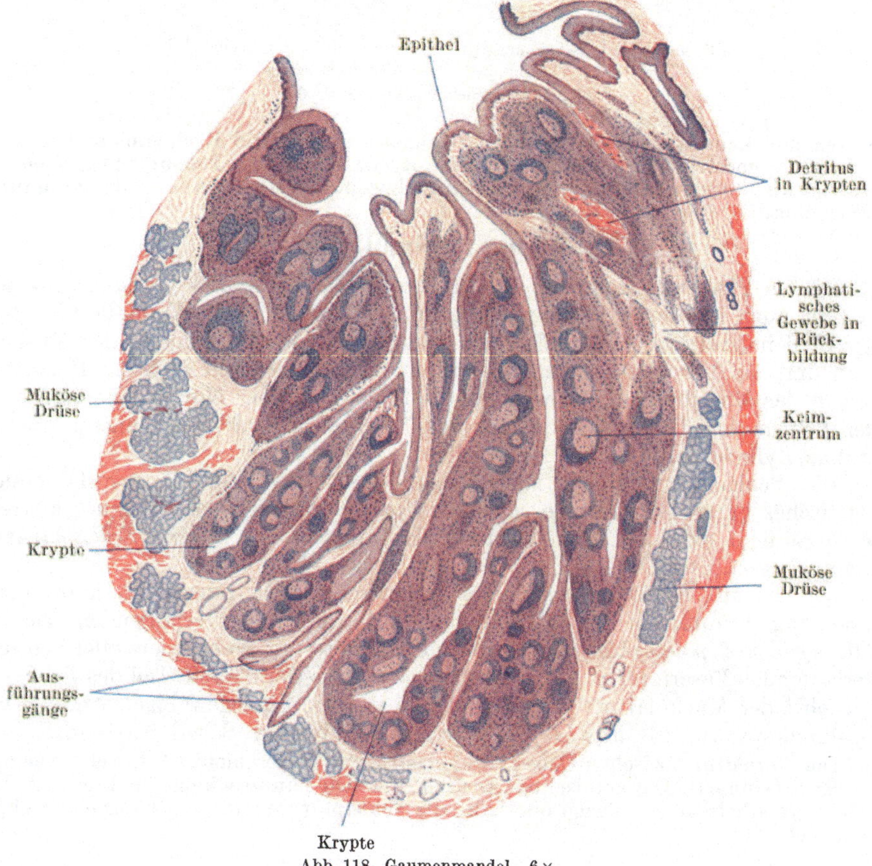

Abb. 118. Gaumenmandel. 6×.

gebaut sind. Sie bestehen demnach aus einer sehr großen Zahl von Einzellymphknötchen. In diese zusammenhängende lymphatische Masse greifen tiefe, sich verzweigende, mit geschichtetem Pflasterepithel ausgekleidete Gruben und Gänge, **Krypten,** ein, in deren Bereich eine sehr lebhafte Lymphocytendurchwanderung erfolgt. Die Krypten erscheinen häufig mit einem Detritus von abgestoßenen Epithelzellen und Speichelkörperchen erfüllt. In der Umgebung der Mandeln liegen zahlreiche Schleimdrüsen.

Die beiden Gaumenmandeln, *Tonsillae palatinae* (Abb. 118), gehören zur Gruppe der *Grubenmandeln*, d. h. sie sind in die Schleimhaut eingesenkt; die Rachenmandel, *Tonsilla pharyngica* (Abb. 119), besteht dagegen aus einem System vorspringender

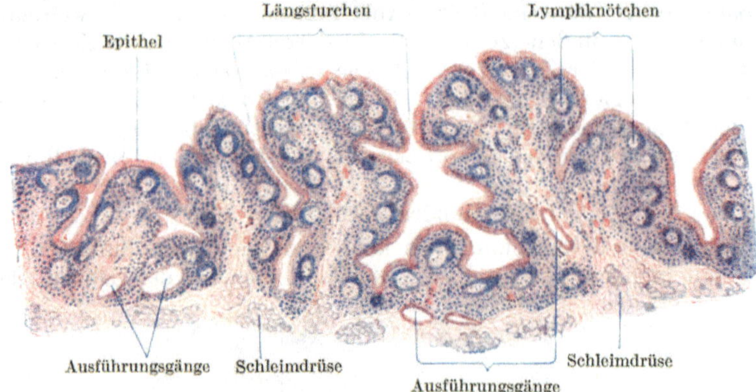

Abb. 119. Rachenmandel. Kind. 6×.

Falten und kann als *Plattenmandel* bezeichnet werden. Die Rachenmandel erfährt regelmäßig und frühzeitig eine weitgehende Rückbildung. Als **Tubenmandel,** *Tonsilla tubaria*, wird eine Anhäufung lymphatischen Gewebes im Bereiche der Tubenmündung bezeichnet.

4. Der Schlundkopf.

Die im **Pharynx** erfolgende Überkreuzung des Luft- und Verdauungsweges kommt auch in dessen Wandungsbau zum Ausdruck. Die Wand besteht aus der Schleimhaut, der nicht allenthalben vorhandenen Submucosa, der Muskelhaut und der Adventitia. Die **Schleimhaut** trägt im größten Teile des Pharynx, wie in der Mundhöhle, ein geschichtetes Pflasterepithel. Nur im obersten Teil der Pars nasalis findet sich das für den Respirationstrakt bezeichnende mehrstufige Zylinderepithel mit Becherzellen.

Die Schleimhaut grenzt sich durch eine starke Lage längsverlaufender elastischer Fasern, durch eine *elastische Grenzschicht*, von der Submucosa oder, wo diese fehlt, von der Muskelhaut ab. Es kommen sowohl *reine Schleimdrüsen* als auch *gemischte Drüsen* vor.

An der aus Skeletmuskulatur bestehenden **Tunica muscularis** kann man zwei Lagen unterscheiden, eine innere mit mehr längsverlaufenden Fasern (*M. stylo- und palatopharyngicus*) und eine äußere mit mehr quer- oder schrägverlaufenden Fasern (*Mm. constrictores pharyngis*). Der oberste Teil des Pharynx entbehrt der Muskulatur. Hier setzen sich nur die bindegewebigen Anteile der Schlundkopfwand als *Fascia pharyngo-basilaris* bis zur Schädelbasis fort.

Das Verhältnis zwischen Drüsen und elastischer Grenzschicht ist dasselbe wie am weichen Gaumen. Die gemischten Drüsen, die sich hauptsächlich im Bereiche des Flimmerepithels finden, liegen oberhalb, die Schleimdrüsen unterhalb der elastischen Grenzschicht.

5. Die Speiseröhre (Abb. 120).

Im **Oesophagus** sind zum erstenmal alle Schichten der Darmwand ausgebildet. Die **Schleimhaut** trägt ein hohes geschichtetes Pflasterepithel, in das zahlreiche Papillen vorragen. Auf die Lamina propria folgt eine aus längsverlaufenden glatten Muskelbündeln gebildete *Muscularis mucosae*, wodurch eine scharfe Grenze zwischen Schleimhaut und **Submucosa** gegeben erscheint. Die innere zirkuläre wie die äußere longitudinale Schicht der **Muskelhaut** besteht im Anfangsteile des Oesophagus noch aus Skeletmuskelfasern, die weiter nach abwärts immer mehr durch glatte Muskelfasern verdrängt werden, so daß im unteren Drittel die Tunica muscularis nur noch aus glatten Fasern besteht. Die bindegewebige **Adventitia** stellt die Verbindung mit den Nachbarorganen her.

Die *embryonale* Speiseröhre wird, wie die niederer Wirbeltiere, von einem Flimmerepithel ausgekleidet, das erst allmählich durch das geschichtete Pflasterepithel verdrängt wird, so daß noch beim Neugeborenen *Flimmerzellinseln* oberflächlich im geschichteten Pflasterepithel gefunden werden.

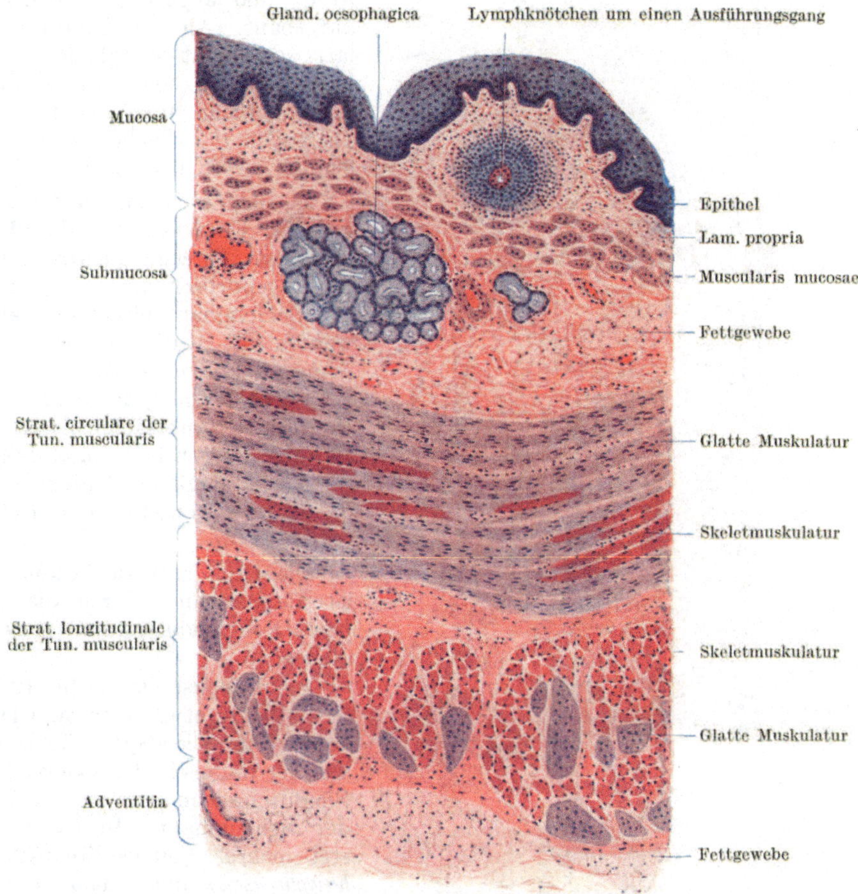

Abb. 120. Oesophagus, quer. 40×.

In der Submucosa liegen die meist spärlichen, kleinen Schleimdrüsen, die **Glandulae oesophagicae,** um deren Ausführungsgänge es im Bereiche der Lamina propria gewöhnlich zu einer lymphknötchenartigen Lymphocytenansammlung kommt.

Außer den in der Submucosa gelegenen Schleimdrüsen findet sich noch eine zweite Drüsenart im Oesophagus: die **kardialen Oesophagusdrüsen.** Sie gleichen den Kardiadrüsen des Magens, liegen stets in der Lamina propria und bestehen aus stark gewundenen und verzweigten Schläuchen. Ihr Zylinderepithel gibt keine Schleimreaktion. Als *obere kardiale Oesophagusdrüsen* kommen sie inkonstant im oberen Teil des Oesophagus, als *untere kardiale Oesophagusdrüsen* konstant am Übergang in die Cardia vor. Im Bereiche der oberen kardialen Drüsen kann gelegentlich auch das Oberflächenepithel dem Magenepithel gleichen. Man spricht dann von **Magenschleimhautinseln.**

6. Der Magen.

An der Cardia tritt an die Stelle der kutanen eine *echte*, mit einfachem Zylinderepithel versehene *Schleimhaut*, die den ganzen Magen und Darm bis zum After auskleidet. Zum Unterschiede vom Oesophagus erscheint die Muscularis mucosae aus 2—3 abwechselnd ringförmig und längsverlaufenden Lagen aufgebaut. An der Tunica muscularis sind nicht überall deutlich die innere Rings- und äußere Längsmuskelschicht auseinanderzuhalten. Die äußere Oberfläche wird von einer Tunica serosa überkleidet.

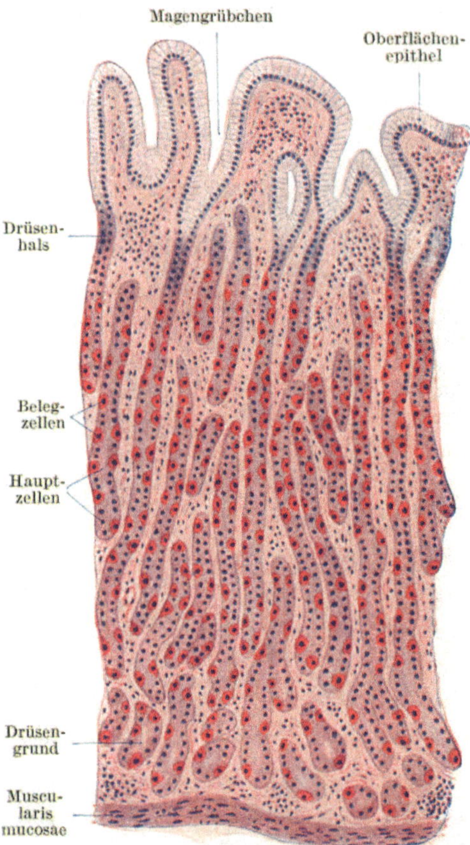

Abb. 121. Fundusgegend des Magens. 80×.

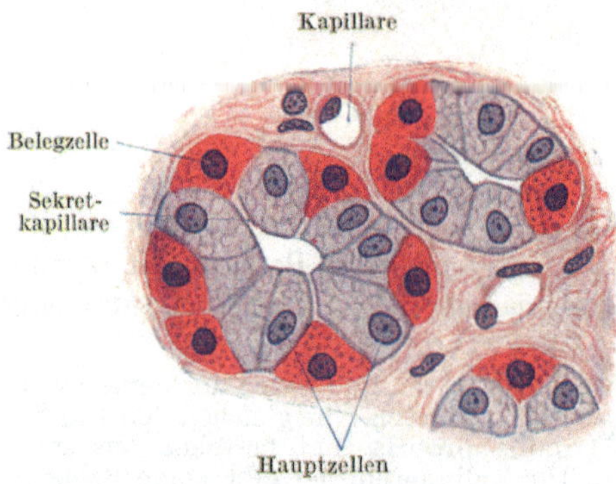

Abb. 122. Fundusdrüsen. Querschnitt. Hund. 500×.

Die Magenschleimhaut zeigt dicht gestellte Einsenkungen, die **Magengrübchen,** *Foveolae gastricae,* in die die Magendrüsen einmünden und die von Schleimhautepithel ausgekleidet werden. Es ist dies ein helles, hohes *einfaches Zylinderepithel* mit basal stehenden Kernen, das Schleimreaktion gibt. Hauptsächlich nach dem Bau der Drüsen kann man drei verschiedene Regionen unterscheiden: die Kardia-, Fundus- und Pylorusregion.

Die ganz schmale **Kardiaregion** ist ausgezeichnet durch die schon beim Oesophagus erwähnten *Kardiadrüsen.*

Die **Fundusregion** (Abb. 121) erstreckt sich etwa über zwei Drittel des Magens. Die Magengrübchen sind weniger tief als in der Pylorusregion. Sie durchsetzen etwa nur ein Drittel der Schleimhaut. In sie münden stets mehrere **Fundusdrüsen** *(Magenhauptdrüsen)* mit einem verengten Halsteil ein. Es sind schlauchförmige, nahezu gestreckt verlaufende, nur wenig verzweigte Drüsen mit sehr enger Lichtung, die die ganze Lamina propria durchsetzen und so dicht liegen, daß vom Schleimhautbindegewebe zwischen ihnen nur wenig zu sehen ist. In den Drüsenschläuchen finden sich vor allem zwei leicht zu unterscheidende Zellarten: die Haupt- und Belegzellen.

Die **Hauptzellen** (*adelomorphe Zellen*, Abb. 122) sind niedrige Zylinderzellen mit schwach färbbarem Cytoplasma und rundem Kern in der basalen Zellhälfte. Sie reichen bis unmittelbar an die Lichtung heran.

Die **Belegzellen** (*delomorphe Zellen,* Abb. 122) schieben sich belagartig von außen zwischen die Hauptzellen ein, ohne im allgemeinen direkt die Lichtung zu erreichen. Nur im Drüsenhals ist das der Fall. Ihre Form ist verschieden. Sie erscheinen am Durchschnitt bald mehr dreieckig, bald rundlich oder oval. Nicht selten enthalten sie zwei oder mehrere Kerne. Zum Unterschiede von den Hauptzellen sind sie ausgesprochen azidophil (eosinophil). Die Belegzellen stehen mit der Lichtung durch kurze, zwischen den Hauptzellen gelegene *Sekretkapillaren* in Verbindung, die sich in die Belegzellen hinein als korbartige binnenzellige Sekretkapillaren fortsetzen. Man nimmt an, daß die Belegzellen die Stoffe für die Salzsäure des Magensaftes absondern.

Außer den Haupt- und Belegzellen kann man bei Anwendung von gewissen Schleimfärbemitteln noch eine dritte Zellart in den Fundusdrüsen, die **Nebenzellen,** unterscheiden. Ihr Kern liegt basal und ist meistens abgeflacht. Sie werden mit den Oberflächenepithelzellen, den Cardia- und Pylorusdrüsenzellen auch als *mukoide Zellen* des Magens zusammengefaßt. Die Verteilung der drei Zellarten ist eine ungleichmäßige. Die Hauptzellen finden sich am reichlichsten am Drüsengrunde, die Belegzellen im Hals und Körper, die Nebenzellen im Hals und oberen Teil des Drüsenkörpers.

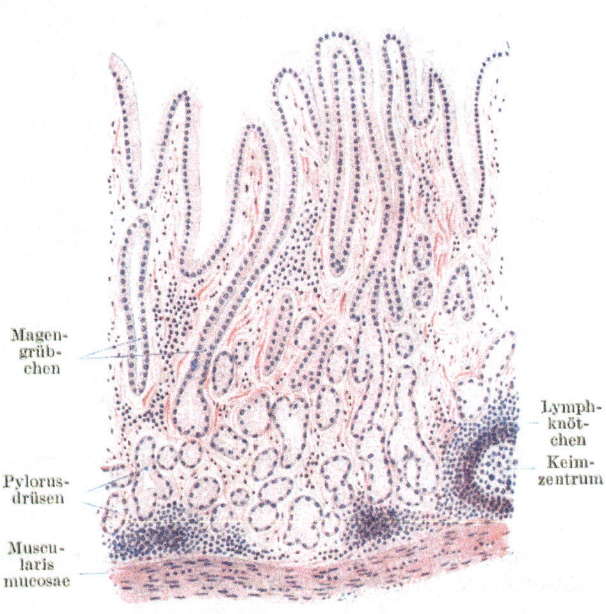

Abb. 123. Pylorusgegend des Magens. 80×.

Die **Pylorusregion** (Abb. 123) nimmt etwa das gegen den Pylorus gelegene Drittel des Magens ein. Die Magengrübchen sind sehr tief. Sie durchsetzen etwa zwei Drittel der Schleimhaut. In sie münden gleichfalls zu mehreren die **Pylorusdrüsen,** die den Kardiadrüsen ähneln. Es sind zum Unterschied von den Fundusdrüsen vielfach gewundene und verzweigte Schläuche, die nicht so dichtgedrängt liegen wie die Fundusdrüsen und eine etwas weitere Lichtung besitzen. Die Drüsen enthalten nur *eine Zellart,* die mehr den Hauptzellen ähnelt, aber mukoider Natur ist. In der Pylorusgegend kommt es in der Lamina propria viel häufiger zur Ausbildung von *Lymphknötchen* als in der Fundusgegend.

7. Der Darm.

Das Schleimhautepithel (Abb. 124) des ganzen Darmes ist ein einfaches hohes *Zylinderepithel* mit basal gelegenen ovoiden Kernen und einem **Kutikularsaum** an der freien Oberfläche. Zwischen diese Deckepithelzellen *(Saumzellen)* sind zahlreiche **Becherzellen** eingeschaltet. Im ganzen Darm finden sich dichtgestellte Einsenkungen des Oberflächenepithels in Form von tubulösen Drüsen, die **Glandulae intestinales** oder **Lieberkühnschen Krypten,** die in gestrecktem Verlaufe bis an die Muscularis mucosae reichen.

Der *Kutikularsaum* zeigt eine senkrechte Strichelung und fehlt an den Becherzellen, die durch diese Lücken ihr schleimiges Sekret an die Oberfläche ergießen. Im Bereiche der Krypten wird der Kutikularsaum schwächer.

Die Regeneration des Oberflächenepithels erfolgt ausschließlich in der Tiefe der Krypten, so daß man hier häufig an den Epithelzellen Mitosen (Abb. 125) nachweisen kann.

Außer den Oberflächenepithel- und Becherzellen kommen namentlich in den Krypten des Dünndarmes noch die **Panethschen Körnerzellen** (Abb. 125) vor. Sie sind mit relativ groben, azidophilen Körnern erfüllt und finden sich hauptsächlich am Grunde der Krypten.

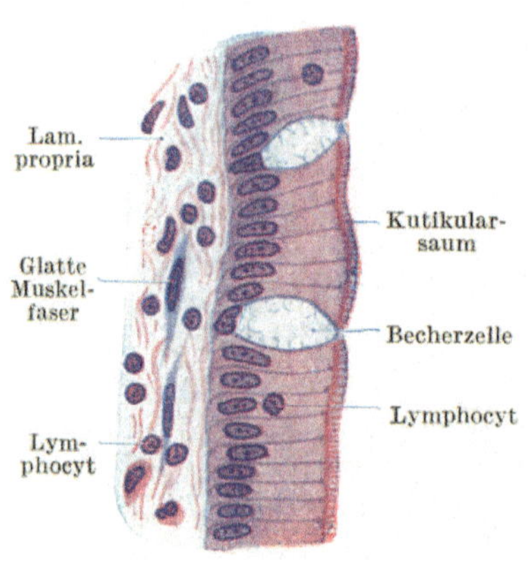

Abb. 124. Epithel einer Darmzotte. 500×.

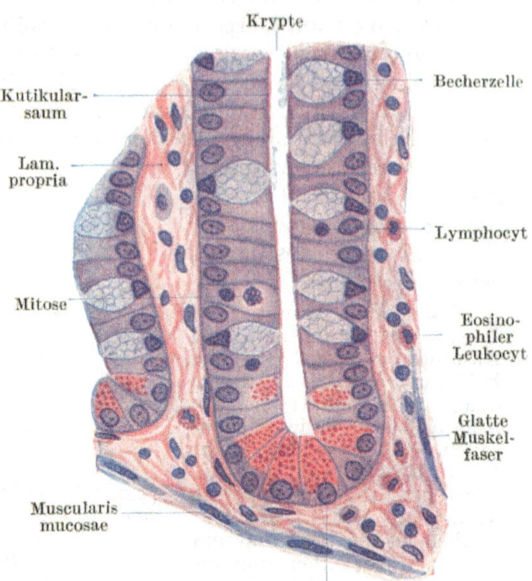

Abb. 125. Lieberkühnsche Krypte aus dem Duodenum. 500×.

Schwieriger nachzuweisen ist eine weitere, nicht nur in den Krypten, sondern im ganzen Magen- und Darmkanal zerstreut vorkommende Zellart, die *chromaffinen, argyrophilen* oder *basigranulierten Zellen.* Es sind Zellen mit außerordentlich feinen Körnchen im basalen Zellteil, die sich mit Chromsalzen gelb färben und bei Anwendung von Silbermethoden schwärzen.

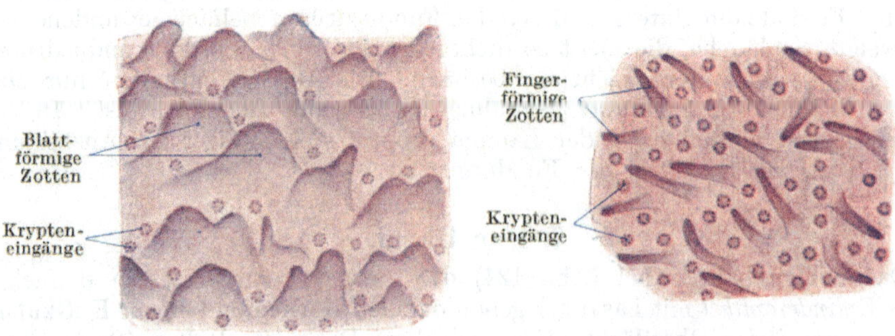

Abb. 126. Schleimhaut des Duodenum. Oberflächenansicht. 25×.

Abb. 127. Schleimhaut des Ileum. Oberflächenansicht. 25×.

Die in der Lamina propria stets in großer Menge vorhandenen Lymphocyten können das Epithel durchwandern oder sich zur Bildung von *Lymphknötchen* ansammeln, so daß Einzellymphknötchen in jedem Darmabschnitt gefunden werden. Größere Lymphknötchen durchbrechen die Muscularis mucosae und breiten sich hauptsächlich in der Submucosa aus.

a) Der Dünndarm.

Der Dünndarm ist gegenüber dem Dickdarm durch das Vorhandensein von **Zotten** ausgezeichnet (Abb. 126—129). Die Zotten sind dichtgestellte Schleimhautvorragungen, an denen sich das Epithel und die Lamina propria, nicht aber die Muscularis mucosae beteiligen. Zwischen den Zotten finden sich die **LIEBERKÜHNschen Krypten.**

Im Duodenum sind die Zotten blattförmig (Abb. 126), im Jejunum und Ileum fingerförmig (Abb. 127). In der Achse der Zotte verläuft das zentrale, blind beginnende *Chylusgefäß*. In dessen Umgebung ziehen in der Längsrichtung der Zotten von der Muscularis mucosae abzweigende glatte Muskelfasern, durch deren Kontraktion eine Verkürzung der Zotte mit gleichzeitiger Erweiterung des Chylusgefäßes bewirkt wird.

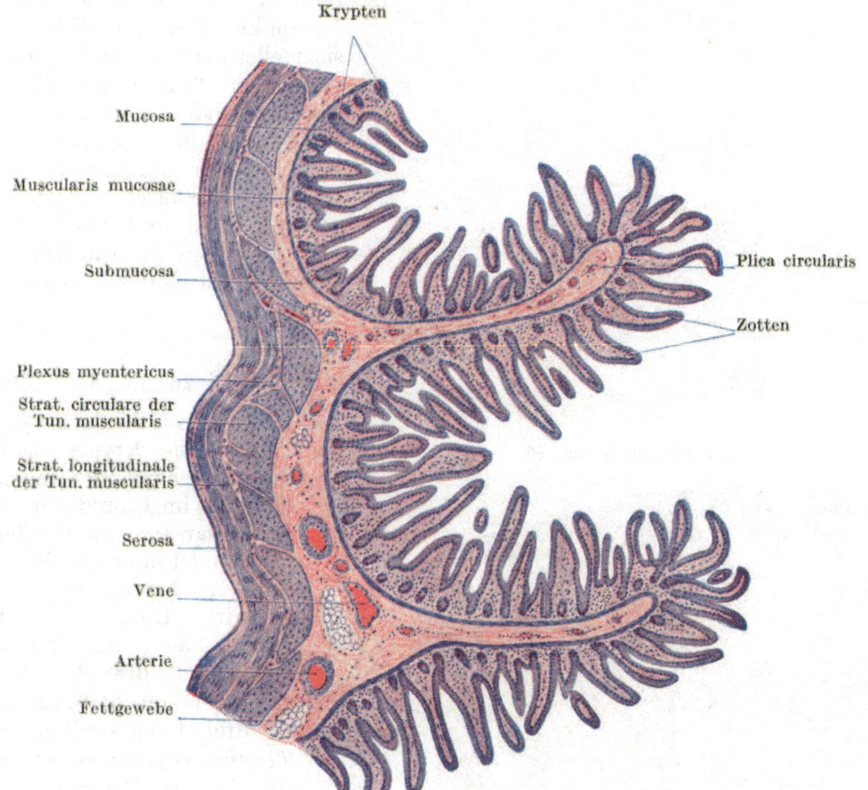

Abb. 128. Jejunum. Längsschnitt. 25×.

Außer den Zotten zeigt der Dünndarm fixierte, ringförmig angeordnete Schleimhautfalten (Abb. 128), die **Plicae circulares** *(Kerckringi)*, in die auch ein Teil der Submucosa hineinragt, während der andere Teil glatt an ihrer Basis weiterzieht, wodurch die Fixierung der Falten zustande kommt. Im unteren Teil des Dünndarmes verstreichen die zirkulären Falten, so daß sie im Ileum vollständig fehlen. Falten wie Zotten sind Einrichtungen zur Vergrößerung der resorbierenden Oberfläche.

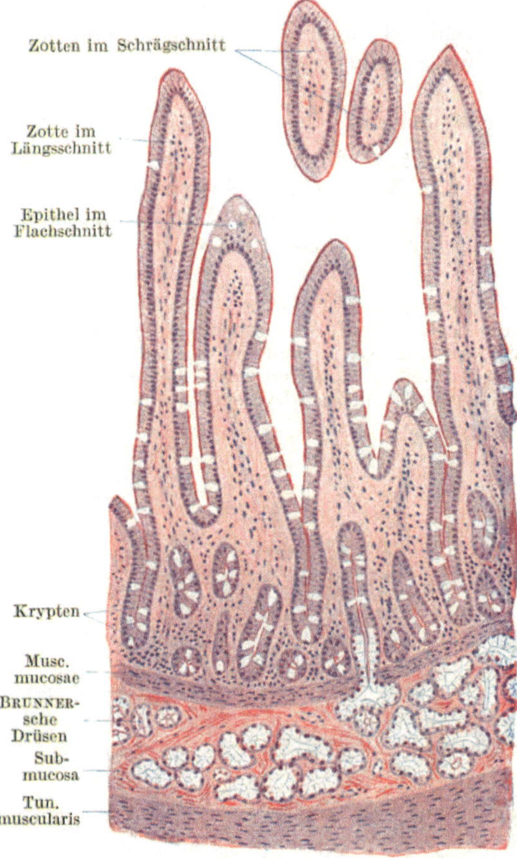

Abb. 129. Duodenum. 80×.

Im **Duodenum** (Abb. 129) findet sich außer den Glandulae intestinales noch eine zweite, und zwar in der *Submucosa gelegene* Drüsenart, die aus stark geschlängelten und verzweigten Schläuchen bestehenden **Glandulae duodenales** oder **BRUNNERschen Drüsen,** die stellenweise die ganze Submucosa erfüllen. Sie ähneln den Pylorusdrüsen (ohne mit ihnen identisch zu sein) und bilden deren unmittelbare in die Tiefe gerückte Fortsetzung. Im **Ileum** stehen die Lymphknötchen so dicht, daß sie stellenweise zu großen Gruppen, den **PEYERschen Platten,** *Lymphonoduli aggregati*, verschmelzen, die sich hauptsächlich in der Submucosa ausbreiten. PEYERsche Platten in geringer Zahl und Größe kommen allerdings auch in den übrigen Abschnitten des Dünndarmes vor.

b) Der Dickdarm (Abb. 130).

Im ganzen Dickdarm *fehlen die Zotten.* Die **Krypten** stehen dicht nebeneinander und sind tiefer als im Dünndarm. Der Kutikularsaum ist schwächer ausgebildet und die Becherzellen sind noch reichlicher als im Dünndarm. Die äußere Längsmuskellage der Muskelhaut drängt sich im ganzen Colon hauptsächlich zu drei Längsstreifen, den *Taenien*, zusammen, während sie sich im Rectum wieder in gleichmäßiger Dicke über den ganzen Umfang ausbreitet.

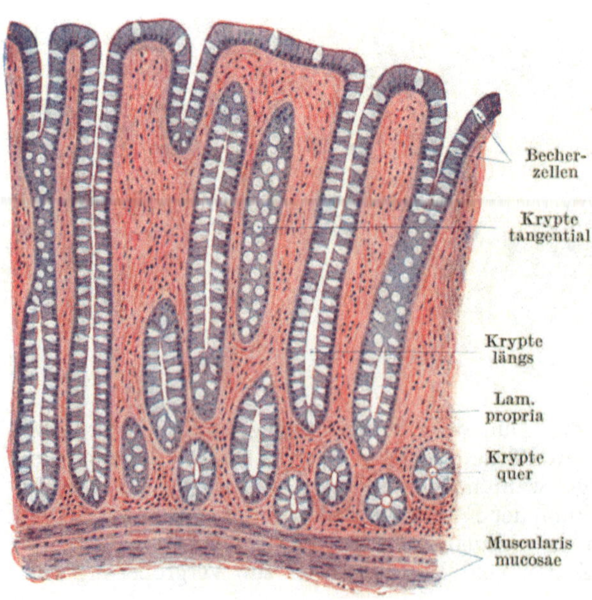

Abb. 130. Dickdarm. 80×.

Der **Wurmfortsatz** (Processus vermiformis) zeigt als ein Teil des Dickdarmes alle Eigenschaften desselben und ist außerdem ausgezeichnet durch die mächtige Entwicklung des lymphatischen Gewebes. Die dichtgestellten großen Lymphknötchen verschmelzen vielfach miteinander, durchsetzen die Muscularis mucosae, wölben sich andererseits gegen die Darmlichtung vor und verdrängen die Krypten (Abb. 131).

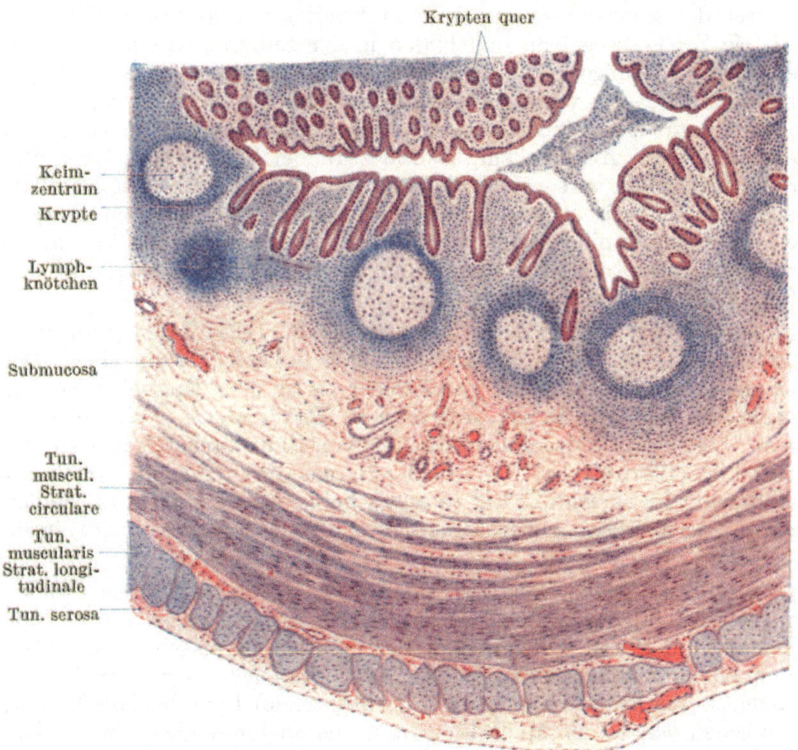

Abb. 131. Wurmfortsatz. Querschnitt. 25×.

Für die Diagnose der einzelnen Darmabschnitte ist folgendes zu beachten:

Darmabschnitt	Drüsen in der Submucosa	Plicae circulares	Zotten	Große PEYERsche Platten
Duodenum . .	+	+	blattförmig	—
Jejunum . . .	—	+	fingerförmig	—
Ileum	—	— (Nur im Anfangsteil +)	fingerförmig	+
Dickdarm . .	—	—	—	—

Nerven und Gefäße des Magendarmkanales.

Die hauptsächlich aus sympathischen Fasern bestehenden **Nerven** bilden zwei flächenhaft ausgebreitete, auch schon im Oesophagus nachzuweisende Netze mit Ganglienzellgruppen in den Knotenpunkten: den **Plexus myentericus** (AUERBACH*schen Plexus*) und den **Plexus submucosus** (MEISSNER*schen Plexus*). Vom Plexus myentericus gehen Faserbündel zur Versorgung der Tunica muscularis ab und außerdem Bündel, die in die Submucosa eindringen, um den Plexus submucosus zu bilden, von dem Fasern in die Schleimhaut eindringen.

An Schnitten sind namentlich die Ganglienzellen des *Plexus myentericus* als verschieden geformte, cytoplasmareiche Zellen mit großem chromatinarmen Kern und deutlichem Kernkörperchen zwischen den beiden Muskelschichten leicht zu finden.

Die **Blutgefäße** verhalten sich im Magen ganz ähnlich wie im Dickdarm, während ihr Verlauf im Dünndarm durch die Anwesenheit der Zotten modifiziert wird. Die durch das Mesenterium zugeleiteten **Arterien** durchsetzen die Muskelhaut, an die sie Zweige abgeben, und bilden in der Submucosa ein Netz. Von diesem treten feinere Zweige in die Schleimhaut ein und bilden am Grunde der Drüsen abermals ein Netz, von dem aus die Schleimhaut versorgt wird. Die kleinen Schleimhautarterien sind *Endarterien*, d. h. sie gehen keine Verbindungen mehr mit benachbarten Arterien ein, so daß z. B. bei Verstopfung einer derartigen Arterie der von ihr versorgte Schleimhautbezirk abstirbt. Feine Kapillarnetze umspinnen die Drüsen, weitere Kapillaren finden sich an den Drüsenmündungen. Aus den Kapillarnetzen der Schleimhaut sammeln sich **Venen**, die nach dem Durchsetzen der Muscularis mucosae im weiteren Verlaufe den Arterien folgen.

Im Dünndarm dringt in jede Zotte eine Arterie ein. Diese *Zottenarterie* zieht unverzweigt bis zur Zottenspitze, um sich erst dort in zwei Äste zu teilen. Der eine Teilast dient zur Speisung des unmittelbar unter dem Epithel gelegenen Kapillarnetzes, der andere, die sog. *arteriovenöse Randschlinge*, geht direkt in die *Zottenvene* über. Die Randschlinge wird stets von Blut durchströmt, während das eigentliche Kapillarnetz bald ein- bald ausgeschaltet erscheint. Da somit die Randschlinge nicht verschlußfähig zu sein scheint, ist es fraglich, ob sie den arteriovenösen Anastomosen zuzurechnen ist und nicht nur eine erweiterte Kapillare darstellt.

Die **Lymphgefäße** *(Chylusgefäße)* beginnen in den Zotten als *axiale Chylusgefäße*, im Magen und Dickdarm als weite, zwischen den Drüsen absteigende *Lymphkapillaren* und bilden am Grunde der Drüsen ein engmaschiges Kapillarnetz, das mit einem weitmaschigen, in der Submucosa gelegenen Kapillarnetz zusammenhängt. Aus letzterem gehen (klappenführende) Lymphgefäße hervor, die in ein zwischen den beiden Muskelschichten sich ausbreitendes *Lymphgefäßnetz* einmünden.

8. Die Leber.

Die Leber ist eine *zusammengesetzte tubulöse Drüse*, deren Tubuli *netzförmig* angeordnet sind. Dieser tubulös netzförmige Bau ist allerdings nur an der Leber niederer Wirbeltiere ohne weiteres ersichtlich.

Die Leber wird an ihrer Oberfläche von Bindegewebe, der **Capsula fibrosa** (GLISSONsche *Kapsel*), umhüllt, die mit dem peritonealen Überzug, der **Capsula serosa,** verschmilzt. Eine stärkere Ansammlung von Bindegewebe findet sich an der Leberpforte, von wo aus es sich mit den Ausführungsgängen, Gefäßen und Nerven in das Innere der Leber fortsetzt. Hier grenzt es mehr oder weniger deutlich Parenchyminseln, die **Leberläppchen** (Abb. 132), ab. Beim Menschen ist dieses *interlobuläre Bindegewebe* nur sehr schwach entwickelt und daher ist auch die Abgrenzung der einzelnen Läppchen ganz unscharf. Nur dort, wo mehrere Läppchen zusammenstoßen, findet es sich etwas reichlicher. In der Schweineleber hingegen ist reichlich interlobuläres Gewebe vorhanden, so daß jedes Läppchen von Bindegewebe umhüllt erscheint. Die Leberläppchen sind annähernd ovoide, an den gegenseitigen Berührungsflächen abgeflachte Komplexe von Leberzellen und Blutgefäßen.

Die Leber nimmt gegenüber anderen Drüsen auch durch ihre Gefäßversorgung (Abb. 133) eine Sonderstellung ein. Sie erhält nicht nur arterielles Blut durch die **A. hepatica,** sondern auch venöses Blut durch die **V. portae** zugeführt.

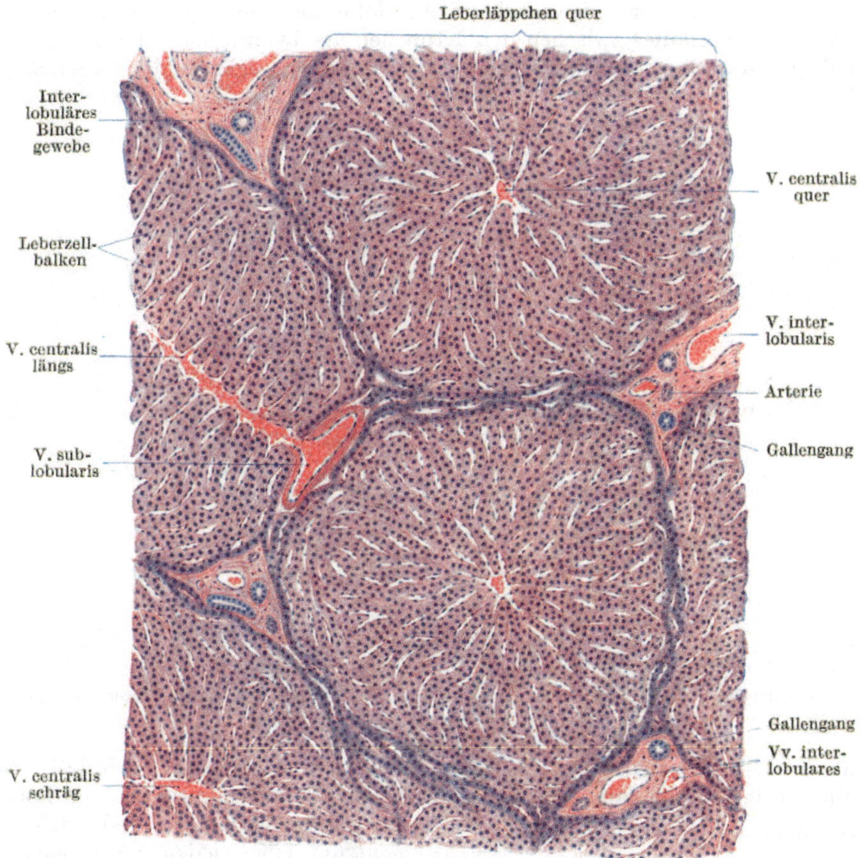

Abb. 132. Leber. 70×.

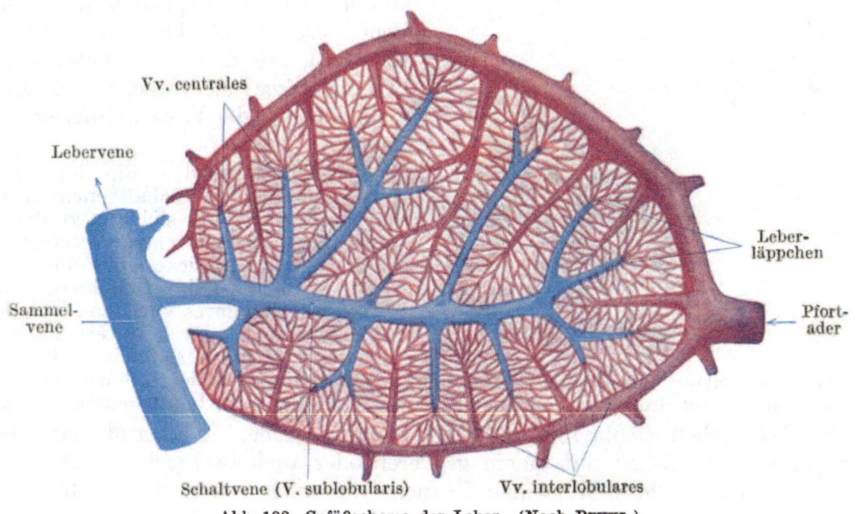

Abb. 133. Gefäßschema der Leber. (Nach PFUHL.)

Die Pfortaderäste verzweigen sich im interlobulären Bindegewebe und werden wegen ihres Verlaufes zwischen den Läppchen als **Vv. interlobulares** bezeichnet. In Begleitung dieser Venen verlaufen die Ausführungsgänge (die Gallengänge)

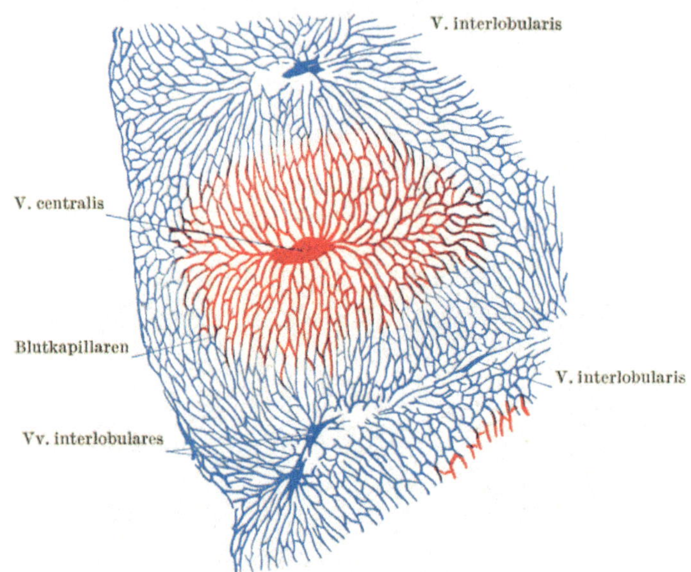

Abb. 134. Kaninchenleber mit blauer Masse von der Pfortader, mit roter Masse von den Lebervenen aus injiziert. (Gez. KEILITZ.)

und die Leberarterienäste (Abb. 132). Die Vv. interlobulares (Abb. 133, 134) lösen sich in **Blutkapillaren** auf, die innerhalb der Läppchen zwischen den Leberzellbalken verlaufen und sich im Zentrum eines jeden Läppchens zu einer kleinen, axial gelegenen Vene, der **V. centralis** *(V. intralobularis)* sammeln. Die Vv. centrales münden an der Basis der Läppchen in größere Venen, die **Vv. sublobulares,** ein (Abb. 132, 133), aus denen die **Lebervenen** *(Vv. hepaticae)* hervorgehen, die sich schließlich in die **V. cava inferior** ergießen.

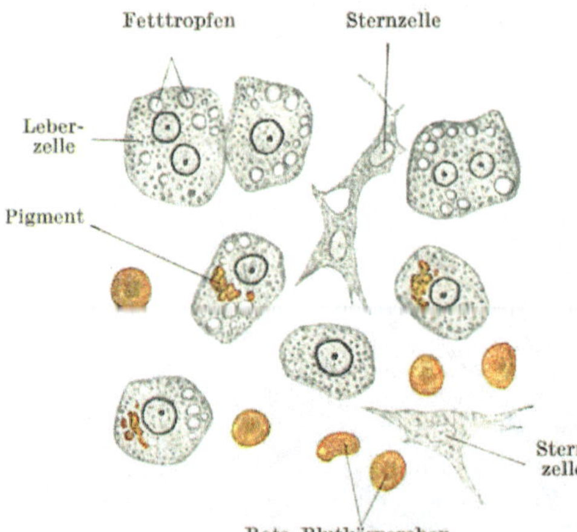

Abb. 135. Leber. Zupfpräparat. 500×.

Neuerdings werden die kleineren Vv. sublobulares als **Schaltvenen** (Abb. 133) bezeichnet, die sich zu größeren Ästen, den **Sammelvenen,** vereinigen, die in die Vv. hepaticae einmünden.

An Schnitten (Abb. 132) kann man die Vv. interlobulares von den Vv. sublobulares stets dadurch unterscheiden, daß erstere im interlobulären Bindegewebe in Begleitung von Gallengängen und Leberarterienästen, letztere isoliert verlaufen. Die Vv. centrales sind leicht an ihrer zentralen Lage im Läppchen kenntlich.

Die **Leberzellen** (Abb. 135, 136) sind relativ große, annähernd kubische oder polyedrische Zellen mit einem größeren oder auch zwei (selten mehreren) kleineren runden, chromatinarmen Kernen, die auch schon in den frischen Leberzellen deutlich sichtbar sind. Das Cytoplasma erscheint körnig. Es enthält Glykogen, Fetttröpfchen und häufig auch ein scholliges, gelbbraunes Pigment, einen Gallenfarbstoff (Bilirubin).

Die Leberzellen sind zu *Strängen* oder *Balken* (Abb. 136) angeordnet, die sich netzartig untereinander verbinden. Zwischen den Leberzellbalken verlaufen die

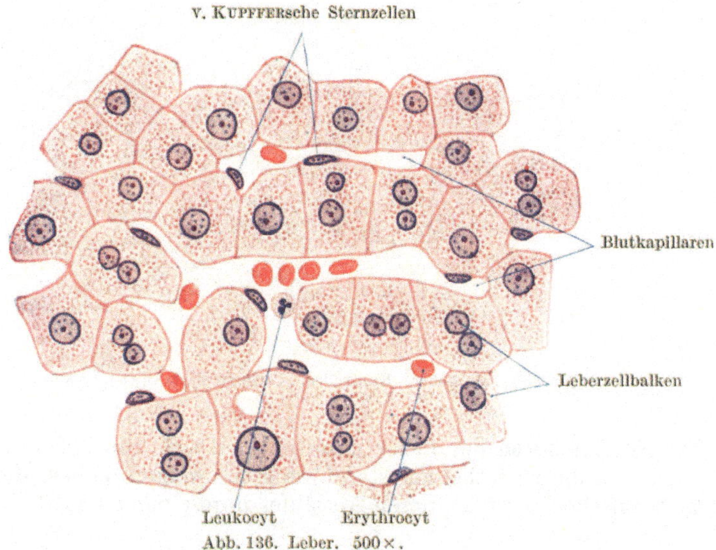

Abb. 136. Leber. 500×.

gleichfalls netzförmig angeordneten **Blutkapillaren.** An Läppchenquerschnitten erkennt man deutlich eine radiäre Anordnung der Leberzellbalken und der Blutkapillaren.

Ein drittes Netz bilden die **Gallenkapillaren** (Abb. 137, 138), das aber meistens nur bei Anwendung bestimmter Methoden (z. B. Versilberung) sichtbar wird. Die Gallenkapillaren sind viel feiner als die Blutkapillaren. Je eine Gallenkapillare verläuft zwischen zwei Leberzellen und ist der Lichtung anderer tubulöser Drüsen vergleichbar.

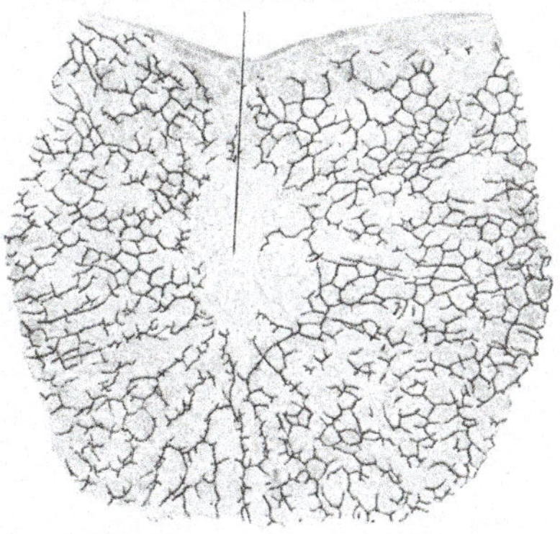

Schematisch (Abb. 139) kann man den Bau des Leberparenchyms folgendermaßen darstellen: die *Gallenkapillaren* verlaufen *zwischen den Flächen* der Leberzellen, und zwar so, daß eine Leberzelle mit mehreren ihrer Flächen je eine Gallenkapillare begrenzen hilft. Die *Blutkapillaren* verlaufen *an den Kanten* der Leberzellen. Da nicht alle Flächen einer Leberzelle Gallenkapillaren begrenzen und nicht an allen Kanten Blutkapillaren verlaufen, kommt es nicht zur Überkreuzung von Blut- und Gallenkapillaren. Von den Gallenkapillaren, die man auch als interzelluläre Sekretkapillaren bezeichnen kann, setzen sich feine Abzweigungen als intrazelluläre Sekretkapillaren in das Cytoplasma der Leberzellen fort, die häufig mit einer knopfförmigen Auftreibung endigen.

V. centralis

Abb. 137. Gallenkapillarnetz. Chromsilber. Kaninchen. 100×. (Gez. Keilitz.)

Die Gallenkapillaren sammeln sich im interlobulären Gewebe zu den Ausführungsgängen, den **Gallengängen,** die eine eigene, aus einem kubischen bis zylindrischen Epithel bestehende Wandung besitzen. Die kleineren Gänge vereinigen sich zu größeren und schließlich zum Hauptausführungsgang, dem *Ductus hepaticus*. Das Gallengangepithel zeigt apokrine Sekretionserscheinungen.

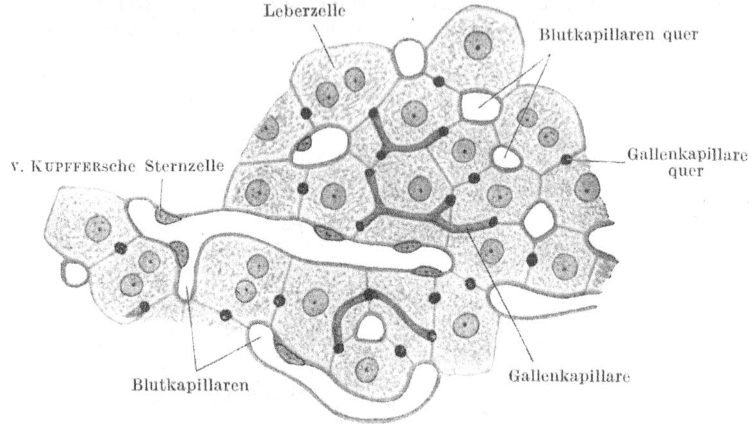

Abb. 138. Leber. Kaninchen. Färbung nach CLARA. 500×.

Die **Blutkapillaren** der Leber unterscheiden sich von denen anderer Organe dadurch, daß ihr Endothel aus sternförmig verzweigten Zellen, den **v. KUPFFERschen Sternzellen,** besteht, deren Ausläufer untereinander in Verbindung treten.

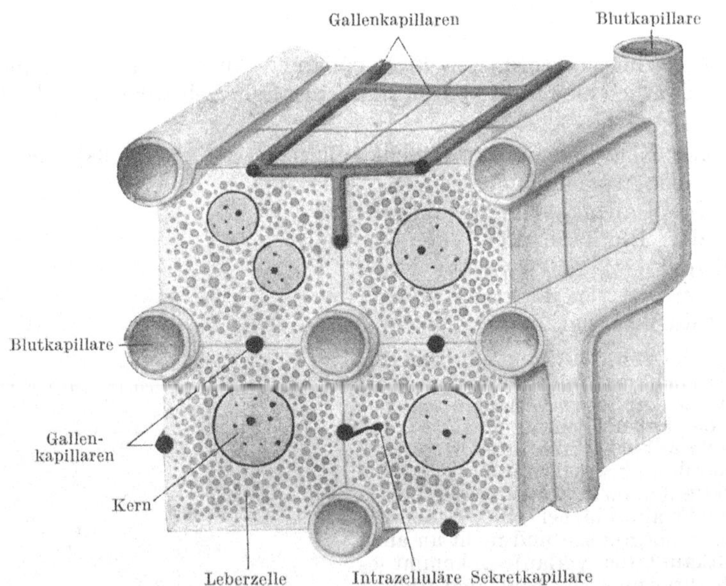

Abb. 139. Schema des Verhaltens der Blut- und Gallenkapillaren zu den Leberzellen.

Infolgedessen sind die Kapillarwände von vielfachen Lücken durchbrochen, so daß das Blut direkt mit den Leberzellen in Berührung steht; eine Einrichtung, die den Übergang von Stoffen aus den Leberzellen in die Blutbahn erleichtert. Die Sternzellen sind amöboid beweglich, sie können phagocytieren und speichern.

Mit den Blutkapillaren dringen aus dem interlobulären Gewebe **Gitterfasern** (Abb. 140) in das Läppchen ein, die die Kapillaren umspinnend ein viertes Netz, das Gitterfasernetz, im Innern des Läppchens bilden.

An Stellen, wo sich Leberparenchym während der Entwicklung rückbildet, so in der Gegend des Ligamentum triangulare und der Leberpforte, bleiben nur die Gallengänge erhalten und werden als *Vasa aberrantia hepatis* bezeichnet.

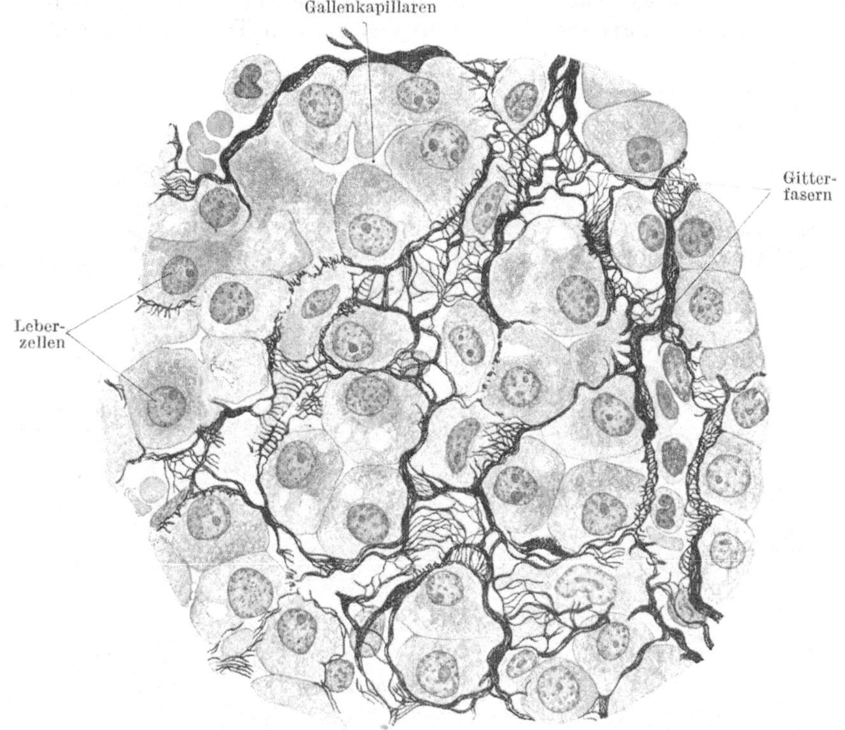

Abb. 140. Gitterfasern der Leber. 600×. (Nach MAXIMOW.)

In der Wand der großen Gallengänge findet sich glatte Muskulatur. Außerdem besitzt der *Ductus hepaticus* und *choledochus* drüsenförmige Anhänge, die *Gallengangdrüsen*. Es sind gewundene und verzweigte, mit Zylinderepithel ausgekleidete Schläuche.

Die Wandung der **Gallenblase** besteht aus Schleimhaut, Muscularis und Serosa. Die vielfach gefaltete Schleimhaut wird von einem hohen Zylinderepithel ausgekleidet und besitzt nur im Halsteil der Gallenblase schleimdrüsenähnliche Drüsen.

V. Die Atmungsorgane.

Die Luftwege werden (mit Ausnahme des respiratorischen Abschnittes der Lunge) von einer echten, papillenlosen Schleimhaut *(Respirationsschleimhaut)* ausgekleidet (Abb. 141), deren Lamina epithelialis aus einem mehrstufigen flimmernden Zylinderepithel mit zahlreichen Becherzellen gebildet wird. Das Epithel sitzt einer verhältnismäßig starken Basalmembran auf. Eine Muscularis mucosae fehlt. In der von zahlreichen Lymphocyten durchsetzten Lamina propria oder in der Submucosa liegen gemischte Speicheldrüsen.

1. Die Regio respiratoria nasi (Abb. 141, 142).

In der Nasenhöhle unterscheidet man drei in bezug auf ihre Auskleidung verschieden gebaute Abschnitte: das Vestibulum nasi, die Regio respiratoria und die Regio olfactoria. Als **Vestibulum** wird ein kleinerer, unmittelbar an die Nasenlöcher anschließender Bezirk bezeichnet, der noch mit (wenig modifizierter) äußerer Haut ausgekleidet ist und borstenartige Haare, die *Vibrissae*, trägt. Die Regio respiratoria umfaßt weitaus den größten Teil der Nasenhöhle. Die

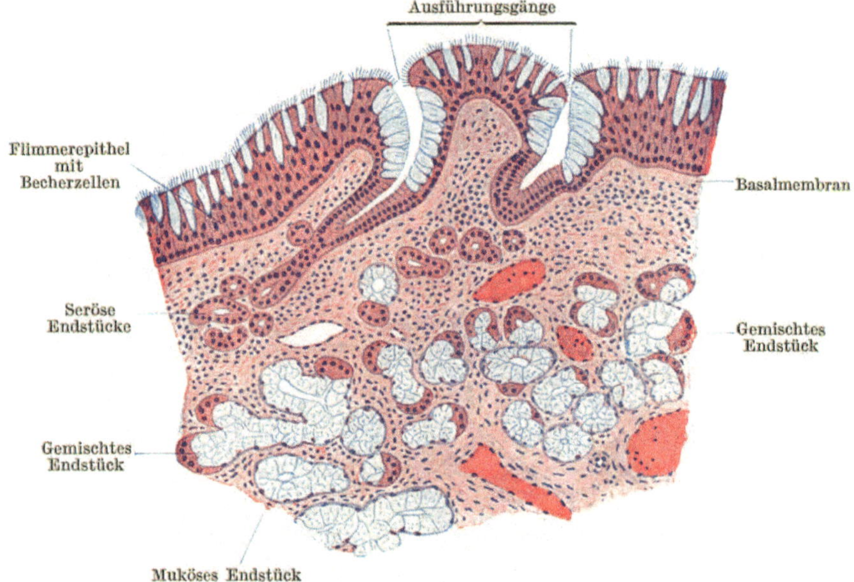

Abb. 141. Regio respiratoria nasi. 100×.

Regio olfactoria nimmt den obersten und hintersten Teil der Nasenhöhle im Bereiche der oberen Muschel und des entsprechenden Gebietes der Nasenscheidewand ein und ist der Sitz des Riechepithels.

Die **Regio respiratoria** nasi ist mit Respirationsschleimhaut ausgekleidet (Abb. 141). Das Flimmerepithel enthält sehr zahlreiche Becherzellen, die stellenweise geschlossene Gruppen innerhalb des Flimmerepithels, sog. *endoepitheliale Drüsen* (Abb. 13), bilden. In der Lamina propria liegen die **gemischten Drüsen** *(Glandulae nasales)*, deren Ausführungsgänge nahe der Mündung oft nur von Becherzellen ausgekleidet werden.

Namentlich im Bereiche der unteren Muschel (Abb. 142) findet sich in der Submucosa ein **Schwellkörper** *(pseudokavernöses Gewebe)*, der aus einem Netz von weiten muskelreichen Venen besteht.

Bei maximaler Füllung des Venennetzes kann die Schleimhaut so stark anschwellen daß dadurch die Nasenatmung behindert wird („verstopfte Nase" beim Schnupfen!). Der Flimmerstrom ist in der Nasenhöhle gegen den Schlundkopf gerichtet.

Die *Nebenhöhlen* der Nase werden gleichfalls von respiratorischer Schleimhaut ausgekleidet, die aber in allen Schichten dünner ist als in der Regio respiratoria. Auch die Drüsen sind spärlicher und kleiner.

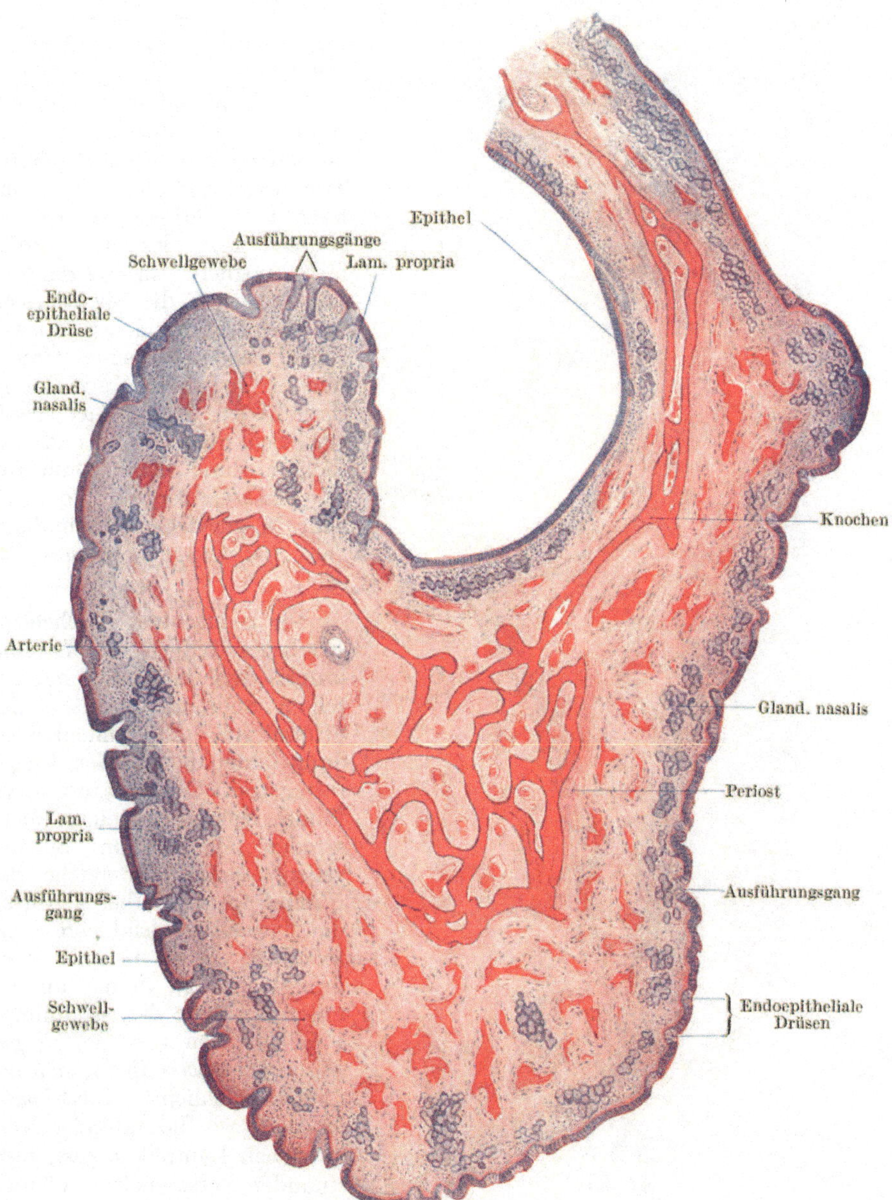

Abb. 142. Untere Muschel. 11×.

2. Der Kehlkopf (Abb. 143).

Das Gerüst des Kehlkopfes besteht aus Knorpelstücken, die durch Bänder zusammengehalten werden. Aus **hyalinem Knorpelgewebe** besteht der Schild-, der Ring- und der größere Teil des Gießbeckenknorpels. Aus **elastischem Knorpelgewebe** besteht der Epiglottisknorpel, der Processus vocalis und die Spitze des Gießbeckenknorpels, die Cartilago corniculata (Santorini) und cuneiformis (Wrisbergi).

Als Alterserscheinung tritt regelmäßig und in gesetzmäßiger Reihenfolge **Verknöcherung** in den hyalinen Kehlkopfknorpeln auf, wodurch sie ihre Elastizität verlieren und leichter brechen können.

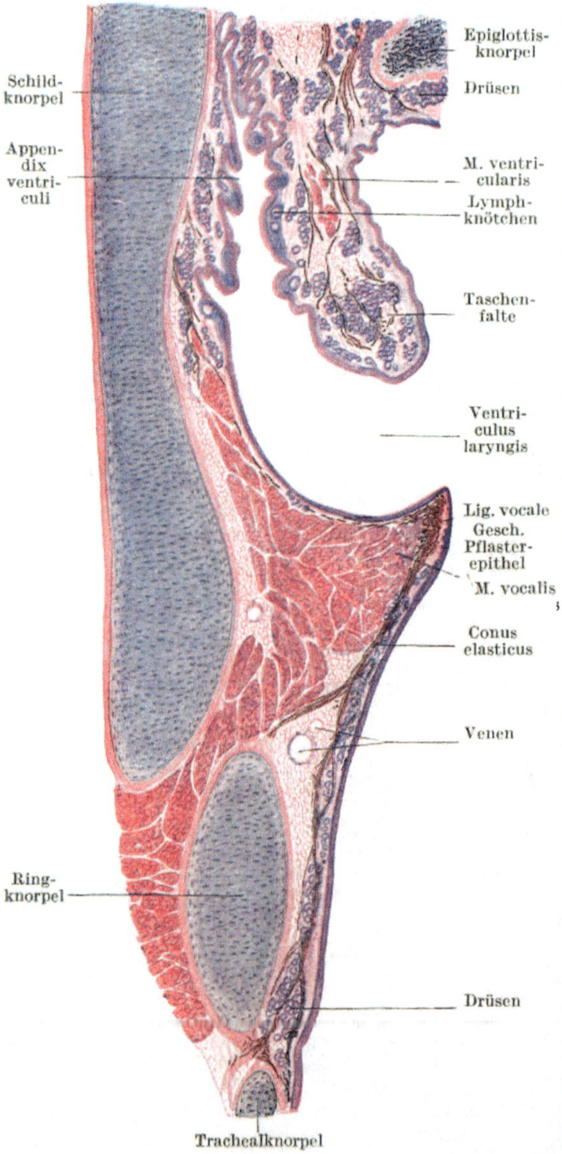

Abb. 143. Frontalschnitt durch die linke Kehlkopfhälfte. Elastisches Gewebe schwarz. 6×.

Die **Kehlkopfmuskulatur** besteht ausschließlich aus Skeletmuskelfasern. Eine scharfe Trennung zwischen Schleimhaut und Submucosa ist im oberen Teil des Kehlkopfes nicht möglich. Im unteren Teil sammeln sich die allenthalben reichlich vorhandenen elastischen Fasern zu einer Grenzschicht zwischen Mucosa und Submucosa, dem **Conus elasticus**. Sein oberer freier und verdickter Rand, das **Stimmband** *(Ligamentum vocale)*, bildet mit dem M. vocalis die Grundlage der *Stimmlippe (Labium vocale)*.

Die **gemischten Speicheldrüsen** liegen teils in der Lamina propria, teils in der Submucosa, fehlen aber im Bereiche der Stimmlippe. Die Innenbekleidung bildet das für den Respirationstrakt charakteristische **Flimmerepithel** mit einer wechselnden Menge von Becherzellen. Nur im Bereiche der *Stimmlippe* ist dieses durch das widerstandsfähigere *geschichtete Pflasterepithel* verdrängt worden, in das an der unteren Fläche der Stimmlippe Papillenleisten vorragen. *Lymphatisches Gewebe* findet sich besonders reichlich im *Ventriculus laryngis*, wo die zahlreich vorhandenen Lymphknötchen miteinander verschmelzen können und in ihrer Gesamtheit als **Kehlkopfmandel,** *Tonsilla laryngica*, bezeichnet werden.

Der Übergang der Mundhöhlenschleimhaut in die Respirationsschleimhaut erfolgt im Bereiche des **Kehldeckels** (Abb. 144). An der lingualen Fläche trägt der elastische Knorpel der Epiglottis eine Bekleidung mit typischer Mundhöhlenschleimhaut: hohes geschichtetes Pflasterepithel mit gut ausgebildeten Papillen. Die laryngeale Fläche wird von Respirationsschleimhaut bekleidet. Es wäre zu erwarten, daß die ganze laryngeale Fläche Zylinderepithel trägt; dies ist aber nur beim Fetus der Fall. Im postfetalen Leben breitet sich das geschichtete Pflasterepithel ähnlich wie in anderen Grenzgebieten (z. B. am weichen Gaumen) auf Kosten des Zylinderepithels aus, so daß beim Erwachsenen der größere Teil der laryngealen Fläche von geschichtetem Pflasterepithel und nur der basale Teil von flimmerndem Zylinderepithel bekleidet wird. Das geschichtete Pflasterepithel der laryngealen Fläche unterscheidet

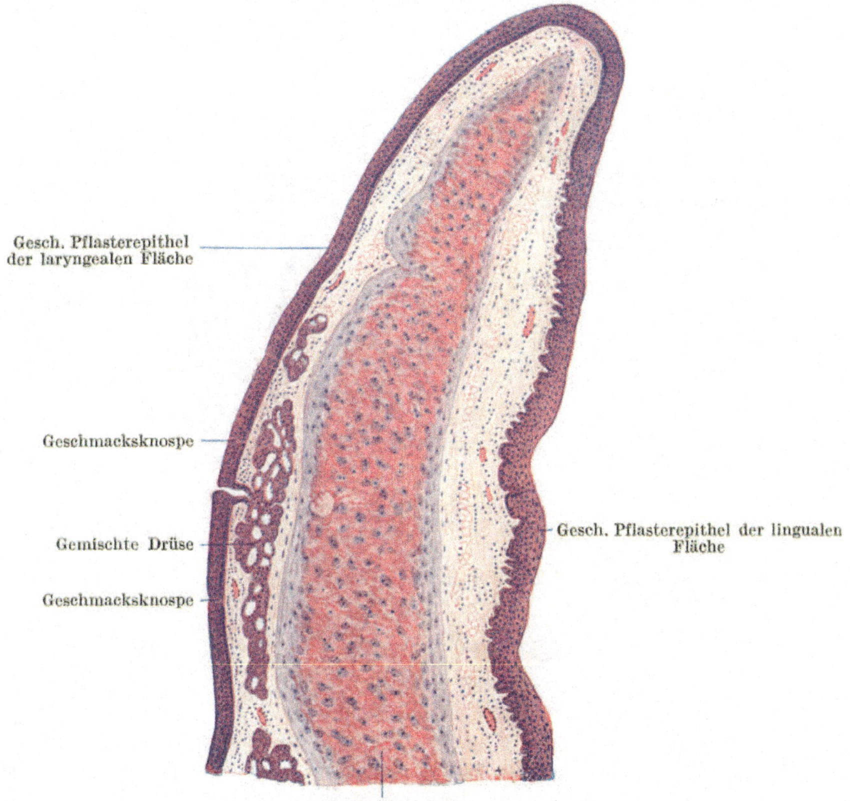

Abb. 144. Epiglottis. Sagittalschnitt. 16×.

sich aber von dem der lingualen durch die geringere Höhe, das Fehlen der Papillen und das gelegentliche Vorkommen von *Geschmacksknospen*.

An der laryngealen Fläche (und zwar nur an dieser) münden zahlreiche **gemischte Drüsen** aus, die zum größten Teile in der Schleimhaut der laryngealen Fläche liegen. Sie können aber auch stellenweise den Epiglottisknorpel durchbrechen und sich an der lingualen Fläche ausbreiten.

3. Die Luftröhre (Abb. 145).

Die Grundlage der **Trachea** bildet ein bindegewebiger, mit zahlreichen groben elastischen Fasern versehener Schlauch, die **Grundmembran** der Luftröhre, *Membrana elastica tracheae*, welche durch hyaline **Knorpelringe** gestützt wird, denen die Aufgabe zufällt, die Lichtung des Rohres stets offen zu halten. Die zwischen den Knorpelringen gelegenen Teile der Grundmembran werden als *Ligamenta anularia* bezeichnet. Da die Knorpelringe nur etwa zwei Drittel des Umfanges der Trachea umgreifen und dorsal offen sind, so findet sich dorsal längs der ganzen Luftröhre ein knorpelfreier Teil der Wandung, **Paries membranaceus,** in dem an Stelle der Knorpelringe Bündel von glatter Muskulatur eingefügt sind.

Die Muskelbündel verlaufen hauptsächlich in querer Richtung (*M. transversus tracheae*). Sie gehen in kleine elastische Sehnen über, die sich an das Perichondrium der freien Enden der Knorpelringe ansetzen. Außen werden sie von vereinzelten schwächeren Längsmuskelbündeln überlagert.

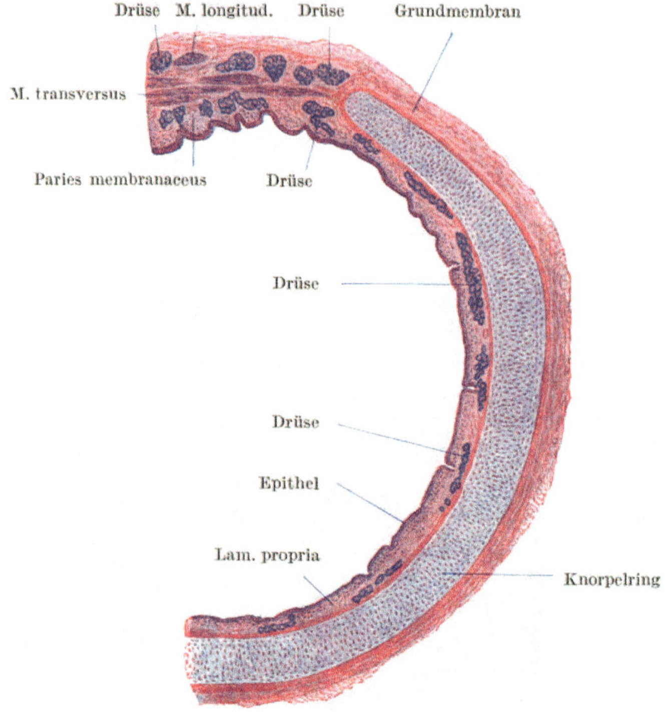

Abb. 145. Trachea. Querschnitt. 6×.

Die Grundmembran geht nach innen ohne scharfe Grenze in die Submucosa über, der die Schleimhaut aufliegt. An Stelle der Muscularis mucosae findet sich eine Längslage von starken elastischen Fasern *(elastische Grenzschicht)*, wodurch eine scharfe Grenze zwischen Mucosa und Submucosa gegeben erscheint. Die **gemischten Drüsen** liegen hauptsächlich in der Submucosa. Sie finden sich am zahlreichsten zwischen den Knorpelringen und im Paries membranaceus, wo sie den M. transversus durchbrechen können.

4. Die Lunge (Abb. 146—148).

Die Lunge kann ihrem Bau nach mit einer *zusammengesetzten tubulo-alveolären Drüse* verglichen werden. Dem Ausführungssystem entspricht der **Bronchialbaum**, den Drüsenendstücken der **respiratorische Abschnitt.** So wie eine zusammengesetzte Drüse zeigt auch die Lunge einen lobulären Bau. Entsprechend den Verzweigungen des Bronchialbaumes zerfallen die Hauptlappen in immer kleinere, durch Bindegewebe abgegrenzte Läppchen bis zu den Primärläppchen, in die ein kleinster Bronchialast, ein Bronchulus respiratorius, eintritt.

Die beiden *Hauptbronchien* zeigen noch denselben Bau wie die Trachea. Auch bei ihrer weiteren Verästelung werden die Bronchien zunächst noch von denselben Elementen aufgebaut; nur ist deren Anordnung etwas anders.

Im allgemeinen lassen sich an einem **Bronchus** (Abb. 146) folgende Schichten unterscheiden: außen als Fortsetzung der Grundmembran der Trachea eine Faserhaut, in die Plättchen von hyalinem Knorpel und gemischte Drüsen eingelagert sind. Nach innen folgen zirkulär verlaufende, aber keine geschlossene Membran bildende Bündel von glatter Muskulatur und schließlich die Schleimhaut mit dem mehrstufigen Flimmerepithel samt Becherzellen.

Die kleinsten Knorpelplättchen nehmen mehr den Charakter des elastischen Knorpels an. Infolge der Kontraktion der glatten Muskulatur erscheint die Schleimhaut in Längsfalten gelegt, so daß ein Bronchus im Querschnitt eine sternförmige

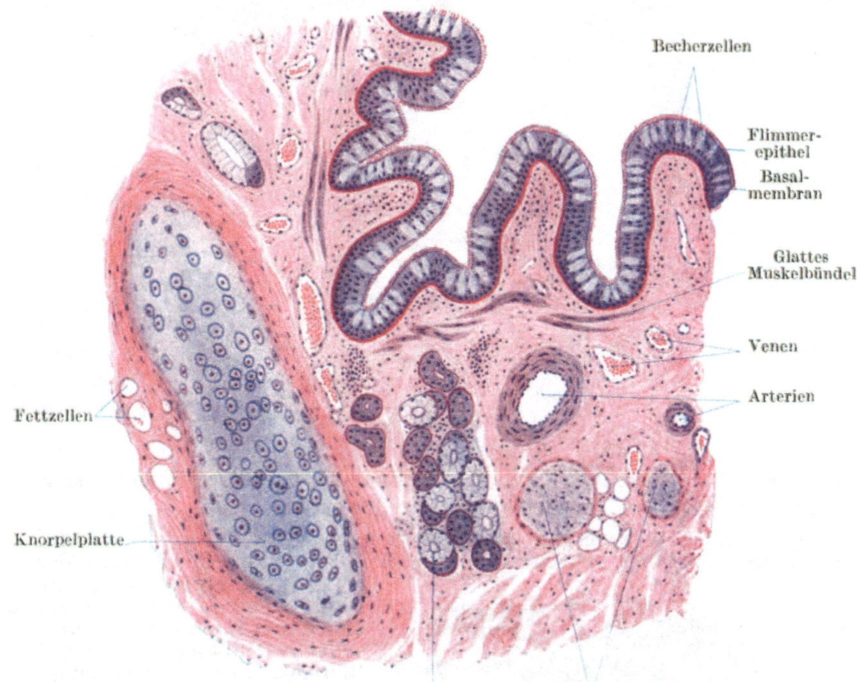

Abb. 146. Bronchus. Querschnitt. 80×.

Lichtung zeigt. Die Lamina propria ist reich an längsverlaufenden elastischen Fasern, die sich in besonders großer Menge in den vorspringenden Schleimhautfalten finden.

Der *Flimmerstrom* ist in Bronchien, Trachea und Kehlkopf nach außen gerichtet, so daß der eingeatmete Staub in den Schlundkopf befördert wird.

In den Bronchien von etwa 1 mm Durchmesser, den sog. **Bronchiolen,** verschwinden die Knorpel und nahezu gleichzeitig die Drüsen, während die glatte Muskulatur erhalten bleibt und sich auch noch in den respiratorischen Abschnitt hinein fortsetzt. Im Epithel verschwinden die Becherzellen, es wird allmählich niedriger und verliert in den feinsten Verzweigungen (von 0,5 mm abwärts), den **Bronchuli respiratorii,** den Flimmerbesatz, so daß es hier zu einem einfachen kubischen Epithel wird. Die Wand der Bronchuli respiratorii zeigt, so wie der ganze respiratorische Abschnitt, schon einzelne halbkugelige Ausbuchtungen, **Alveolen.** Die Bronchuli respiratorii (Abb. 147) stellen den Übergang vom bronchialen zum **respiratorischen Abschnitt** der Lunge her. Sie setzen sich in weitere mit Alveolen besetzte Gänge, die **Alveolengänge,** fort, die schließlich in blind endigende sackartige Erweiterungen, die **Alveolensäckchen** oder **Infundibula,** übergehen. Die Alveolen benachbarter Alveolengänge und -säckchen berühren

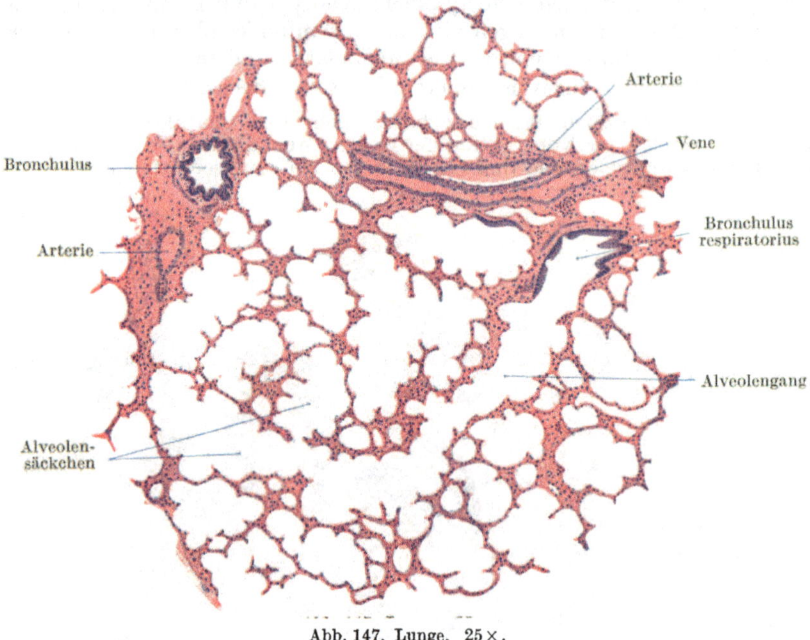

Abb. 147. Lunge. 25×.

sich überall und ihre Wandungen verschmelzen zu ganz dünnen und zwei benachbarten Alveolen gemeinsamen Scheidewänden.

Da die Alveolengänge und -säckchen nach den verschiedensten Richtungen verlaufen, sieht man an Schnitten durch den respiratorischen Abschnitt der Lunge verschieden große, allenthalben mit Alveolen besetzte Räume, die durch die dünnen Alveolenwände voneinander getrennt sind. Die Größe dieser Räume und der Alveolen hängt wesentlich davon ab, ob die Lunge im inspiratorischen oder exspiratorischen Zustande fixiert worden ist. In den Alveolenwänden kommen gelegentlich *Poren* vor, so daß benachbarte Alveolen untereinander in Verbindung stehen.

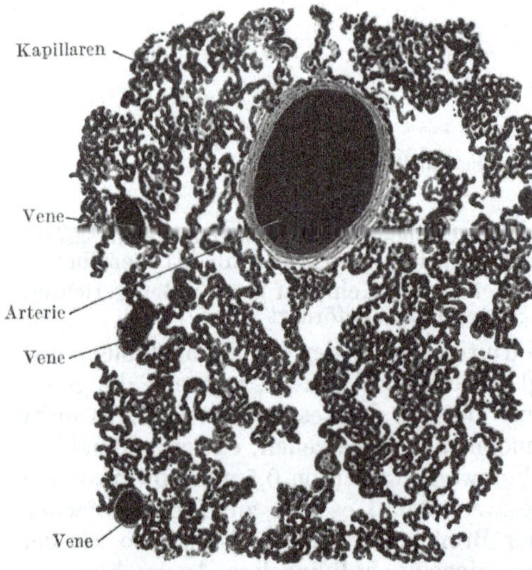

Abb. 148. Injizierte Lunge. Hund. 60×. (Gez. KEILITZ.)

Die **Alveolenwandungen** werden von einem aus feinsten argyrophilen Fasern bestehenden *Grundhäutchen* gebildet, in das als wichtigster Bestandteil der ganzen Lunge ein dichtes, von der Arteria pulmonalis gespeistes **Kapillarnetz** (Abb. 148) eingefügt ist. Daneben finden sich sehr reichliche, sich gabelnde **elastische Fasern,** die der Alveolenwandung einen hohen Grad von Elastizität verleihen. Bei der Inspiration wird das elastische Fasernetz gedehnt. Durch seine Entspannung kommt die Exspiration zustande.

Außerdem kommen in den Alveolenwandungen Bindegewebszellen, **Histiocyten,** mit phagocytären Eigenschaften vor. Sie können sich abrunden, mit Staubteilchen der eingeatmeten Luft beladen und auch aus der Alveolenwand auswandern. In diesem Zustande werden sie als **Staubzellen** bezeichnet. Die Oberflächenbekleidung der Alveolenwände erfolgt durch das **„respiratorische Epithel“.** Es besteht zum Teil aus großen, dünnsten, kernlosen Zellplatten (?), zum Teil aus mehr kubischen, kleinen, kernhaltigen Epithelzellen und fehlt an vielen Stellen vollständig.

Die Lunge erhält durch die A. pulmonalis venöses Blut zugeführt, das im Kapillarnetz der Alveolen arterialisiert wird und als arterielles Blut durch die Lungenvenen abfließt. Außerdem erhält die Lunge durch die Aa. bronchialis arterielles Blut, das nur zur Ernährung der Lunge dient. Die beiden Gefäßgebiete sind aber nicht vollständig voneinander abgeschlossen, sondern stehen durch Anastomosen miteinander in Verbindung. Die größeren Blutgefäße verlaufen im interlobulären Bindegewebe.

Oberflächlich wird die Lunge von einer Tunica serosa, der **Pleura pulmonalis,** bekleidet. Sie besteht aus Bindegewebe mit eingelagerten elastischen Fasern und glatten Muskelfasern und wird von einem endothelartigen Epithel überzogen.

VI. Die Harnorgane.

1. Die Niere (Abb. 149—153).

Die Niere (Abb. 149) ist eine zusammengesetzte tubulöse Drüse mit inniger Beziehung zum Arteriensystem. Ihre Tubuli werden als **Harnkanälchen** bezeichnet. Dem Verlauf nach unterscheidet man gewunden verlaufende Harnkanälchen, die **Tubuli contorti,** und gestreckt und gleichgerichtet verlaufende, die **Tubuli recti.** Die Tubuli contorti bilden in ihrer Gesamtheit die Rindensubstanz, die Tubuli recti die Marksubstanz der Niere. Außerdem enthält die Rindensubstanz in großer Menge Filterapparate, die **MALPIGHIschen Körperchen** der Niere *(Corpuscula renalia),* durch die Serum aus dem arteriellen Blut abfiltriert wird. Im weiteren Verlaufe durch die Harnkanälchen wird das Serum in Harn umgewandelt.

Außen wird die Niere von einer derben, leicht abziehbaren, fibrösen Kapsel mit elastischen und einzelnen glatten Muskelfasern, der **Capsula fibrosa,** umgeben. Dieser aufgelagert findet sich Fettgewebe, die **Capsula adiposa,** durch das die Niere in ihrer Lage fixiert wird. Im Nierenparenchym findet sich nur sehr spärliches Bindegewebe, und zwar hauptsächlich in Form von flachen Zellen und feinen Gitterfasern.

Die **Rindensubstanz** nimmt nicht nur eine unterhalb der Kapsel gelegene Zone ein, sondern reicht mit breiten Fortsätzen, den **Columnae renales** oder BERTIN*schen Säulen,* bis an den *Sinus renalis* heran.

Als *Sinus renalis* bezeichnet man den Spaltraum, der sich vom *Hilus renalis* in das Innere der Niere hinein fortsetzt, das Nierenbecken mit den Nierenkelchen und die großen Gefäße enthält.

Die **Marksubstanz** bildet 9—12 **Nierenpyramiden.** Jede Pyramide ragt mit abgerundeter Spitze, der **Papille,** in einen *Nierenkelch* vor, während von der nach außen gewendeten Basis radiäre Fortsätze, die **Markstrahlen** *(Striae medullares corticis, Processus* FERREINI), in die Rindensubstanz einstrahlen (Abb. 149, 150). Die Zwischenräume zwischen benachbarten Pyramiden werden durch die Columnae renales erfüllt.

Eine Pyramide mit dem dazugehörigen Anteil von Rindensubstanz wird als Nierenlappen, **Lobus renalis** *(Renculus),* ein Markstrahl mit der anliegenden

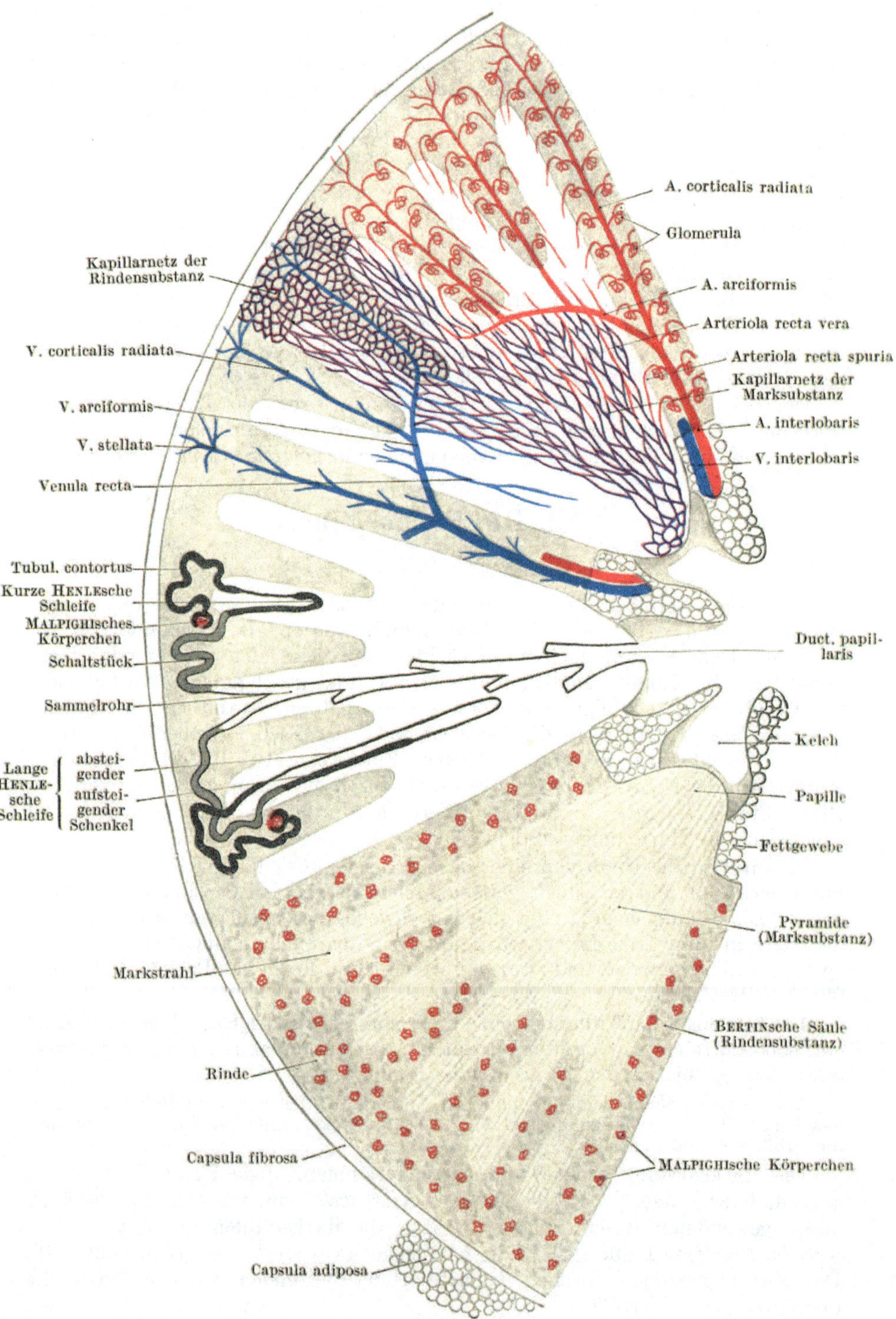

Abb. 149. Nierenschema.

Rindensubstanz als Nierenläppchen, **Lobulus renalis,** bezeichnet. Manche Säuger (z. B. kleine Nagetiere) besitzen eine *einfache Niere,* d. h. eine Niere, die nur aus einem Lappen besteht, der Mensch eine (aus 9—12 Lappen) *zusammengesetzte Niere.* Die fetale menschliche Niere läßt an der Oberfläche noch deutlich die Lappung erkennen.

a) Verlauf und Bau der Harnkanälchen.

Die **Harnkanälchen** sind von einem einfachen, für die einzelnen Abschnitte charakteristischen Epithel ausgekleidete Röhren mit gut ausgebildeter Basalmembran. Jedes Harnkanälchen (Abb. 149) beginnt in einem **Malpighischen**

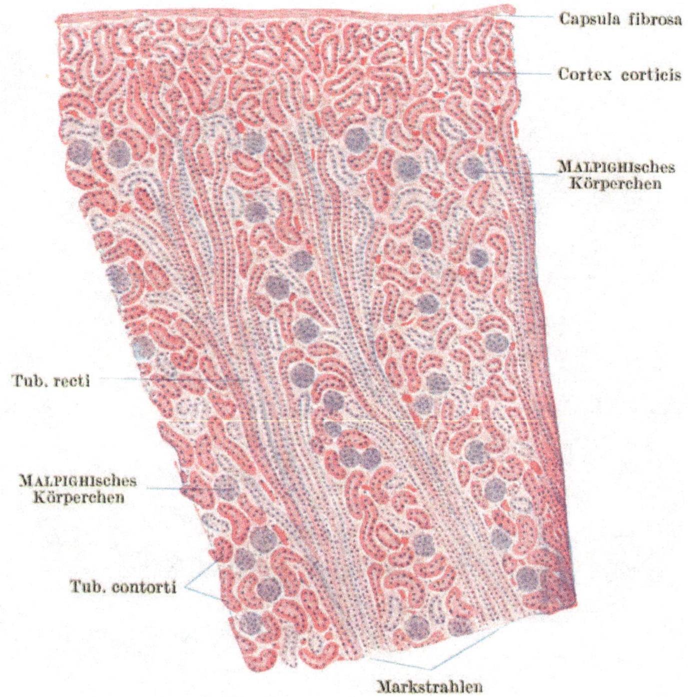

Abb. 150. Nierenrinde vom Kind. 25×.

Körperchen *(Nierenkörperchen).* Daran schließt sich ein gewundener Abschnitt, der **Tubulus contortus** (I), der in einen Markstrahl eintritt und hier in einen gestreckt verlaufenden U-förmigen Abschnitt, die **Henlesche Schleife,** übergeht. Der rückläufige Schenkel der Schleife gelangt abermals in die Rindensubstanz und setzt sich hier in einen gewundenen Abschnitt, das **Schaltstück** *(Tubulus contortus II),* fort. Dieses wendet sich gegen die Pyramide und geht hier in den gestreckten Ausführungsgang, das **Sammelrohr,** über. Mehrere Sammelröhren fließen zu immer größer werdenden Röhren zusammen, und diese münden schließlich an der Papille als *Ductus papillares* aus.

Als **Nephron** bezeichnet man ein Malpighisches Körperchen mit dem von ihm ausgehenden Harnkanälchen bis zur Einmündung in die Sammelröhre. Es kann mit dem Drüsenendstück anderer Drüsen verglichen werden, da in ihm die Absonderung der Harnbestandteile erfolgt, während die Sammelröhren nur als Ausführungsgänge aufzufassen sind. Da für die Sekretion in erster Linie der Tubulus contortus I in Betracht kommt, wird er auch als *Hauptstück* bezeichnet.

In der **Rindensubstanz** (Abb. 150, 151) finden sich demnach außer den MALPIGHIschen Körperchen die Tubuli contorti und die Schaltstücke, in der **Marksubstanz** die HENLEschen Schleifen mit einem absteigenden (pelvipetalen) und einem aufsteigenden (kapsulopetalen) Schenkel und die Sammelröhren.

Die **MALPIGHIschen Körperchen** (Abb. 151) bestehen aus einem arteriellen Gefäßknäuel, dem **Glomerulum,** das sich in den blinden Anfang eines Harnkanälchens, die **BOWMANsche Kapsel,** vorstülpt, so daß man an der Kapsel ein *inneres (viszerales)* und ein *äußeres (parietales) Blatt* unterscheiden kann.

Das **Glomerulum** (Abb. 151, 152) ist ein sog. arterielles Wundernetz. In dieses tritt eine zuführende Arterie, die **Arteriola afferens,** ein und neben dieser die schwächere **Arteriola efferens** aus, die sich erst nach dem Austritt aus dem Glomerulum in Kapillaren auflöst. Die Arteriola afferens teilt sich bei ihrem Eintritt in

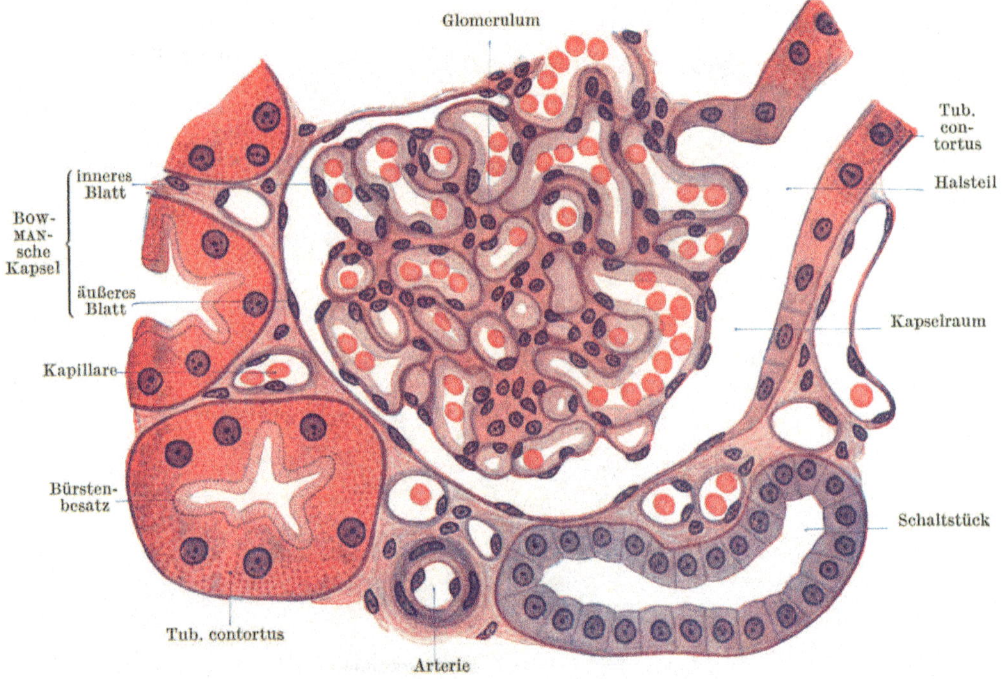

Abb 151. Rindensubstanz der Niere. 500×.

mehrere Äste, die vielfach gewundene Schlingen bilden, aus denen sich die Arteriola efferens sammelt. Im Glomerulum lassen sich nur schwer Zellen abgrenzen; es erscheint mehr als eine zusammenhängende Masse, in der die Endothelkerne der Gefäßkanäle, Bindegewebskerne und an der Oberfläche der durch die Gefäßschlingen gebildeten Läppchen die Kerne des *inneren Kapselblattes,* das der Oberfläche des Glomerulum unmittelbar aufliegt, zu unterscheiden sind.

Das *äußere Kapselblatt* (Abb. 151) wird von einem einfachen Plattenepithel gebildet. Es umgreift glatt das Glomerulum, liegt diesem aber nicht unmittelbar an, sondern wird von ihm (bzw. dem inneren Kapselblatt) durch einen Spaltraum, den *Kapselraum,* getrennt. Gewöhnlich gegenüber der Gefäßpforte des Glomerulum geht das äußere Kapselblatt unter Vermittlung eines kurzen *Halsteiles,* in dem die Zellen rasch höher werden, in den Tubulus contortus über.

Der **Tubulus contortus** (I) wird von einem annähernd kubischen, azidophilen Epithel ausgekleidet, dessen vielfach gebuchtete Zellgrenzen nur mit besonderen Methoden nachzuweisen sind. Das Cytoplasma ist deutlich granuliert. Die Körnchen liegen namentlich im basalen Teil in Reihen, so daß eine basale Strichelung des Epithels zustande kommt. Gegen die unregelmäßige Lichtung hin trägt das Epithel einen sehr vergänglichen *Bürstenbesatz* (Abb. 151).

Das aus kleineren kubischen Epithelzellen bestehende Epithel der **Schaltstücke** ist schwächer färbbar und kaum granuliert. Es zeigt stets deutliche Zellgrenzen und entbehrt des Bürstenbesatzes. Die Lichtung ist regelmäßig begrenzt.

An den **Henleschen Schleifen** unterscheidet man einen *dünnen* und einen *dicken Schleifenteil*. Der dünne Teil fällt nur annähernd mit dem absteigenden, der dicke mit dem aufsteigenden Schenkel zusammen. Bei kurzen Henleschen Schleifen beginnt der dicke Teil schon vor der Umbiegungsstelle, bei langen erst nach dieser (Abb. 149). Der dünne Schleifenteil, der engste Abschnitt des Harnkanälchens, wird von einem ganz platten, endothelartigen, mit vorspringenden Kernen versehenen Epithel ausgekleidet. Im dicken Schleifenteil wird das Epithel höher (höchstens kubisch), so daß die Kerne nicht mehr vorspringen; es ist ähnlich gekörnt wie im Tubulus contortus. Die **Sammelröhren** sind durch ein helles Zylinderepithel mit deutlichen Zellgrenzen ausgezeichnet, dessen Höhe mit dem Durchmesser der Röhren wächst (Abb. 153). Ein ähnliches Epithel zeigt auch schon der Endabschnitt des Schaltstückes. Dieser Teil wird auch als *Verbindungsstück* oder *initiales Sammelrohr* bezeichnet.

Unmittelbar unter der Nierenkapsel findet sich eine Rindenzone, die frei von Malpighischen Körperchen ist. Sie wird als *Cortex corticis* bezeichnet und kommt dadurch zustande, daß alle aus den Nierenkörperchen austretenden Tubuli contorti sich zunächst kapselwärts wenden.

b) Die Gefäße der Niere (Abb. 149).

Die **A. renalis** teilt sich im Hilus in mehrere Hauptäste, die **Aa. interlobares**, die in den Columnae renales aufsteigen und mehr oder weniger deutlich bogenförmig verlaufende, früher als **Aa. arciformes** bezeichnete Seitenäste in die Pyramiden entsenden, und zwar in jene Gegend, wo aus dem kompakten Teil der Pyramide die Markstrahlen abgehen. Die Aa. arciformes geben einerseits die **Aa. corticales radiatae** *(Aa. interlobulares)* in die zwischen den Markstrahlen gelegenen Rindenteile ab, andererseits die **Arteriolae rectae verae**, die in den kompakten Teil der

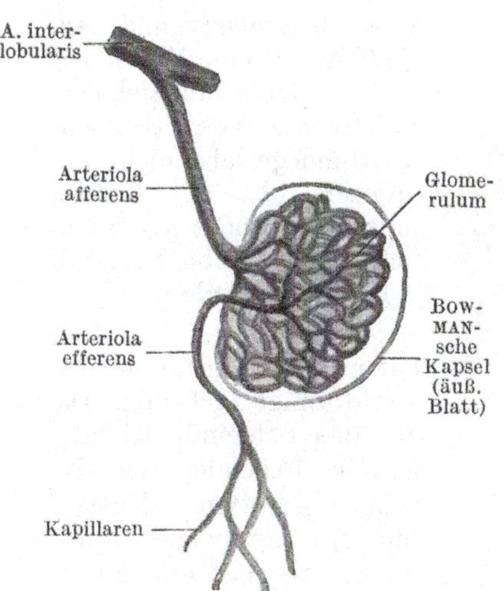

Abb. 152. Nierenglomerulum injiziert. 150×.

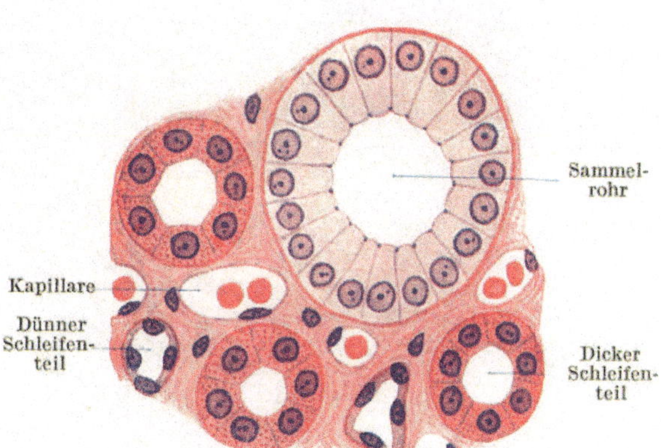

Abb. 153. Marksubstanz der Niere. Querschnitt. 500×.

Pyramide eintreten und hier in das aus langgezogenen Maschen bestehende Kapillarnetz der Marksubstanz übergehen. Sowohl von den Aa. interlobares wie auch von den Aa. radiatae entspringen die kurzen **Arteriolae afferentes** (Abb. 152) für die Nierenkörperchen. Die **Arteriolae efferentes** lösen sich zum Teil in das mehr rundmaschige Kapillarnetz der Rindensubstanz auf, zum Teil treten sie als **Arteriolae rectae spuriae** in die Marksubstanz ein und gehen hier in deren Kapillarnetz über.

Die **Venen** folgen in ihrem Verlauf im allgemeinen den Arterien, nur haben sie keine Beziehungen zu den Nierenkörperchen. Dicht unter der Nierenkapsel fließen aus dem Kapillarnetz der Rinde Venenwurzeln in radiärer oder sternförmiger Anordnung als **Vv. stellatae** *(Stellulae Verheynii)* zusammen und begleiten weiterhin als **Vv. corticales radiatae** *(Vv. interlobulares)* und **Vv. interlobares** die gleichnamigen Arterien. Die Vv. radiatae münden in **Vv. arciformes** ein, die aus der Marksubstanz die **Venulae rectae** aufnehmen und sich in die Vv. interlobares ergießen.

In der Arteriola afferens findet sich eine Gruppe von Quellzellen (das sog. *Polkissen*), bei deren Anschwellung die Lichtung des Gefäßes verschlossen und das betreffende Glomerulum aus dem Kreislauf ausgeschaltet wird. Außerdem finden sich zwischen den Aa. und Vv. radiatae, in der Nierenkapsel (?) und in der Gegend der Nierenkelche arteriovenöse Anastomosen.

Die **Lymphgefäße** bilden teils ein oberflächliches Netz in der Kapsel, teils ein mit diesem zusammenhängendes tiefes Netz im Parenchym, das aus den Spalträumen zwischen den Harnkanälchen hervorgeht. Aus dem tiefen Netz treten Lymphgefäße mit den Blutgefäßen am Hilus aus.

2. Die ableitenden Harnwege.

Zu den ableitenden Harnwegen gehören die Nierenkelche, das Nierenbecken, der Harnleiter, die Harnblase, die weibliche und der Anfangsteil der männlichen Harnröhre. Sie sind durch die Auskleidung mit gemischtem oder **Übergangsepithel** gekennzeichnet, das oft schon die in die Kelche vorragenden Nierenpapillen bedeckt. Die Wand der ableitenden Harnwege besteht aus einer *Tunica mucosa, Muscularis* und *Adventitia*. Da eine Muscularis mucosae fehlt, läßt sich eine Submucosa vom Schleimhautbindegewebe nicht abgrenzen. In der Tunica muscularis findet sich reichlich Bindegewebe zwischen den Muskelbündeln.

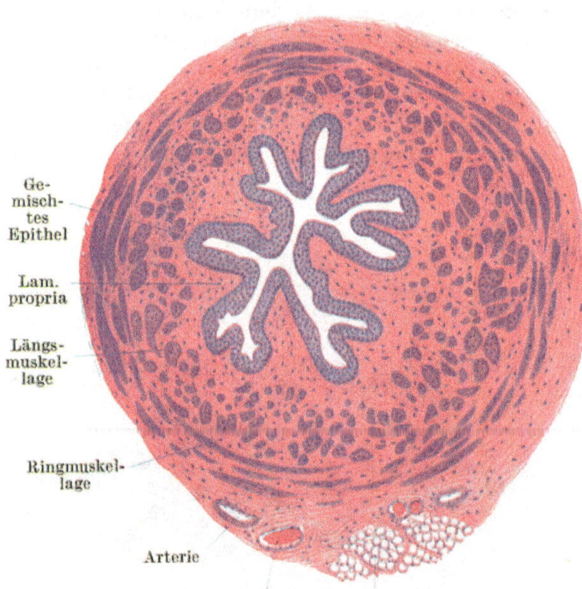

Abb. 154. Ureter. Querschnitt. 25 ×.

Der **Ureter** (Abb. 154) hat im leeren Zustande eine sternförmige Lichtung. Die auf das Schleimhautbindegewebe folgende, aus einzelnen glatten Muskelbündeln bestehende Tunica muscularis zeigt eine innere Längs- und eine äußere Ringslage, zu der im unteren Drittel noch eine äußere Längsschicht kommt.

Die **Harnblase** besitzt denselben Bau wie der Ureter, nur lassen sich die Schichten in der mächtigen Tunica muscularis nicht so scharf auseinanderhalten. Die Ringmuskelschicht verstärkt sich am Beginn der Harnröhre zum *M. sphincter vesicae internus*. In der Gegend des *Trigonum vesicae* kommen gelegentlich kleine Drüschen vor.

VII. Die männlichen Geschlechtsorgane.

Die männlichen Geschlechtsorgane umfassen die männlichen Geschlechtsdrüsen (die Hoden), die ableitenden Samenwege (Nebenhoden, Samenleiter, Sinus urogenitalis), die Anhangsdrüsen der Samenwege (Bläschendrüsen, Prostata, Glandulae bulbourethrales), die ihr Sekret der Samenflüssigkeit beimengen, und das Kopulationsorgan (den Penis).

1. Der Hoden (Abb. 155—157).

Der Hoden (Testis) ist eine *zusammengesetzte tubulöse Drüse*. Er wird von einer derben bindegewebigen Haut, der **Tunica albuginea,** die an der freien Oberfläche Peritonealepithel trägt, überzogen (Abb. 155, 156). An der Anheftungsstelle des Nebenhodens verdickt sich das Bindegewebe zum **Mediastinum testis,** von dem aus eine Anzahl von Blättern, die **Septula testis,** divergierend ausstrahlen und sich mit der Tunica albuginea verbinden. Dadurch wird der Hoden in Läppchen, die **Lobuli testis,** zerlegt, die die Drüsenschläuche, die **Tubuli seminiferi,** enthalten.

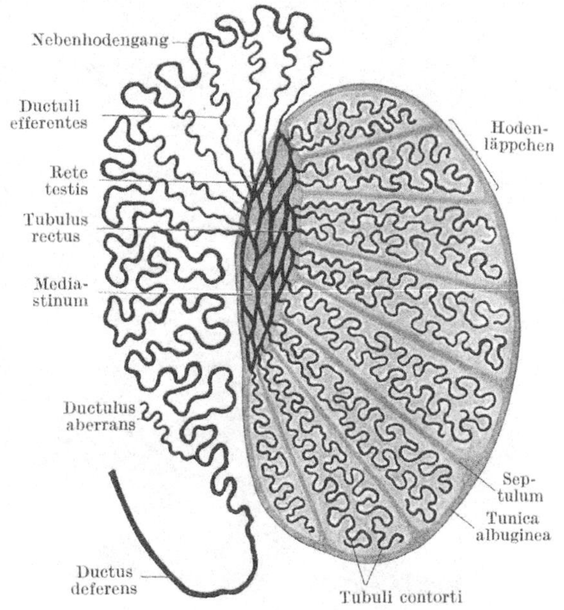

Abb. 155. Schema des Hodens und Nebenhodens.

Von den Septula testis (Abb. 155) strahlt spärliches Bindegewebe in das Innere des Läppchens ein, das die Blutgefäße und Nerven leitet, und außerdem epitheloide, häufig in Gruppen gelagerte Zellen, die **Hodenzwischenzellen,** enthält (Abb. 157). In ihrem Cytoplasma liegen Fetttröpfchen und manchmal auch stäbchenförmige *Kristalloide* (REINKE*sche Kristalle*). Man hat den Zwischenzellen eine endokrine Funktion zugeschrieben und sie in ihrer Gesamtheit als *Pubertätsdrüse* bezeichnet. Wahrscheinlich kommt ihnen aber die Aufgabe zu, Stoffe zu speichern, die bei der Samenbildung Verwendung finden.

Die **Hodenkanälchen** sind blind beginnende, sich gabelnde und auch miteinander sich verbindende, 0,1—0,2 mm dicke und 30—80 cm lange Schläuche, die zu mehreren ein Läppchen erfüllen. Ihr Hauptabschnitt, in dem die Samenbildung erfolgt, ist vielfach gewunden und wird als **Tubulus contortus** bezeichnet. Dieser geht in der Nähe des Mediastinum in einen kurzen (beim Menschen überhaupt nicht deutlich ausgebildeten) gestreckt verlaufenden, engeren Abschnitt, den **Tubulus rectus,** über, der schon dem Ausführungssystem zuzurechnen ist. Die Tubuli recti ergießen sich in das **Rete testis** (HALLERI), ein im Mediastinum gelegenes Kanälchennetz.

Die von einer deutlichen Basalmembran umgebenen Tubuli contorti (Abb. 156, 157) werden von zwei verschiedenen Zellarten ausgekleidet, den SERTOLIschen Zellen und den Samenzellen.

Die **Sertolischen** oder **Fußzellen** (Abb. 157) sind an der Samenbildung nur indirekt beteiligt. Sie sind als Stützzellen, Nährzellen und sezernierende Zellen aufzufassen.

Sie sitzen mit einem verbreiterten Fußteil der Basalmembran auf und reichen, sich verschmälernd, bis an die Lichtung. Ihr chromatinarmer, mit deutlichem Kernkörperchen versehener Kern liegt nahe der Basis und ist gewöhnlich nicht rund, sondern erscheint am Durchschnitt oval oder mehr dreieckig.

Die Zwischenräume zwischen den Sertolischen Zellen werden von den annähernd kugeligen **Samenzellen** (Abb. 157) erfüllt. Unter diesen lassen sich verschiedene Generationen auch morphologisch unterscheiden, und zwar von außen nach innen: die Spermatogonien, die Spermatocyten I. Ordnung, die Spermatocyten II. Ordnung (Präspermatiden) und die Spermatiden, die sich in Samenfäden (Spermien, Spermatozoen) umwandeln.

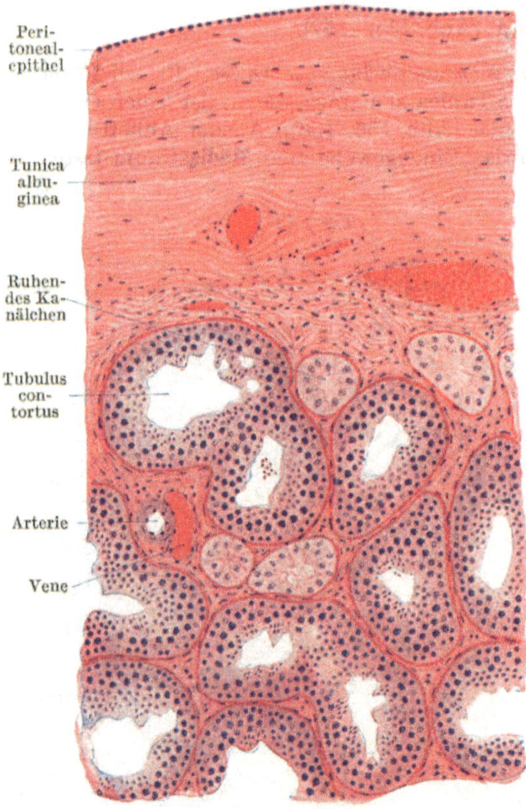

Abb. 156. Hoden. 80×.

Die wandständig gelegenen **Spermatogonien** oder *Ursamenzellen* sind kleine Zellen mit chromatinreichem Kern. Durch ihre Teilung entstehen Zellen, die zu den großen **Spermatocyten** I. Ordnung heranwachsen, nach innen rücken und deren großer Kern gewöhnlich im Spiremstadium gefunden wird. Aus ihnen gehen durch mitotische Teilung je zwei etwas kleinere, sonst aber ähnliche **Spermatocyten** II. Ordnung hervor. Diese teilen sich wieder und liefern die kleinen, sich nicht mehr teilenden, mit chromatinarmen Kernen versehenen **Spermatiden,** die in mehreren Lagen bis an die Lichtung des Kanälchens heranreichen. Diese letzte Teilung ist eine *Reduktionsteilung* (s. S. 7), so daß die Spermatiden und somit auch die Spermien nur die halbe Chromosomenzahl enthalten.

Die Umwandlung der Spermatiden zu Spermien erfolgt innerhalb der Sertolischen Zellen. Diese werden samt den aufgenommenen und in Umwandlung begriffenen Spermatiden als **Spermatoblasten** (Abb. 157) bezeichnet. Im wesentlichen wird der Kern der Spermatide zum Kopf, der Zelleib zum Schwanz des Spermiums.

Die Spermatiden verbinden sich gruppenweise (12—16) mit dem Cytoplasma einer Sertolischen Zelle und dringen während der Umwandlung zu Samenfäden immer tiefer in dieses ein. Gegen Schluß der Umwandlung rücken sie wieder weiter empor, so daß man die Schwänze der Samenfäden büschelartig aus den Spermatoblasten in die Lichtung vorragen sieht. Schließlich werden die Spermien in die Lichtung ausgestoßen; sie erreichen ihre Vollreife aber erst im Nebenhoden.

Die Samenbildung, **Spermiogenese,** läuft derart ab, daß ihre Phasen der Länge des Kanälchens nach eine ununterbrochene Folge zeigen. Dabei wiederholt sich der ganze Vorgang im Verlaufe eines Kanälchens mehrmals. Daher kann man auch an nebeneinanderliegenden Querschnitten durch Tubuli contorti verschiedene Phasen der Spermiogenese sehen.

Die Samenbildung beginnt mit Eintritt der Pubertät und hält bis in das höchste Alter an. Vor dem Eintritt der Geschlechtsreife sind die Hodenkanälchen von einem nur einschichtigen Epithel ausgekleidet. Derartige ruhende Kanälchenabschnitte kann man auch beim Erwachsenen stellenweise finden (Abb. 156).

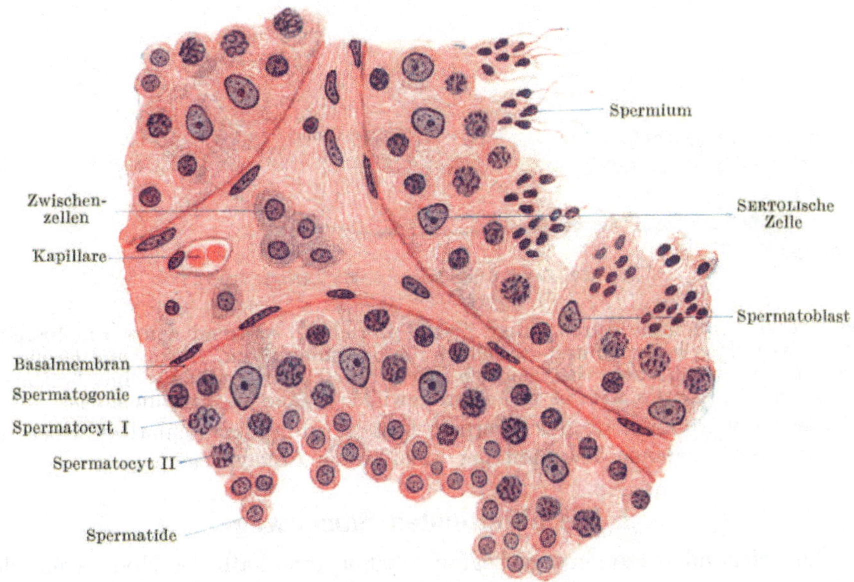

Abb. 157. Tubuli contorti des Hodens. 500×.

Die *Samenfäden*, **Spermien** (Abb. 158, 159), sind etwa 60 μ lange *Geißelzellen*, die in der Samenflüssigkeit sich durch peitschende Bewegungen ihrer Geißel,

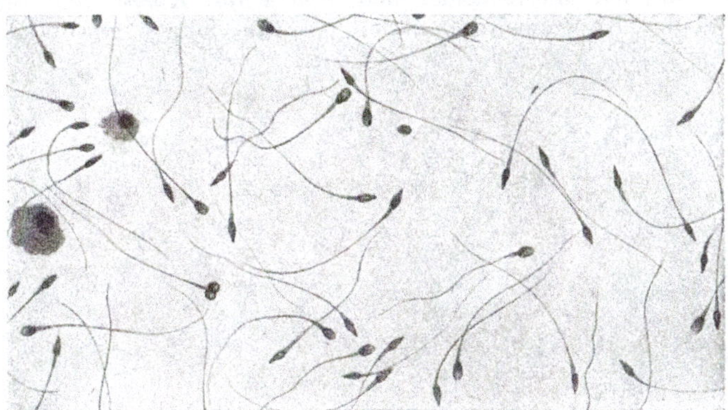

Abb. 158. Samen eines 24jährigen Mannes. 500×. (Nach STIEVE.)

des Schwanzes, fortbewegen. Sie bestehen aus einem **Kopf** (Zellkern), **Hals** und **Schwanz.**

Der mit Kernfarbstoffen sich intensiv färbende etwa 5 μ lange und 2—3 μ breite, ovoide Kopf ist in seiner vorderen Hälfte plattgedrückt, so daß er in der Seitenansicht birnförmig erscheint. Der ganz kurze Hals enthält die Zentriolen. Am Schwanz unterscheidet man ein *Verbindungsstück*, ein *Hauptstück* und ein *Endstück*. In seiner Achse enthält er einen feinen, fibrillär gebauten *Achsenfaden*, der aus dem distalen Zentriol ausgewachsen ist. Im Verbindungsstück wird der Achsenfaden von einem

Spiralfaden umwickelt. Das Endstück ist der an der Schwanzspitze frei vorragende Teil des Achsenfadens.

Die Spermien zeigen ausgesprochene Chemotaxis gegenüber dem Ovarialgewebe (bzw. der Eizelle) und positiven Rheotropismus, so daß sie gegen den nach außen gerichteten Flimmerstrom in Uterus und Tube schwimmen. Im alkalischen Sekret

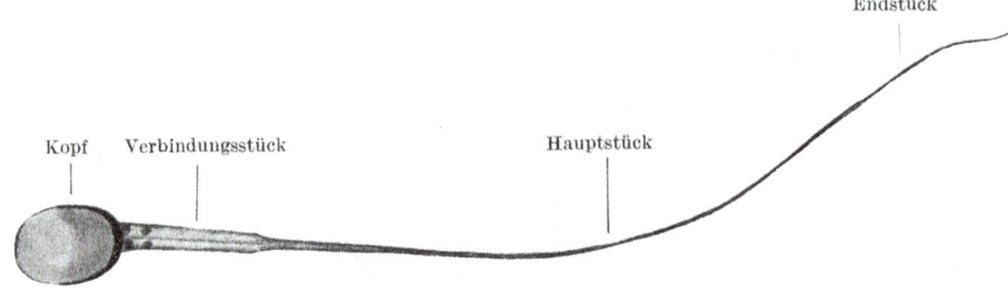

Abb. 159. Reifer Samenfaden. 3000×. (Nach STIEVE.)

des Uterus können sie durch einige Zeit weiterleben, während saure Flüssigkeiten ihre Bewegungen hemmen und schließlich die Spermien töten. Form und Größe der Spermien schwankt sehr beträchtlich nach der Tierart, so daß eine bestimmte Spermienform für die Art bis zu einem gewissen Grade kennzeichnend ist.

Die Samenflüssigkeit, das **Sperma,** besteht außer massenhaften Spermien aus den verschiedenen Sekreten der ableitenden Samenwege.

2. Die ableitenden Samenwege.

Die ableitenden Samenwege beginnen schon innerhalb des Hodens mit den Tubuli recti, die ebenso wie das Rete testis mit einem einfachen Epithel von wechselnder Höhe ausgekleidet sind.

a) Der Nebenhoden (Abb. 155, 160).

Am Nebenhoden unterscheidet man den *Kopf*, *Körper* und *Schweif*. Die Hauptmasse des Kopfes wird von den (7—15) vielfach gewundenen Ductuli

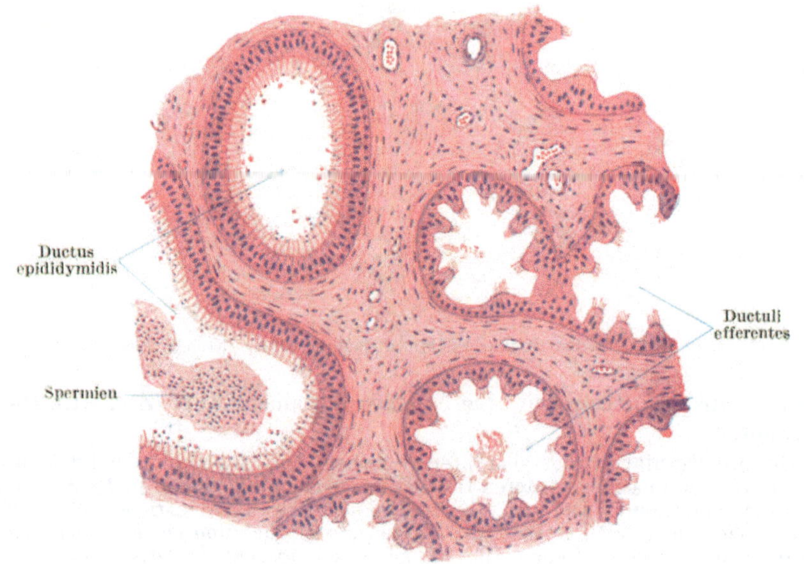

Abb. 160. Kopf des Nebenhodens. 80×.

efferentes (Coni vasculosi) gebildet. Sie entspringen aus dem Rete testis und münden in den Nebenhodengang, den Ductus epididymidis (gr. *Didymoi* Zwillinge) ein. Dieser bildet mit seinen zahlreichen Windungen hauptsächlich den Körper und Schweif des Nebenhodens.

Die **Ductuli efferentes** (Abb. 160) zeigen stets eine buchtige Lichtung, die dadurch zustande kommt, daß sie zweierlei Epithel tragen: im Bereiche der Vorragungen ein hohes zylindrisches Flimmerepithel, im Bereiche der Buchten ein etwa kubisches Epithel, das Sekretionserscheinungen zeigt.

Der **Ductus epididymidis** zeigt eine glattrandig begrenzte Lichtung. Er wird von einem hohen, zweistufigen Zylinderepithel, das an der freien Oberfläche flimmerartige Fortsätze trägt, ausgekleidet. Die „*Flimmerhaare*" je einer Zelle sind zu einem Büschel verklebt. Zum Unterschiede von den beweglichen Flimmerhaaren (Kinozilien) der Ductuli efferentes handelt es sich um sog. *Stereozilien*, d. h. sie zeigen keine Bewegung und entbehren dementsprechend auch der Basalknötchen. Sie dürften zu den im Epithel nachzuweisenden Sekretionserscheinungen in Beziehung stehen. In der Wand des Nebenhodenganges treten neben Bindegewebszellen einzelne zirkulär verlaufende glatte Muskelfasern auf. Der Nebenhoden ist als Samenspeicher *(Receptaculum seminis)* aufzufassen, in dem die Spermien ihre Vollreife erlangen.

b) Der Samenleiter (Abb. 161).

Der **Ductus deferens** bildet die unmittelbare Fortsetzung des Nebenhodenganges. Er unterscheidet sich von diesem vor allem durch die auffallende Dicke

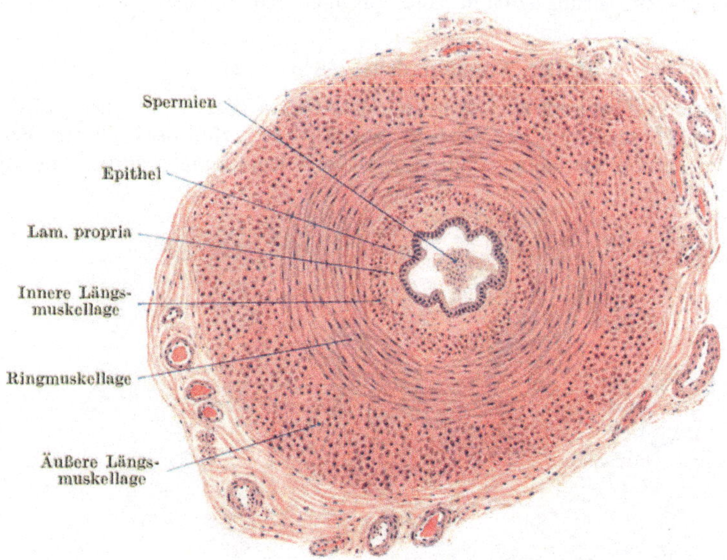

Abb. 161. Ductus deferens. Querschnitt. 25 ×.

und Derbheit der Wandung, die durch die mächtige Entwicklung der glatten Muskulatur bewirkt ist. Die buchtige Lichtung erscheint im Verhältnis zur Wandung relativ eng. Die Auskleidung erfolgt durch ein zweistufiges, nicht flimmerndes Zylinderepithel, das von der Muscularis durch eine schwach entwickelte Lamina propria mit reichlichen elastischen Fasern getrennt ist. Die Muskelbündel bilden eine innere und äußere Längs- und eine starke mittlere Ringschicht, die nicht scharf voneinander abzugrenzen sind.

Verfolgt man die einzelnen Muskelfaserbündel, so ergibt sich, daß sie in rechts- und linksgewundenen Spiraltouren verlaufen, und zwar derart, daß alle in der äußeren Längsschicht liegenden Faserzüge ihre Fortsetzung in der Ringschicht finden und als innere Längszüge endigen. Jede Muskelspirale beginnt demnach mit großem Steigungswinkel, geht dann in einen Abschnitt mit ganz kleinem Steigungswinkel über und endet wieder mit großem Steigungswinkel.

Die *Ampulle* des Samenleiters zeigt einen ähnlichen Bau wie die Samenblasen.

Der **Samenstrang,** *Funiculus spermaticus,* enthält außer dem Samenleiter zahlreiche Nerven und Blutgefäße und an seiner Oberfläche auch Bündel quergestreifter Muskulatur *(M. cremaster).* Die Gefäße, namentlich die Venen *(Plexus pampiniformis),* sind sehr muskelreich.

3. Die Anhangsdrüsen der Samenwege.

a) Die Bläschendrüsen.

Die **Gland. vesiculosae,** früher *Samenblasen* genannt, sind vielfach gewundene schlauchförmige Gebilde mit zahlreichen sekundären Buchten in den Windungen. In den Grund der Buchten münden drüsenähnliche Anhänge ein. Das einfache kubische bis zylindrische Epithel enthält gewöhnlich zahlreiche gelbbraune Pigmentkörnchen und zeigt Sekretionserscheinungen. Die übrige Wandung besteht hauptsächlich aus elastischem Gewebe, dem Bindegewebe und reichlich glatte Muskelfasern beigemengt sind.

Häufig findet man in den Bläschendrüsen Spermien und zwar nicht nur in der Lichtung, sondern gelegentlich auch solche, die in den Epithelzellen liegen und hier zerstört werden. Demnach sind die Samenblasen nicht nur als Drüsen sondern zugleich auch als Zerstörungsstätten von Spermien aufzufassen.

b) Die Vorsteherdrüse (Abb. 162).

Die **Prostata** umfängt als *drüsig-muskulöses Organ* den Anfangsteil, die Pars prostatica, der Harnröhre. Sie besteht aus 15—20 tubulo-alveolären Einzeldrüsen, die von einem einfachen Zylinderepithel ausgekleidet werden und deren

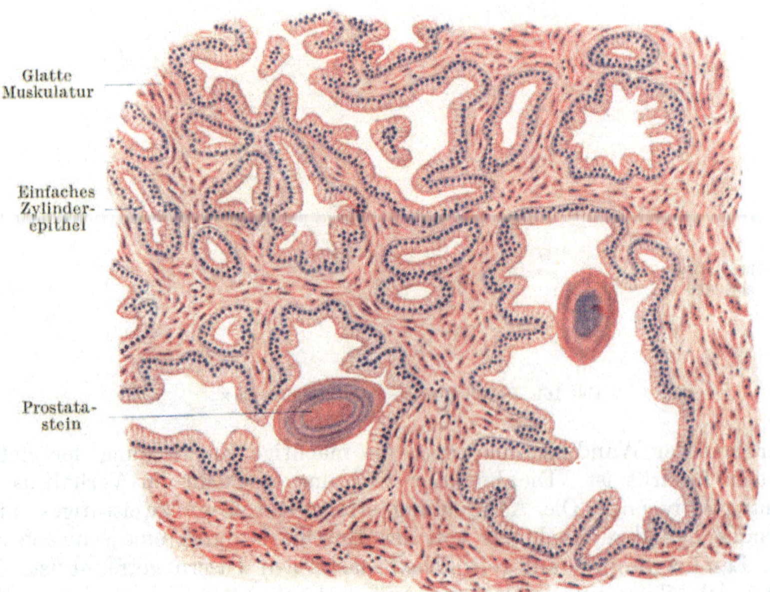

Abb. 162. Prostata. 80×.

kurze Ausführungsgänge in der Umgebung des Colliculus seminalis in die Harnröhre münden. In den Lichtungen der Drüsen finden sich, namentlich bei älteren Leuten fast regelmäßig, eingedickte Sekretmassen in Form von kugeligen oder ovoiden, konzentrisch geschichteten Körpern, den sog. **Prostatasteinen** (Konkrementen), die beträchtliche Größe erreichen können. Das Bindegewebe zwischen den Drüsen enthält in sehr großer Menge nach verschiedenen Richtungen sich durchflechtende Bündel von glatten Muskelfasern.

Das Vorkommen von Prostatasteinen ist nicht absolut kennzeichnend für die Prostata. Ganz ähnliche Konkremente finden sich gelegentlich auch in den Bläschendrüsen und den Ampullen der Samenleiter.

c) Die Glandulae bulbourethrales (Cowperi).

Die zu beiden Seiten des Bulbus corporis cavernosi urethrae gelegenen **Cowperschen Drüsen** sind tubulo-alveoläre, den Schleimdrüsen ähnliche Drüsen. Das die Endstücke auskleidende Zylinderepithel zeigt ein helles Cytoplasma und basal stehende abgeplattete Kerne. Die Ausführungsgänge tragen, wie die Pars cavernosa urethrae, ein mehrstufiges oder geschichtetes Zylinderepithel. Sie sondern teils ein schleimartiges, teils ein eiweißartiges Sekret ab.

Im interstitiellen Bindegewebe kommen glatte und an der Oberfläche der Drüse Skeletmuskelfasern (vom M. transversus perinei profundus) vor.

4. Der Penis (Abb. 163).

Der **Penis** wird von drei zylindrischen Schwellkörpern gebildet, den beiden *Corpora cavernosa penis* und dem diesen basal angelagerten *Corpus cavernosum urethrae*, und von einer Faszie und äußerer Haut umhüllt.

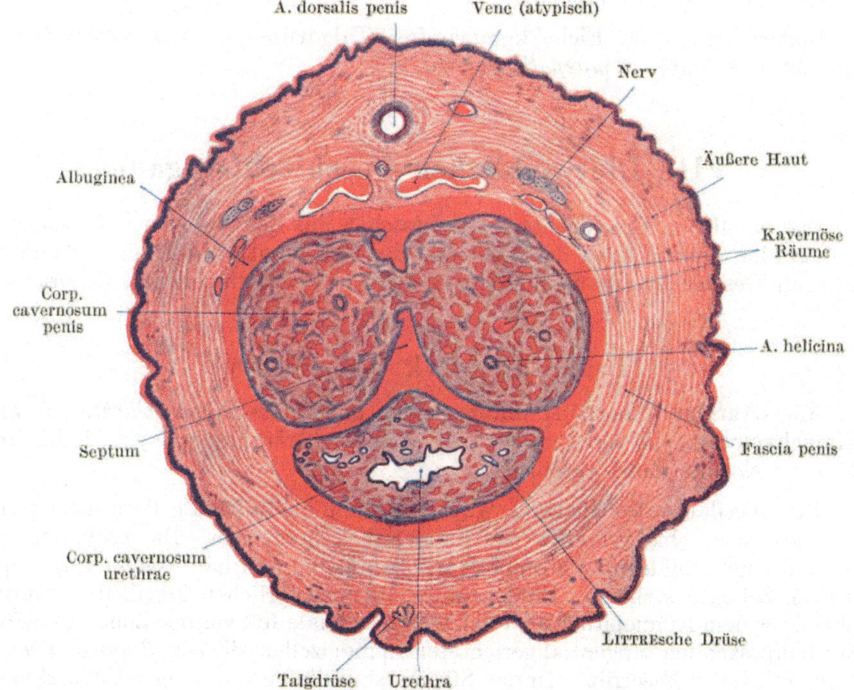

Abb. 163. Penis vom Kind. Querschnitt. 8×.

Die **Schwellkörper** bestehen aus einer derben fibrösen Hülle, der *Tunica albuginea,* und dem *kavernösen Gewebe* (Schwellgewebe). Die **Corpora cavernosa penis** sind in ihrem hintersten Abschnitt vollständig voneinander geschieden. Weiter nach vorn verschmelzen sie miteinander und werden nur noch durch ein der Albuginea angehöriges, kammartig durchbrochenes **Septum** unvollständig voneinander getrennt. Durch die Lücken des Septum setzt sich das beiderseitige Schwellgewebe in Verbindung. Daher müssen sie auch stets gleichzeitig in Erektion treten. Das **kavernöse Gewebe** besteht aus einem Netz weiter, venöser, nur mit Endothel ausgekleideter Bluträume, zwischen denen sich Bindegewebe mit elastischen und sehr zahlreichen glatten Muskelfasern befindet.

Die in die kavernösen Räume direkt einmündenden, feinen gewundenen Arterienäste, die **Aa. helicinae** *(Rankenarterien)* sind verschlußfähig und zeigen den Bau anastomotischer Gefäße (epitheloide Muskulatur!). Öffnen sich diese *arteriovenösen Anastomosen,* so füllen sich die kavernösen Räume mit Blut; es tritt Erektion ein. Bei geschlossenen Rankenarterien ist das Schwellgewebe aus dem Kreislauf ausgeschaltet.

Das **Corpus cavernosum urethrae** beginnt hinten mit einer Auftreibung, dem **Bulbus urethrae,** umfaßt dann röhrenförmig die Harnröhre und endet als **Eichel,** die kappenartig den vorderen zugespitzten Enden der Corpora cavernosa penis aufsitzt und an deren stumpfer Spitze die Harnröhre ausmündet. Die vom Corpus cavernosum urethrae umschlossene *Pars cavernosa urethrae* (Sinus urogenitalis) wird im wesentlichen von einem mehrstufigen Zylinderepithel, in der Fossa navicularis von einem geschichteten Pflasterepithel ausgekleidet. Sie zeigt zahlreiche Buchten und Gruben *(Lacunae Morgagnii)* und außerdem münden in sie zahlreiche kleine Schleimdrüsen, die **Glandulae urethrales minores** (LITTRE*sche Drüsen*), ein. Das Corpus cavernosum urethrae enthält in der Umgebung der Urethra Venengeflechte, die erst weiter gegen die Oberfläche hin in typisches kavernöses Gewebe übergehen.

In der Vorhaut und Eichel kommen freie Talgdrüsen, die TYSON*schen Drüsen,* vor, die das *Smegma praeputii* liefern.

VIII. Die weiblichen Geschlechtsorgane.

Die weiblichen Geschlechtsorgane bestehen aus den weiblichen Geschlechtsdrüsen (den Eierstöcken), den Eileitern, der Gebärmutter, der Scheide und den äußeren Geschlechtsorganen (große und kleine Schamlippen und Clitoris).

1. Der Eierstock (Abb. 164—168).

Am **Ovarium** (Abb. 164) unterscheidet man eine *Rindenschicht,* die **Zona parenchymatosa,** die die Eizellen bzw. Eifollikel enthält, und eine follikelfreie *Markschicht,* die **Zona vasculosa.**

Die Oberfläche des Ovariums wird von einem modifizierten Peritonealepithel, dem kubischen bis zylindrischen **Keimepithel,** überzogen. Die Grundlage der Rindenschicht bildet das **Stroma ovarii** (Abb. 165), ein hauptsächlich aus spindeligen Zellen bestehendes Bindegewebe mit nur spärlichen Fibrillen. Unmittelbar unter dem Keimepithel findet sich eine schmale follikelfreie Zone des Stroma mit hauptsächlich tangential gerichteten Spindelzellen, die sog. *Tunica albuginea* (subepithelialer Faserfilz). In das Stroma sind die verschiedenen Entwicklungs- und Rückbildungsformen der **Eifollikel** eingelagert.

In großer Zahl finden sich stets die **Primärfollikel** *(Folliculi ovigeri primarii)* im oberflächlichen Anteil der Rindenschicht (Abb. 164, 165). Sie bestehen aus der kugeligen **Eizelle** und dem sie umgebenden **Follikelepithel.** Dieses ist zunächst

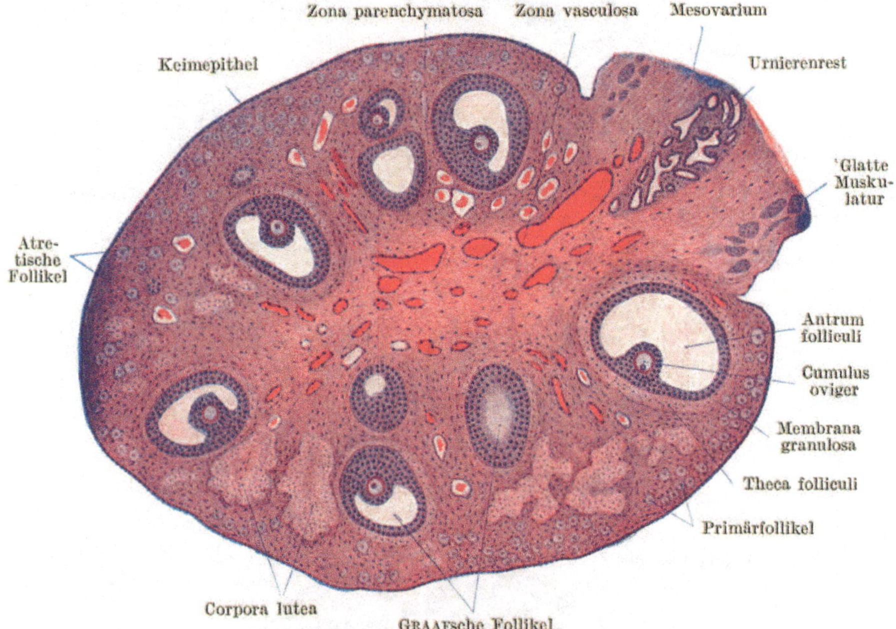

Abb. 164. Ovarium der Katze. 25×.

ein einfaches ganz plattes Epithel. Später wird es kubisch, dann zylindrisch (Abb. 166) und schließlich mehrschichtig. Gleichzeitig nimmt die Eizelle beträchtlich an Größe zu (Abbildung 165—167).

Weiterhin tritt zwischen den Follikelepithelzellen ein mit Flüssigkeit, dem *Liquor folliculi*, gefüllter Hohlraum, die **Follikelhöhle** *(Antrum folliculi)* auf, der sich mehr und mehr vergrößert. Derartige mit einem Hohlraum versehene Follikel werden als **GRAAFsche** oder **Bläschenfollikel** *(Folliculi ovigeri vesiculosi)* bezeichnet (Abb. 164). Durch die Bildung der Follikelhöhle wird ein Teil des Follikelepithels randständig abgedrängt, der als **Membrana granulosa** (Abb. 164) bezeichnet wird. Ein Teil umschließt als **Corona radiata** (Abb. 167) die Eizelle und bildet mit dieser eine in die Höhle vorragende Erhebung, den **Cumulus oviger.**

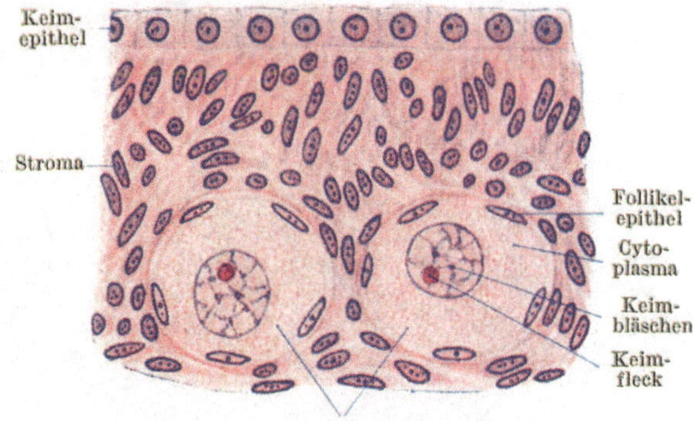

Abb. 165. Rindensubstanz des Ovarium. Katze. 500×.

Infolge des Wachstumsdruckes des GRAAFschen Follikels hat sich an seiner Oberfläche aus dem Stroma eine Hülle, die **Theca folliculi,** gebildet, die sich mit einer *Glashaut* von der Membrana granulosa abgrenzt und aus einer inneren

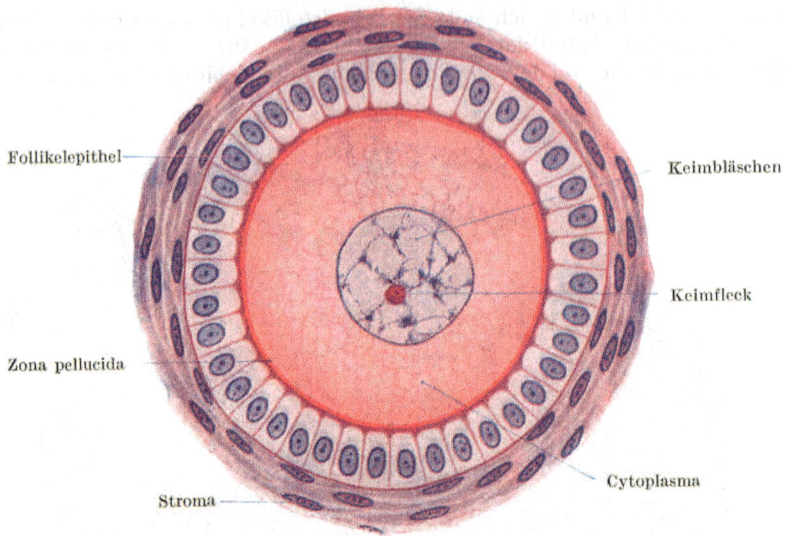

Abb. 166. Primärfollikel. Katze. 500×.

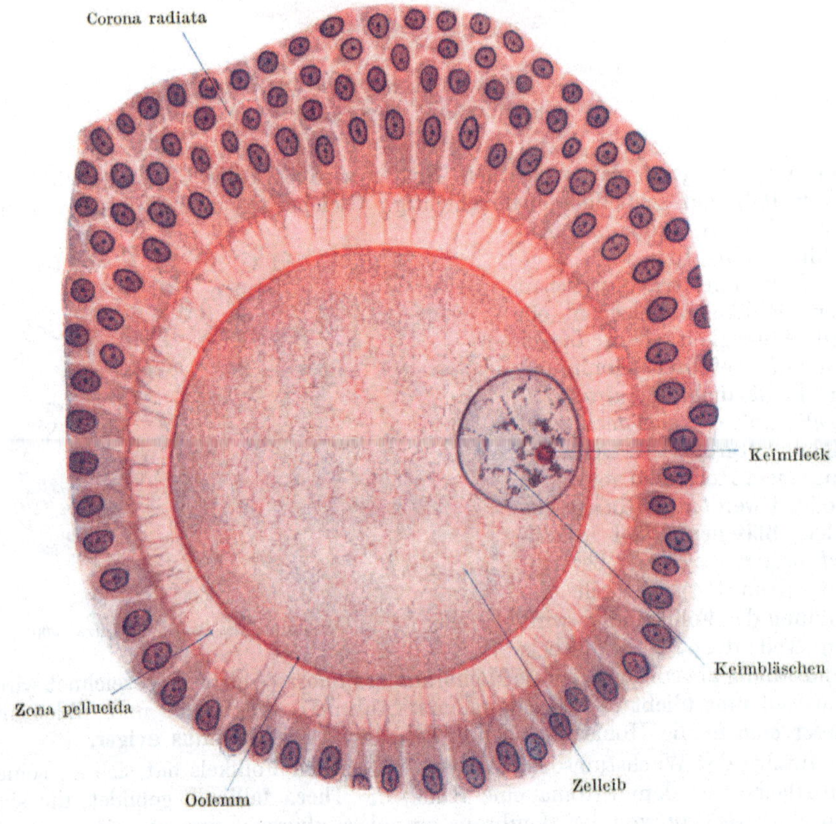

Abb. 167. Eizelle mit Corona radiata aus einem Bläschenfollikel. Katze. 500×.

zell- und gefäßreichen Schicht, dem *Stratum vasculosum*, und aus einer äußeren mehr faserigen Schicht, dem *Stratum fibrosum*, besteht.

Die **Eizelle** des reifen Follikels (Abb. 167) besitzt einen sehr chromatinarmen *Kern (Keimbläschen)* mit einem großen *Kernkörperchen (Keimfleck)*. Der Zellleib enthält Dotterkörnchen und wird von einer derben durchsichtigen Membran, der **Zona pellucida**, umgeben.

Die *Zona pellucida* (Abb. 167) ist nur zum Teil als Zellmembran (*Oolemm*) aufzufassen, zum größeren Teil als ein Abscheidungsprodukt des Follikelepithels. Sie zeigt radiäre Poren, in die Fortsätze der Zellen der Corona radiata hineinragen. Gelegentlich findet man *zwei-* oder *mehrkernige Eizellen* oder auch *zwei-* oder *mehreiige Follikel*, aus denen sich möglicherweise Zwillinge bzw. Mehrlinge entwickeln können.

Der sprungreife bis 2,5 cm Durchmesser erreichende Follikel wölbt die Oberfläche des Ovariums vor, und schließlich kommt es unter zunehmendem Drucke

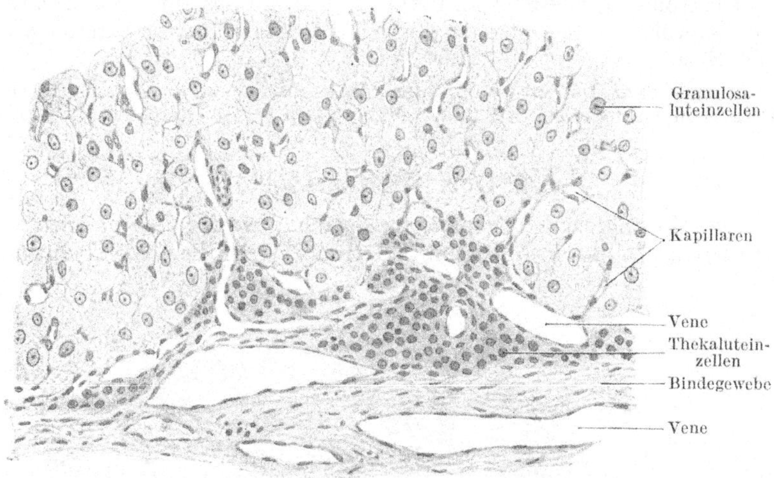

Abb. 168. Randteil eines menschlichen Corpus luteum gravidatis. 100 ×.

des Liquor zum *Follikelsprung*, zur **Ovulation.** Der Cumulus oviger wird ausgestoßen, der Liquor fließt ab und der Rest des Follikels wandelt sich in einen *gelben Körper*, **Corpus luteum** (Abb. 164), um.

Wird das ausgestoßene Ei befruchtet und tritt Schwangerschaft ein, so erreicht der Gelbkörper eine ganz bedeutende Größe, bleibt während der ganzen Schwangerschaft bestehen und wird als *C. l. graviditatis* bezeichnet. Ist hingegen das ausgestoßene Ei nicht befruchtet worden, so entwickelt sich nur ein kleiner Gelbkörper, das *C. l. menstruationis*, das sich nach einigen Wochen wieder vollständig rückgebildet hat.

Beim Bersten des Follikels kommt es nicht selten zur Zerreißung von Blutgefäßen in der Theca folliculi und zu einer Blutung in den leeren, zusammengesunkenen Follikel. Man spricht dann von einem *Corpus rubrum*. Die Granulosazellen wachsen und vermehren sich, verdrängen schließlich vollständig die Follikelhöhle und wandeln sich weiterhin in **Luteinzellen** *(Granulosaluteinzellen)* um, indem in ihrem Zelleib Tropfen eines Fettfarbstoffes, des *Lutein*, auftreten. Auch die Zellen der Theca folliculi beteiligen sich an der Bildung des gelben Körpers. Sie werden zu epitheloiden, luteinhaltigen Zellen, den *Thekaluteinzellen*, die aber nicht annähernd die Größe der Granulosaluteinzellen erreichen (Abb. 168). In das Corpus luteum wächst Bindegewebe mit Blutgefäßen ein. Schließlich gehen die Luteinzellen zugrunde und es bleibt eine sehnige Narbe mit gefalteter Oberfläche, ein **Corpus albicans,** zurück.

Das *Corpus luteum* ist als *Drüse mit innerer Sekretion* aufzufassen. Es liefert ein Hormon, das für die Eieinbettung im Uterus wichtig ist und auch die Ausbildung sprungreifer Follikel während der Schwangerschaft verhindert.

Die erste Ovulation erfolgt mit dem Eintritt der Geschlechtsreife (um das 15. Lebensjahr) und weiterhin in regelmäßigen Abständen bis zum *Klimakterium* (um das 50. Lebensjahr). Nur während der Schwangerschaft werden keine Eier ausgestoßen. Während die Spermien vom Eintritt der Geschlechtsreife an fortwährend neugebildet werden, sind beim neugeborenen Mädchen schon alle Eizellen als Primärfollikel vorhanden. Ihre Zahl beträgt etwa 400000. In den 35 Jahren zwischen Pubertät und Klimakterium gelangen nur ungefähr 440 Eier zur Ausstoßung. Weitaus der größte Teil der Eier geht innerhalb des Ovariums durch sog. **Follikelatresie** (gr. α privat., *Tresis* Loch) zugrunde.

Die Follikelatresie (Abb. 164) kann auf jeder Entwicklungsstufe des Follikels eintreten. Unter Verdickung und Schrumpfung der Glashaut geht das Follikelepithel zugrunde, die verfettende Eizelle wird von einwandernden Phagocyten zerstört. Am längsten bleibt die widerstandsfähige Zona pellucida erhalten.

Die **Zona vasculosa** (Abb. 164) des Ovarium besteht aus fibrillärem lockeren Bindegewebe. In sie treten die durch das Mesovarium zugeleiteten großen Gefäße und Nerven ein.

Gelegentlich finden sich in der Marksubstanz *Urnierenreste* (?) (Abb. 164) in Form von epithelialen Strängen *(Markstränge)* und Gängen *(Markschläuche)*.

2. Der Eileiter (Abb. 169, 170).

Die schlauchförmige **Tuba uterina** besteht aus einer *Tunica mucosa, muscularis* und *serosa*. Im uterinen Abschnitt (Isthmus) weist die Schleimhaut nur spärliche

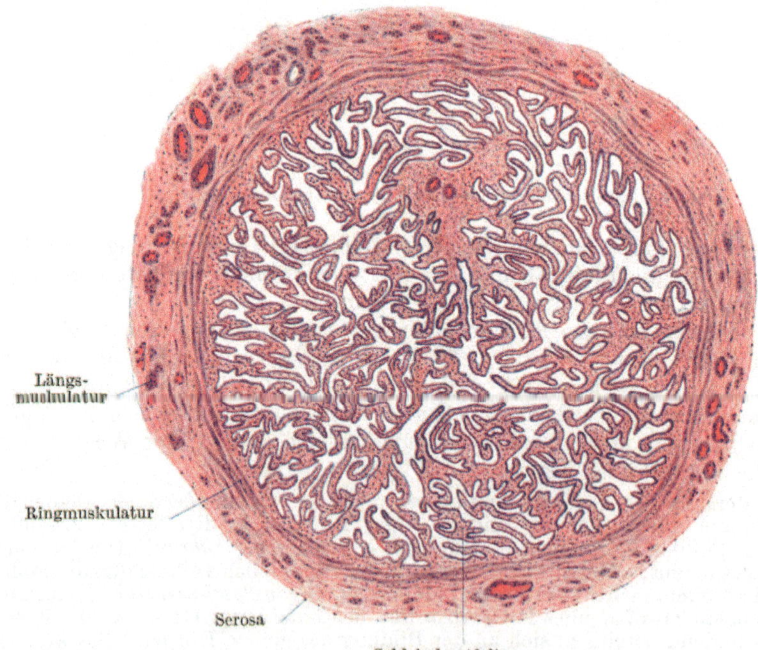

Abb. 169. Ampulla tubae, quer. 16×.

Längsfalten auf. Gegen den ovarialen Abschnitt hin wird die Faltung immer reichlicher, so daß im Bereiche der Ampulle die Lichtung im Querschnitt labyrinthartig aussieht.

Das Schleimhautepithel (Abb. 170) ist ein teils flimmerndes, teils sezernierendes einfaches Zylinderepithel. Beide Zellarten sind innig miteinander vermengt. Der Flimmerstrom ist gegen den Uterus gerichtet.

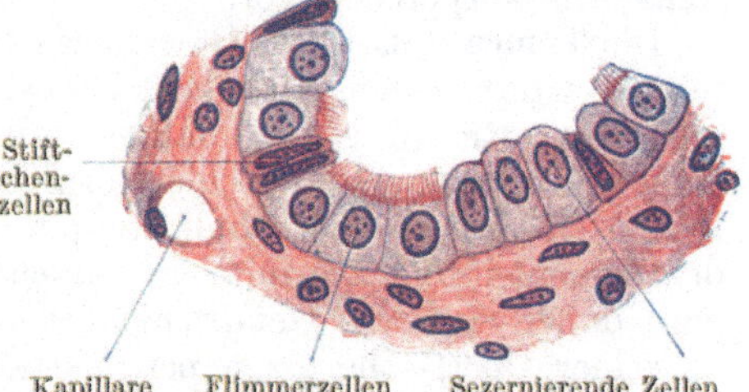

Abb. 170. Epithel des Eileiters. 500×.

Stellenweise finden sich im Epithel stärker färbbare, schmale Zellen, *Stiftchen-* oder *Stäbchenzellen*. Es handelt sich wahrscheinlich um abgenutzte und in Ausstoßung begriffene Zellen.

Das Schleimhautbindegewebe geht ohne scharfe Grenze in die Muskelhaut über. Letztere besteht aus inneren, vorwiegend zirkulär und äußeren, vorwiegend längsverlaufenden glatten Muskelbündeln mit reichlichem Bindegewebe.

Im Eileitergekröse findet sich regelmäßig als Urnierenrest das **Epoophoron.** Es besteht aus epithelialen Schläuchen mit starker Muskulatur.

3. Die Gebärmutter (Abb. 171, 172).

So wie der Eileiter wird auch der **Uterus** von einer Tunica mucosa, muscularis und serosa aufgebaut.

Die **Tunica mucosa** *(Endometrium)* zeigt zyklische, von der Ovulation abhängige Veränderungen, deren auffallendste Erscheinung die alle 4 Wochen eintretende Blutung, die **Menstruation,** darstellt. Das Endometrium besteht aus einem einfachen, bald flimmernden, bald nicht flimmernden Zylinderepithel, von dem aus sich einfache oder auch gegabelte Schläuche, die **Glandulae uterinae,** in das Schleimhautbindegewebe einsenken und bis zur Muskulatur (manchmal auch noch

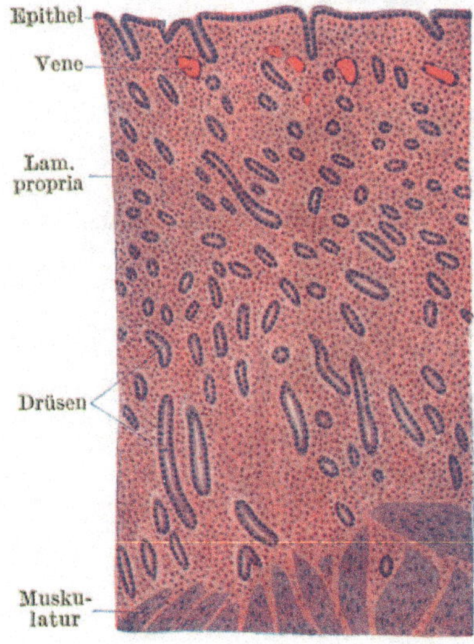

Abb. 171. Uterusschleimhaut. Regenerationsphase. 25×.

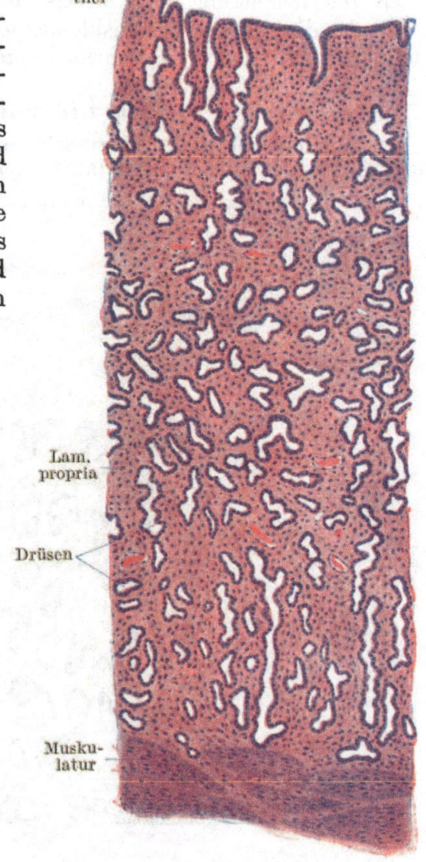

Abb. 172. Uterusschleimhaut. Proliferationsphase. 25×.

in diese hinein) reichen, und einer außerordentlich zellreichen Lamina propria. Neben den spindelförmigen Bindegewebszellen kommen in ihr auch zahlreiche weiße Blutkörperchen vor.

Die **Tunica muscularis** ist mächtig entwickelt und bildet den Hauptbestandteil der Uteruswand. Die glatten Muskelfaserzüge durchkreuzen sich nach verschiedenen Richtungen, so daß sich nur annähernd eine schwächere innere und äußere Längsschicht und eine stärkere mittlere Ringschicht auseinanderhalten lassen. Sie zeigen eine ähnliche spiralige Anordnung wie die Muskelfaserzüge des Samenleiters. Die mittlere Schicht enthält zahlreiche größere Gefäße und wird daher auch als Gefäßschicht bezeichnet. Nur ein Teil des Uterus trägt an seiner Oberfläche einen peritonealen Überzug *(Tunica serosa)*.

Bezüglich der *zyklischen Veränderungen* der Uterusschleimhaut sind vier Phasen auseinanderzuhalten. In der *Proliferationsphase* (10 Tage) wachsen die Drüsen zu langgestreckten, später geschlängelten Schläuchen aus. Das Oberflächenepithel ist vielfach flimmernd und zeigt Mitosen. Die Schleimhaut wird locker, ödematös und wesentlich verdickt (Abb. 172). In der *Sekretionsphase* (13 Tage) werden die Drüsen weiter, erhalten Ausbuchtungen und enthalten Sekret. Am vielfach aufgehellten Epithel verschwinden die Mitosen und die Flimmerhaare. Die *Desquamationsphase* (3 Tage) ist ausgezeichnet durch starke Füllung der Gefäße, Blutaustritte in die Schleimhaut und die Uteruslichtung (menstruelle Blutung), Überschwemmung der Schleimhaut mit Leukocyten, Gewebszerreißungen und Abstoßung eines großen Teiles der Schleimhaut. Während der *Regenerationsphase* (2 Tage) erfolgt die Wiederherstellung der abgestoßenen Schleimhautteile durch Neubildung von Bindegewebszellen und Wucherung des Epithels von den Drüsenresten aus.

In der die *Cervix uteri* auskleidenden Schleimhaut finden sich Schleimdrüsen, aus denen gelegentlich Retentionscysten, die *Ovula Nabothi*, entstehen können.

4. Die Placenta (Abb. 173—175).

Die Veränderungen der Uterusschleimhaut vor Eintritt der menstruellen Blutung sind als Vorbereitung zur Aufnahme der befruchteten Eizelle aufzufassen. Findet

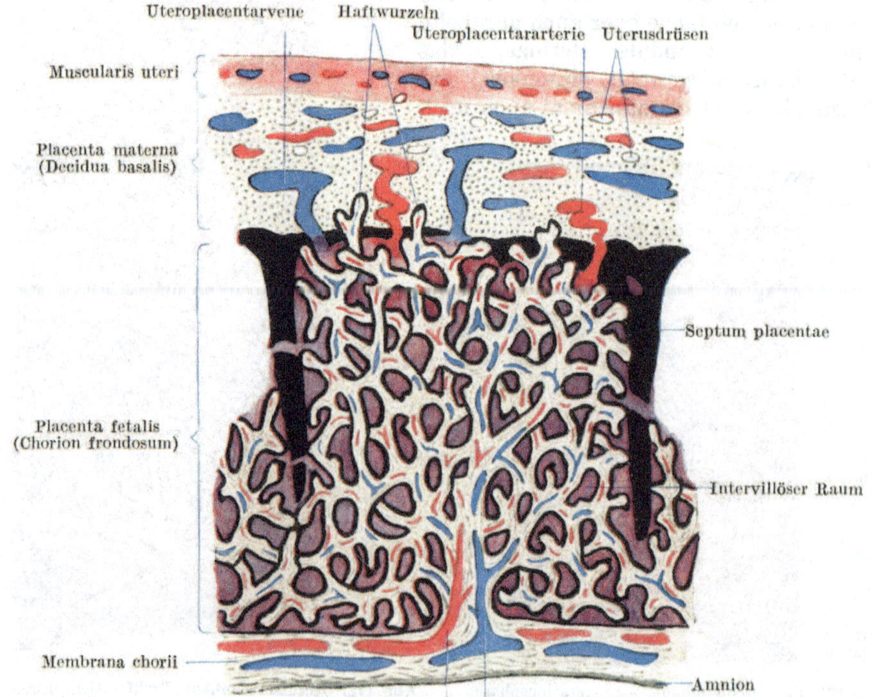

Abb. 173. Schema eines Cotyledo. Trophoblast schwarz, Decidua punktiert, arterielles Blut rot, venöses Blut blau, gemischtes Blut violett.

keine Befruchtung statt, kommt es zur Blutung. Bei Eintritt der Schwangerschaft gehen die Veränderungen noch weiter.

Die Muskelmasse des Uterus vergrößert sich ganz beträchtlich teils durch Neubildung von Muskelfasern, teils durch Wachstum der schon vorhandenen Muskelfasern.

Das Oberflächenepithel der Uterusschleimhaut geht zugrunde; die Lamina propria geht eine eigentümliche epitheloide Umwandlung ein. Sie wird zur Decidua (Abb. 174). Als **Decidua basalis** bezeichnet man den wandständigen Teil der umgewandelten Uterusschleimhaut, dem der **Embryo** anliegt, als **Decidua parietalis** den ganzen übrigen

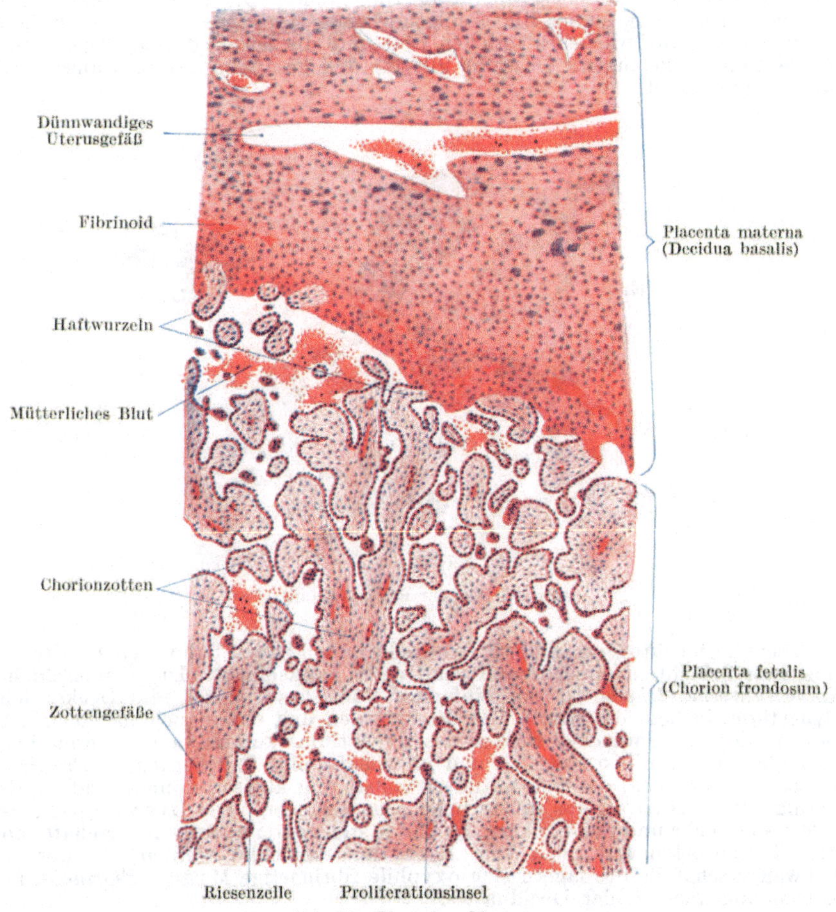

Abb. 174. Placenta. 25×.

wandständigen Teil, als **Decidua capsularis** den durch den Embryo vorgewölbten Teil. Die Decidua basalis bildet im Verein mit dem Chorion frondosum des Embryo den *Mutterkuchen*, die **Placenta.** Man kann somit an der Placenta einen *mütterlichen (Placenta materna)* und einen *fetalen Anteil (Placenta fetalis)* unterscheiden.

Die **Placenta fetalis** besteht aus den reich verzweigten **Chorionzotten** (Abb. 173, 174), die sich aus der mit dem Amnion verschmolzenen *Membrana chorii* erheben. Ihre Ausläufer enden teils frei, teils senken sie sich als „*Haftwurzeln*" in die Decidua ein; zum größten Teil verschmelzen sie aber untereinander, so daß dadurch die Chorionzotten ein förmliches Raumgitter, das *Spongium placentae* bilden. Die Lücken dieses Schwammwerks sind mit mütterlichem Blut erfüllt und bilden in ihrer Gesamtheit den *intervillösen Raum.* Zwischen je zwei Zottenbäumen senkt sich eine von der Decidua ausgehende Scheidewand in den intervillösen Blutraum ein. Da diese **Septa placentae** aber nicht bis an die Membrana chorii heranreichen und außerdem durch Lücken unterbrochen sind, so bildet der intervillöse Raum ebenso wie das Spongium placentae ein zusammenhängendes Ganzes. Einen Zottenbaum mit allen seinen Verzweigungen bezeichnet man als **Cotyledo** (gr. *Kotyledon* Saugwarze der Polypen, Abb. 173).

Die **Chorionzotten** (Abb. 175) besitzen einen epithelialen Überzug aus Chorionektoderm, das auch als *Trophoblast* (gr. *Trophos* Ernährer) bezeichnet wird. Dieser bildet aber nicht nur die Zottenbekleidung, sondern aus ihm sind auch die Septa placentae hervorgegangen, und außerdem finden sich *Trophoblastinseln* zerstreut in der ganzen fetalen Placenta, besonders zahlreich als Auflagerungen an der Innenseite der Decidua. Im Inneren bestehen die Chorionzotten aus embryonalem Bindegewebe, dem *Zottenstroma* (Chorionmesoderm), in dem die fetalen Blutgefäße verlaufen. In jede Chorionzotte dringt ein Nabelarterienast, die *Zottenarterie*, ein; diese löst sich in Kapillaren auf, in denen das venöse Nabelarterienblut arterialisiert wird und durch die *Zottenvene* als arterielles Blut in die Nabelvene abfließt. Ein direkter Übergang von mütterlichem in fetales Blut erfolgt nirgends. Der Sauerstoff aus dem die Zotten umspülenden mütterlichen arteriellen Blut muß die Zotten durchdringen, um in das fetale Blut zu gelangen. Dasselbe gilt für den gesamten Stoffaustausch zwischen Mutter und Kind.

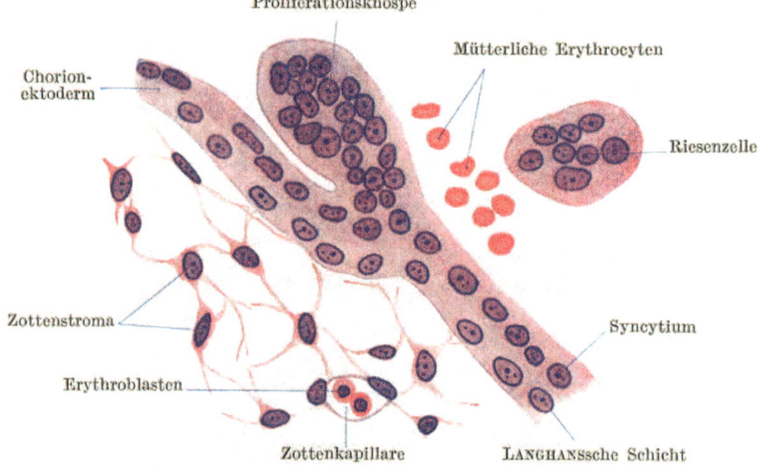

Abb. 175. Aus der Placenta fetalis. 500×.

Das **Chorionektoderm** (Abb. 175) besteht in den ersten Schwangerschaftsmonaten aus zwei Schichten, einer Grund- und einer Deckschicht. Die **Grundschicht** oder LANGHANS*sche Schicht* ist ein einfaches kubisches Epithel, die Deckschicht ein **Syncytium,** in dem die Kerne sich direkt teilen und das manchmal einen Bürstenbesatz trägt. An manchen Stellen des Syncytiums kommt es zur Kernanhäufung; es bilden sich verdickte Stellen und knospenförmige Wucherungen, *Proliferationsinseln* und *-knospen*, die sich mitunter vollständig ablösen können und so als vielkernige *Riesenzellen* in das mütterliche Blut gelangen. Die LANGHANSsche Schicht bildet sich mehr und mehr zurück, so daß in den späteren Schwangerschaftsmonaten die Chorionzotten nur noch vom Syncytium bekleidet werden. In der zweiten Schwangerschaftshälfte lagern sich oxyphile fibrinartige Massen, *Fibrinoid,* auf den Zotten und auch in der Decidua ab.

Die Grundlage der **Placenta materna** *(Decidua basalis)* bilden die **Deziduazellen,** epithelähnliche, polygonale, verschieden große Zellen mit einem oder zwei Kernen, die manchmal zu *vielkernigen Riesenzellen* heranwachsen können. Die Deziduazellen sind umgewandelte Bindegewebszellen der Lamina propria der Uterusschleimhaut. Man unterscheidet an der Placenta materna eine *innere kompakte* und eine *äußere spongiöse Schicht.* Erstere wird nur von spärlichen, letztere von zahlreichen weiten Spalträumen durchsetzt. Diese Spalträume sind teils Blutgefäße mit bis auf das Endothel reduzierter Wandung, teils erweiterte Drüsen, in denen das Epithel zugrunde gegangen ist. Nur im tiefsten in die Muskulatur hineinragenden Abschnitt der Drüsen bleibt das Epithel erhalten und von hier aus erfolgt nach der Geburt die Regeneration der Uterusschleimhaut.

Die in der Zona spongiosa mehr tangential verlaufenden *Uteroplazentararterien* entsenden das mütterliche arterielle Blut durch zahlreiche, stark gewundene Äste in den intervillösen Raum. Aus ihm treten allenthalben Venen in die Decidua aus, in denen Klappen und Muskelwülste die Stromrichtung des Blutes regeln. Sie verhindern, daß beim Zusammenpressen der Gebärmutter das Blut aus den Venen in den intervillösen Raum rückgestaut wird.

5. Die Scheide.

Die **Vagina** wird von einer kutanen Schleimhaut ausgekleidet. Das geschichtete Pflasterepithel, das auch schon die Portio vaginalis uteri überzieht, ist sehr glykogenreich. Seine oberflächlichen Zellen enthalten Keratohyalinkörnchen, ohne daß es aber zur Verhornung kommt. Die mit reichlichen Papillen versehene Lamina propria enthält zahlreiche elastische Fasern und Lymphocyten, die sich gelegentlich zu *Lymphknötchen* ansammeln können. Die an die Schleimhaut anschließende Muskelhaut besteht aus sich vielfach durchflechtenden Lagen zirkulär und längs verlaufender glatter Muskelbündel.

6. Die äußeren Geschlechtsorgane.

Die **kleinen Schamlippen** tragen ein schwach pigmentiertes geschichtetes Pflasterepithel mit oberflächlicher Verhornung, das somit schon die Eigenschaften der Epidermis zeigt. Wie in anderen Übergangsgebieten zwischen äußerer Haut und Schleimhaut finden sich auch hier *Talgdrüsen* ohne Haare.

Die **großen Schamlippen** besitzen an ihrer Außenfläche den Bau der äußeren Haut (Haare mit Talgdrüsen, Schweißdrüsen), an der Innenfläche den der kleinen Schamlippen.

Die **Clitoris** erinnert im kleinen an den Bau des Penis.

Die *Glandulae vestibulares majores* oder BARTHOLINI*schen Drüsen* gleichen den COWPERschen Drüsen, die im Vestibulum vaginae ausmündenden *Glandulae vestibulares minores* den LITTREschen Drüsen des Mannes.

IX. Die nervösen Zentralorgane.

Gehirn und Rückenmark besitzen drei gemeinsame Hüllen: die Dura mater, die Arachnoidea und die Pia mater (cerebralis bzw. spinalis).

Die **Dura mater** ist eine sehr dicke bindegewebige Schutzhülle mit zahlreichen feinen elastischen Fasern, die in der Schädelhöhle mit dem Periost verschmilzt.

Die **Arachnoidea** erinnert in ihrem Bau an das Omentum. Sie besteht aus mehr areolärem Bindegewebe und verbindet sich durch zahlreiche Bälkchen mit der Pia mater.

Die **Pia mater** besteht aus lockerem lamellären Bindegewebe. Sie liegt der Substanz des Gehirns und Rückenmarks innig auf und sendet stellenweise gefäßhaltige Fortsätze in diese hinein. Sie ist der Träger der Hauptblutgefäße. Arachnoidea und Pia mater faßt man auch als *weiche Hirnhaut, Leptomeninx,* (gr. *leptos* dünn, *Meninx* Haut) zusammen und stellt sie der *harten Hirnhaut, Pachymeninx* (gr. *pachys* dick), gegenüber. Alle freien Oberflächen der Hirnhäute tragen einen endothelartigen Zellbelag. Die Hohlräume des Zentralnervensystems, der Zentralkanal des Rückenmarks und die dessen Fortsetzung bildenden Hirnkammern sind ebenso wie die Spalträume zwischen Arachnoidea und Pia mater (das Spatium leptomeningicum) von einer wässerigen Flüssigkeit, dem *Liquor cerebrospinalis,* erfüllt. Dieser wird von den in die Hirnkammern eingestülpten Teilen der Leptomeninx, den **Plexus chorioides,** abgesondert.

Die außerordentlich reich verzweigten Zotten der Plexus tragen einen Überzug von einfachem kubischen Epithel mit Kutikularsaum. Dazwischen kommen einzelne Zellen mit langen Flimmerhaaren vor. In den Zotten verlaufen sehr zahlreiche Blutgefäße, namentlich vielfach gewundene weite Kapillaren, die nur durch eine dünne Bindegewebslage vom Epithel getrennt erscheinen.

Sowohl im Rückenmark wie im Gehirn unterscheidet man eine graue und eine weiße Substanz. Die **graue Substanz** besteht aus Ganglienzellen und ihren Fortsätzen, vorwiegend marklosen und nur spärlichen markhaltigen Nervenfasern,

Gliazellen, und zwar hauptsächlich Kurzstrahlern, und einem dichten Kapillarnetz. Die **weiße Substanz** enthält keine Ganglienzellen. Sie besteht vorwiegend aus markhaltigen Nervenfasern ohne Neurilemm. Im Gliagewebe überwiegen hier die Langstrahler. Das Kapillarnetz ist weitermaschig, daher ist sie weniger blutreich als die graue Substanz.

1. Das Rückenmark (Abb. 176).

Das Rückenmark enthält in seinem Inneren die *graue Substanz,* die von weißer Substanz, dem **Markmantel,** umhüllt wird. Am Querschnitt erscheint die graue Substanz in Form eines H. In der grauen Verbindungsbrücke, der

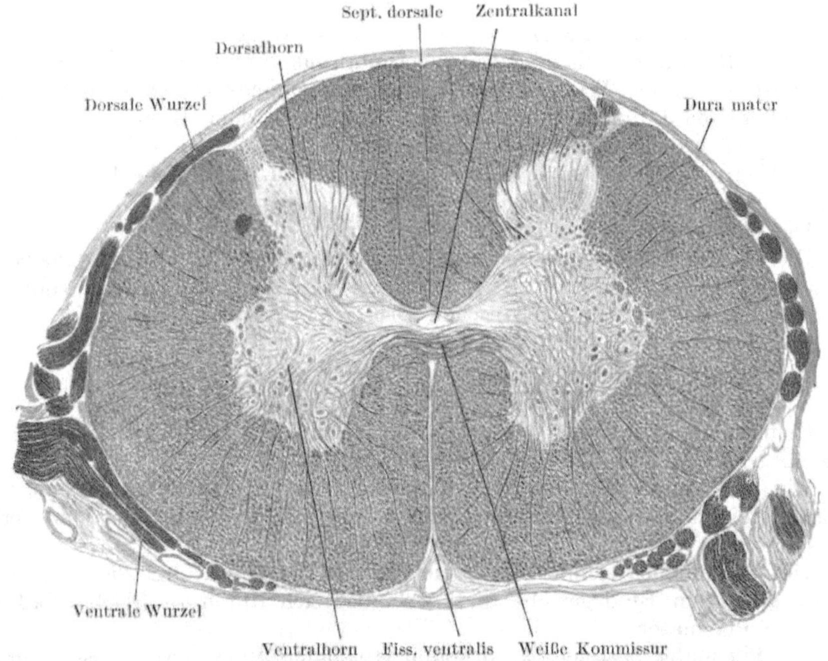

Abb. 176. Querschnitt durch das Rückenmark. Markscheidenfärbung. Katze. (Gez. KEILITZ.)

Commissura grisea, liegt der **Zentralkanal,** der von einem einfachen (flimmernden) Zylinderepithel, dem **Ependym,** ausgekleidet und von einer Gliaansammlung, der *Substantia gelatinosa centralis,* umgeben wird.

Die seitlichen grauen Massen gliedern sich in das **Vorderhorn,** *Cornu ventrale* (Querschnitt der Columna ventralis), und in das **Hinterhorn,** *Cornu dorsale* (Querschnitt der Columna dorsalis). Im unteren Hals- und Brustmark findet sich zwischen Vorder- und Hinterhorn noch eine seitliche Ausbuchtung der grauen Substanz, das *Seitenhorn, Cornu laterale.* Von der grauen Substanz strahlen allenthalben feine Fortsätze, *Septula medullaria,* in die weiße Substanz ein. Sie bilden an der lateralen Seite der Basis des Hinterhorns netzförmig zusammentretend die *Formatio reticularis.*

Die schlanken Hinterhörner reichen zum Unterschied von den plumperen Vorderhörnern bis an die Oberfläche. In den Vorderhörnern entspringen die **motorischen Wurzeln,** die als zahlreiche *Fila radicularia* in querer Richtung die weiße Substanz durchsetzen. In die Hinterhörner strahlen die **sensiblen Wurzeln** ein, deren Ganglienzellen in den Spinalganglien liegen. Die Spitze des Hinterhorns wird von einer helleren gliösen Schicht, der *Substantia gelatinosa* *lateralis* (ROLANDO), umsäumt, die in eine schmale *Zona spongiosa* übergeht, auf der die Randzone, *Zona terminalis*, eine Zone schräg und quer durchschnittener Nervenfasern sitzt.

Das Querschnittsbild (Form der grauen Substanz, Mengenverhältnis der grauen zur weißen Substanz, Verteilung der Ganglienzellen) ändert sich in den verschiedenen Abschnitten des Rückenmarkes, so daß man daraus annähernd die Höhe bestimmen kann, aus welcher ein Querschnitt stammt.

Die **weiße Substanz** wird oberflächlich von einer dünnen, mit der Pia mater verschmolzenen Gliahülle, der *Subpia*, umsäumt, von der gefäßführende Fortsätze in den Markmantel eintreten. Die ganze weiße Substanz wird durch einen ventralen Spalt, die *Fissura longitudinalis ventralis*, in den sich die Pia mater einsenkt, und durch eine dorsale, von der Subpia gebildete Scheidewand, das *Septum longitudinale dorsale*, in zwei seitliche Hälften geteilt, von denen jede durch die Vorder- und Hinterhörner in einen *Ventral-*, *Lateral-* und *Dorsalstrang* getrennt sind. Die beiden Ventralstränge hängen am Grunde der Fissura ventralis durch eine Brücke weißer Substanz, die *Commissura alba*, zusammen.

Im unteren Hals- und oberen Brustmark kann man im Dorsalstrang zwei durch ein Subpiaseptum unvollständig voneinander getrennte Abteilungen unterscheiden: eine mediale, den *Fasciculus gracilis* (GOLL), und eine laterale, den *Fasciculus cuneatus* (BURDACH).

Die überwiegende Mehrzahl der markhaltigen Nervenfasern der weißen Substanz verläuft in der Längsrichtung; nur die (sensiblen und motorischen) Wurzelfasern und die Fasern der weißen Kommissur in mehr querer Richtung.

Die **Ganglienzellen** des Rückenmarkes lassen sich nach dem Verhalten ihrer Neuriten in folgende Gruppen einteilen:

Die **motorischen Ganglienzellen.** Es sind große multipolare Ganglienzellen, die in den Vorderhörnern liegen. Ihr Neurit geht als motorische Nervenfaser in ein ventrales Wurzelbündel derselben Seite über. Die **Strangzellen.** Sie sind meist kleiner als die motorischen, liegen einzeln und in Gruppen in verschiedenen Partien der grauen Substanz und senden ihre Neuriten in die Stränge der weißen Substanz. Als **Kommissurenzellen** bezeichnet man Strangzellen, deren Neuriten in der Commissura alba die Seite kreuzen und in den Ventral- oder Lateralstrang der anderen Seite eintreten. Bei den meisten Strangzellen teilt sich der Neurit in einen auf- und einen absteigenden Ast.

Zu den Strangzellen gehört auch eine, namentlich im Brust- und Lendenmark deutlich abgegrenzte, an der medialen Seite der Hinterhornbasis gelegene Gruppe von Ganglienzellen, der *Nucleus dorsalis* (CLARKE*sche Säule*), deren Neuriten im Seitenstrang derselben Seite zum Kleinhirn ziehen.

Die **Binnenzellen.** Es sind Zellen, deren kurzer Neurit sich schon im Bereiche der grauen Substanz in seine Endverzweigung auflöst. Sie finden sich anscheinend nur in den Hinterhörnern.

2. Das Kleinhirn (Abb. 177).

Am Kleinhirn unterscheidet man die aus *grauer Substanz* bestehende **Rinde** und den aus *weißer Substanz* bestehenden **Markkörper,** in den einzelne graue, als Kerne bezeichnete Massen eingelagert sind. An der Kleinhirnrinde kann man drei Schichten unterscheiden: a) die äußere zellarme Molekularschicht; b) die Schicht der PURKINJEschen Ganglienzellen und c) die Körnerschicht, an die sich die weiße Marksubstanz anschließt.

In der **Molekularschicht** finden sich außer den in der ganzen Rinden- und Marksubstanz vorkommenden Gliazellen spärliche Ganglienzellen zweierlei Art. Die mehr oberflächlich gelegenen **kleinen Rindenzellen** und die tiefer gelegenen **Korbzellen.**

Die *kleinen Rindenzellen* sind multipolar. Ihre Dendriten breiten sich senkrecht zu den Windungen aus, ihr Neurit verläuft parallel mit diesen und verzweigt sich früher oder später innerhalb der Molekularschicht. Die gleichfalls multipolaren *Korbzellen* oder *großen Rindenzellen* entsenden einen tangential verlaufenden Neuriten, von dem mehrere Kollateralen abgehen, deren Aufzweigungen je eine PURKINJEsche Ganglienzelle korbartig umfassen.

Die **PURKINJEschen Ganglienzellen** bilden keine geschlossene Lage. Es sind große, meist birnförmige Zellen, von deren Spitze die sich ungemein reich verzweigenden Dendriten abgehen und die ganze Molekularschicht durchsetzen. Die Dendriten verhalten sich ähnlich wie ein Spalierbaum, d. h. sie breiten sich nur in einer Fläche, und zwar senkrecht zu den Windungen, aus. Ihr Neurit entspringt von der Basis der Zellen, durchsetzt, Kollateralen abgebend, die Körnerschicht und tritt markhaltig geworden in die Marksubstanz ein.

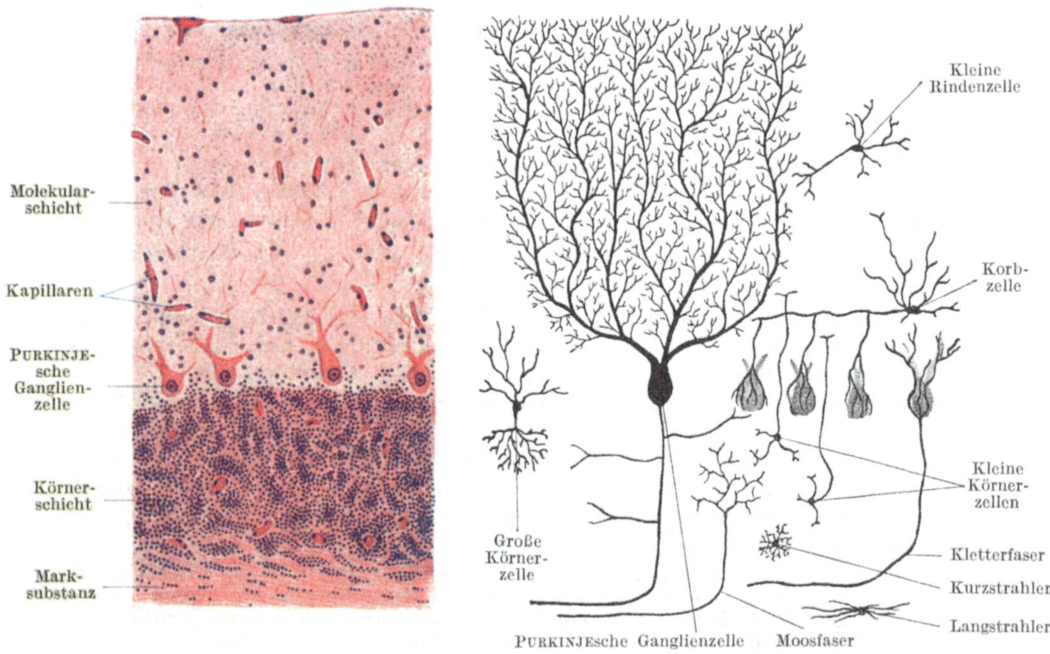

Abb. 177. Kleinhirnrinde. Links Hämatoxylin-Eosinfärbung, rechts schematisch. 100 ×.

Die **Körnerschicht** (rostbraune Schicht) wird von Gruppen dicht liegender, kleiner, cytoplasmaarmer Ganglienzellen mit auffallend chromatinreichen Kernen gebildet, so daß sie an eine Lymphocytenansammlung erinnert. Neben den die Hauptmasse bildenden **kleinen Körnerzellen** kommen in ihr auch **große Körnerzellen** vor.

Die *kleinen Körnerzellen* senden einen Neuriten in die molekulare Schicht, der sich in zwei tangential verlaufende Endäste gabelt. Die kurzen Dendriten enden krallenförmig in der Körnerschicht. Die reicher verzweigten Dendriten der *großen Körnerzellen* reichen in die Molekularschicht hinein. Ihr Neurit löst sich noch innerhalb der Körnerschicht in ein reiches Astwerk auf.

Die **weiße Substanz** enthält die Neuriten der PURKINJEschen Ganglienzellen und außerdem aufsteigende Neuriten, die in anderen Teilen des Zentralnervensystems entspringen und in der Kleinhirnrinde endigen.

Zu den aufsteigenden Neuriten gehören die „*Kletterfasern*“, die die PURKINJEschen Zellen und deren Dendritenverzweigungen umspinnen, und die „*Moosfasern*“, die, sich reich verzweigend, in der Körnerschicht endigen.

3. Das Großhirn (Abb. 178).

Im Großhirn kommt die graue Substanz als Rinde, als zentrales Höhlengrau und in Form von grauen Herden innerhalb der weißen Substanz vor. Die Großhirnrinde grenzt sich weniger scharf als die Kleinhirnrinde von der weißen Substanz ab. Auch die einzelnen Schichten der Rinde sind nicht scharf zu begrenzen, sondern gehen mehr allmählich ineinander über.

An der **Großhirnrinde** unterscheidet man im allgemeinen folgende Schichten: a) die Molekularschicht, b) die Schicht der kleinen Pyramidenzellen, c) die Schicht der großen Pyramidenzellen, d) die Schicht der polymorphen Nervenzellen.

Die **Molekularschicht** enthält außer Gliazellen nur sehr spärliche kleine Ganglienzellen verschiedener Gestalt, deren Fortsätze hauptsächlich tangential verlaufen. Oberflächlich bildet die Glia eine Grenzlage, der die Pia mater aufsitzt.

Die die beiden folgenden Schichten kennzeichnenden **Pyramidenzellen** haben die Gestalt einer spitzen Pyramide, deren Spitze stets gegen die Oberfläche gerichtet ist. Von den Ecken der Pyramide entspringen die Dendriten, von der Mitte der Basis der Neurit. Der in der Verlängerung der Pyramidenspitze austretende *Spitzendendrit* reicht unter Abgabe von Seitenästen in die Molekularschicht. Die *basalen Dendriten* sind kürzer und weniger verästelt. Der bald markhaltig werdende *Neurit* gibt tangential verlaufende *Kollateralen* ab und tritt in die Marksubstanz ein. Bei manchen kleinen Pyramidenzellen biegt der Neurit um und endigt in der Molekularschicht. Die Größe der Pyramidenzellen nimmt im allgemeinen von außen nach innen ständig zu, so daß sich keine scharfe Grenze zwischen der Schicht der kleinen und der der großen Pyramidenzellen ziehen läßt. Die kleinen Pyramidenzellen haben eine Höhe von 10 μ, die großen können bis über 80 μ hoch werden.

Die **polymorphen Zellen** der 4. Schicht sind verschieden geformt (spindelförmig, polyedrisch). Ihre kurzen Dendriten verästeln sich nach allen Seiten. Der Neurit geht in die Marksubstanz.

Außer den Nerven- und Gliazellen enthält die Großhirnrinde zahlreiche **markhaltige Nervenfasern.** Sie bilden die Radiärbündel, das interradiäre und supraradiäre Flechtwerk und die Tangentialfasern.

Die **Radiärbündel** oder *Markstrahlen* lösen sich von der kompakten Markmasse ab, dringen senkrecht in die graue Rinde ein, verjüngen sich gegen die Oberfläche und verlieren sich in der Schicht der kleinen Pyramidenzellen. Durch die einstrahlenden Radiärbündel wird die Grenze zwischen Rinde und Mark verwischt. Sie werden zum größten Teil von den markhaltig gewordenen Neuriten der Pyramidenzellen und polymorphen Zellen gebildet *(kortikofugale Fasern).* Außerdem enthalten sie aufsteigende *(kortikopetale)* Fasern, deren zugehörige Zellen in anderen Teilen des Zentralnervensystems liegen. Das **interradiäre** und das **supraradiäre Flechtwerk** besteht aus Fasern, die in mehr tangentialer Richtung verlaufen. Das erstere findet sich im Bereiche der Radiärbündel, das letztere oberflächlicher. Beide Flechtwerke werden hauptsächlich von den Kollateralen der Pyramidenzellen und der kortikopetalen Fasern gebildet. Die feinen und meist spärlichen **Tangentialfasern** liegen oberflächlich in der Molekularschicht. Es sind Verzweigungen von kortikopetalen Fasern.

Die *Zytoarchitektonik* der Großhirnrinde, d. h. die Schichtung, Verteilung, Zahl und Größe der Ganglienzellen ist in den einzelnen Rindenbezirken verschieden und für einen bestimmten Bezirk kennzeichnend. Ebenso wechselt auch die *Myeloarchitektonik*, d. h. das Verhalten der Nervenfasern in verschiedenen Bezirken.

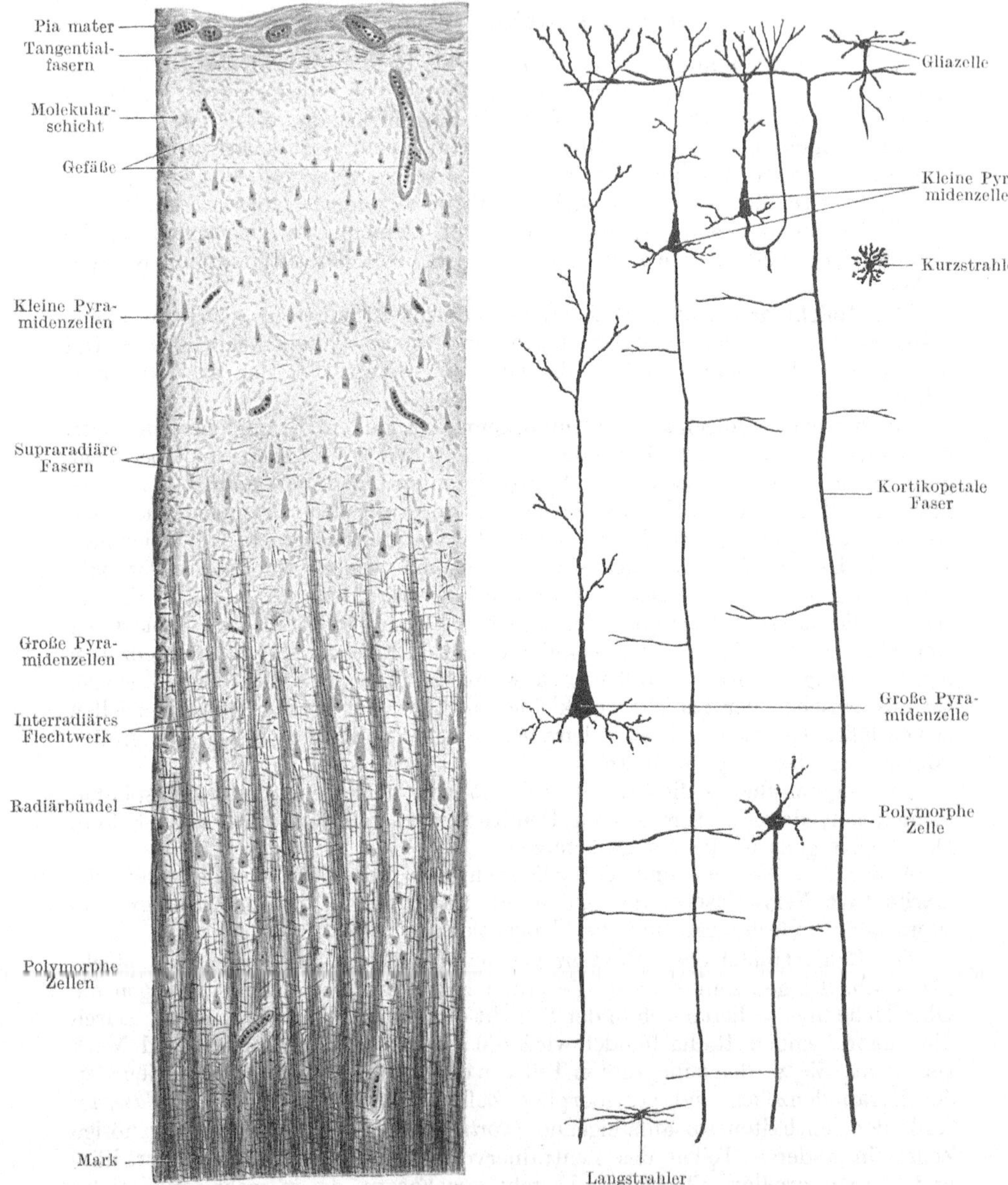

Abb. 178. Großhirnrinde. Links Markscheidenmethode, rechts schematisch. 50×.

Nervenzellen und Blutgefäße liegen in entsprechenden Höhlen der Hirnsubstanz, die sie nicht vollständig erfüllen, so daß sie von einem *perizellulären* bzw. *perivaskulären Lymphraum* umgeben erscheinen. Weite derartige Räume sind auf Schrumpfung der Zellen bzw. der Gefäße infolge mangelhafter Fixierung zurückzuführen.

X. Die Sinnesorgane.

Der wesentliche Bestandteil eines jeden Sinnesorganes ist das **Sinnesepithel** (Neuroepithel). Die **Neuroepithelzellen** sind langgestreckte Zellen mit einer durch den Zellkern bedingten Auftreibung in der Mitte. Ihr freies (peripheres) Ende trägt verschieden geformte Aufnahmeapparate (Stiftchen, Härchen, Fortsätze) für die spezifischen Reize. Ihr basales Ende vermittelt die Verbindung mit den spezifischen Sinnesnerven. Die Neuroepithelzellen liegen entweder in einfacher Lage geschlossen nebeneinander oder es schieben sich zwischen sie Deckepithelzellen als sog. **Stützzellen** ein.

1. Das Auge.

Die Wandung des Augapfels bilden die drei Augenhäute: 1. die Tunica externa s. fibrosa; 2. die Tunica media s. vasculosa und 3. die Tunica interna s. Retina. Den Inhalt bilden die Linse, der Glaskörper und das Kammerwasser. Dazu kommen noch als Hilfsapparate die Augenlider und die Tränendrüsen.

a) Die Tunica externa.

Die **äußere Augenhaut** ist eine derbe fibröse Schutzhülle, die aus einem größeren, undurchsichtigen hinteren Abschnitt, der Sklera (gr. *skleros* hart) oder weißen Augenhaut, besteht, an den sich vorn ein stärker gewölbter, durchsichtiger Abschnitt, die Cornea oder Hornhaut, anschließt.

An der **Cornea** (Abb. 179) sind von außen nach innen folgende Schichten zu unterscheiden: das Corneaepithel, die vordere Grenzschicht, die Substantia propria, die hintere Grenzschicht und das Corneaendothel.

Das **Corneaepithel** ist ein typisches geschichtetes Pflasterepithel ohne Verhornung mit nur 5—6 Schichten und daher auch ohne Papillen. Am Rande der Cornea geht es in das Epithel der Bindehaut, der Conjunctiva bulbi, über.

Die **vordere Grenzschicht** (BOWMAN*sche Membran*), eine ziemlich dicke, strukturlose Lage, verhält sich färberisch wie die Substantia propria und ist von dieser auch nicht zu isolieren. Am Rande der Cornea geht sie in das lockere Bindegewebe der Conjunctiva bulbi über.

Die **Substantia propria** bildet die Hauptmasse der Cornea. Sie besteht aus (etwas modifiziertem) lamellärem Bindegewebe. Die Lamellen sind parallel zur Oberfläche angeordnet und hängen durch Faseraustausch zusammen. Innerhalb einer Lamelle verlaufen die Fibrillenbündel parallel zueinander, in den aufeinanderfolgenden Lamellen aber nach verschiedenen Richtungen. Feinste elastische Fasern kommen namentlich in den tieferen Lagen vor. Zwischen den Lamellen finden sich die fixen **Hornhautzellen.** Es sind platte, durch Ausläufer untereinander zusammenhängende Bindegewebszellen (Fibrocyten), die in entsprechenden Räumen der Hornhautsubstanz liegen.

Die **hintere Grenzschicht** (DESCEMET*sche Membran*) ist eine isolierbare Glashaut, die sich mikrochemisch wesentlich von der Substantia propria und vorderen Grenzschicht unterscheidet und dem elastischen Gewebe näher steht als dem kollagenen. Gegen den Iriswinkel schließt sich an sie das **Ligamentum iridis pectinatum** an. Die Spalträume zwischen den Balken des Ligamentum pectinatum werden in ihrer Gesamtheit als FONTANA*scher Raum* bezeichnet. Dem Ligamentum pectinatum liegt nach außen der *Sinus venosus sclerae* (SCHLEMM*scher Kanal*) auf.

Das **Corneaendothel** ist ein einschichtiges Plattenepithel, das die Cornea gegen die vordere Augenkammer hin begrenzt. Es setzt sich auf die Balken des

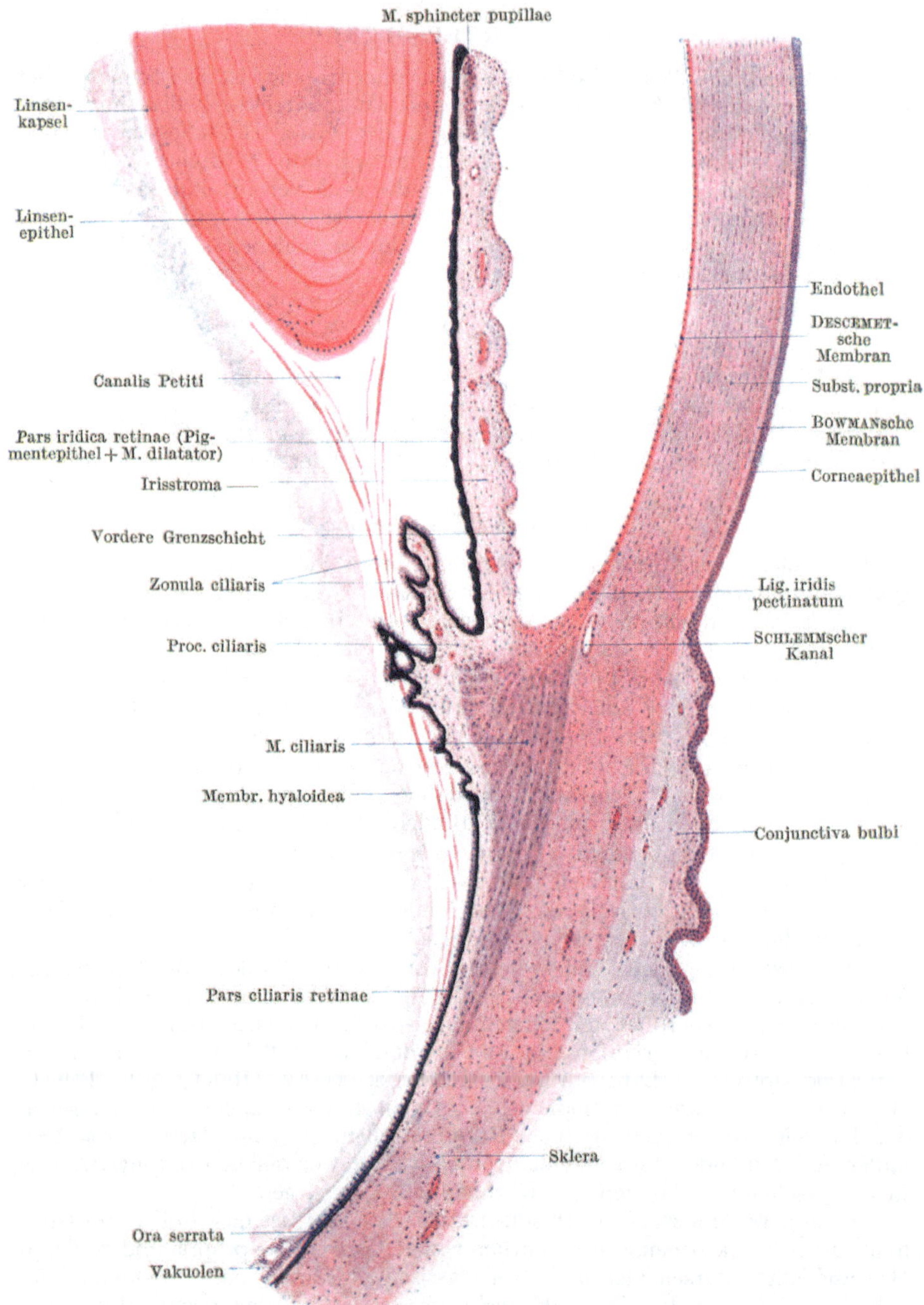

Abb. 179. Vordere Bulbushälfte. 20×.

Ligamentum pectinatum fort, so daß der FONTANAsche Raum eine endothelartige Auskleidung erhält.

Die Cornea ist vollständig gefäßlos. Es treten zwar durch die Conjunctiva

Blutgefäße bis an den Rand der Cornea heran, biegen hier aber schlingenförmig um (*Randschlingennetz der* Cornea).

Die **Nerven** treten am Rande der Hornhaut unter Verlust ihrer Markscheiden in die Substantia propria ein und bilden zunächst in deren tieferen Schichten ein grobmaschiges Netz markloser Fasern. Von ihm steigen, die Lamellen durchbohrend, Bündelchen bis unter das Epithel auf, wo sie den viel feineren *hypoepithelialen Plexus* bilden. Von ihm dringen feinste Fasern in das Epithel ein, um dort frei zu endigen.

Die **Sklera** (Abb. 179) besteht aus sich durchflechtenden Fibrillenbündeln (Faserfilz) mit feinen elastischen Fasern und unregelmäßig angeordneten Fibrocyten. Sie enthält, zum Unterschiede von der vollständig gefäßfreien Cornea, spärliche Blutgefäße. Da sie weder außen noch innen eine freie Oberfläche besitzt, fehlt an ihr ein Epithelbelag. Außen wird sie vom lockeren episkleralen Gewebe, im vorderen Bulbusabschnitt von der Conjunctiva bulbi überlagert. Nach innen geht sie ohne scharfe Grenze in die mittlere Augenhaut über.

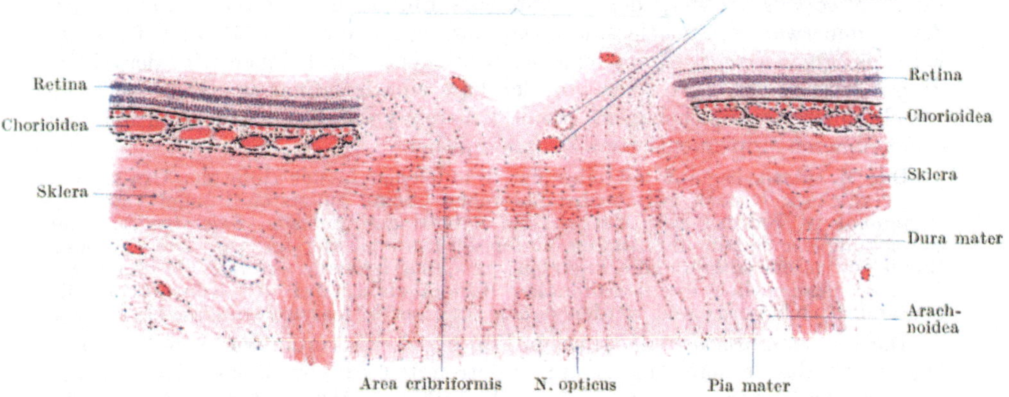

Abb. 180. Sehnervenaustrittsstelle. 25×.

An der **Sehnervenaustrittsstelle** (Abb. 180) wird die Sklera infolge Durchtrittes der Nervenfaserbündel siebförmig, **Area cribriformis.** Die Duralscheide des Sehnerven geht direkt in die Sklera über.

Die Übergangsstelle der Cornea in die Sklera wird als **Kornealfalz** bezeichnet, da sowohl außen wie innen das undurchsichtige Skleragewebe etwas über die durchsichtige Hornhaut übergreift und letztere in den Skleralrand wie ein Uhrglas eingefalzt erscheint. Da die Fibrillenbündel der Cornea sich direkt in die der Sklera fortsetzen, wird, namentlich an Schnitten, die Grenze zwischen Cornea und Sklera verwischt.

b) Die Tunica media.

Die **mittlere Augenhaut** ist gekennzeichnet durch ihren Reichtum an Blutgefäßen, Nerven und pigmentierten Bindegewebszellen. Sie enthält außerdem die glatte Binnenmuskulatur des Auges. Sie zerfällt in drei Abschnitte: die Chorioidea, das Corpus ciliare und die Iris. Während Chorioidea und Corpus ciliare sich der äußeren Augenhaut anlagern und mit ihr verbunden sind, hebt sich die Iris von dieser ab und schließt mit ihr die vordere Augenkammer ein. Die Iris trägt in ihrer Mitte des *Sehloch*, die **Pupille.**

Die **Chorioidea** oder *Aderhaut* (Abb. 180, 182) bildet den größeren hinteren Abschnitt der mittleren Augenhaut. Sie reicht nach vorne bis in die Gegend der Ora serrata (siehe unter Retina!) und besteht aus der Epichorioidea, der Gefäßschicht, der Choriocapillaris und der Lamina basalis.

Die **Epichorioidea** *(Suprachorioidea)* stellt die Verbindung mit der Sklera her. Sie besteht, wie das ganze Stroma der Chorioidea, aus pigmentierten Bindegewebszellen, kollagenen und ziemlich zahlreichen elastischen Fasern. Beim Ablösen der Chorioidea bleibt ein Teil dieser pigmentierten Schicht an der Sklera haften, der auch als *Lamina fusca sclerae* bezeichnet wird.

In der **Gefäßschicht** verlaufen die großen Gefäße *(Aa. ciliares posteriores* und die Wurzeln der *Vv. vorticosae).* Die der Gefäßschicht nach innen aufliegende **Choriocapillaris** enthält ein engmaschiges Netz weiter Kapillaren. Den Abschluß gegen die (epitheliale) Retina bildet die **Lamina basalis** (BRUCH*sche Membran*), eine verhältnismäßig dicke *Glashaut,* der nach außen ein dichtes Netzwerk feinster elastischer Fasern aufliegt.

Das **Corpus ciliare** (Abb. 179) wird zum größten Teil von glatter Muskulatur, dem **M. ciliaris,** gebildet. Nach innen und vorn erheben sich vom Ziliarkörper in der Richtung gegen die Linse radiär gestellte Falten, die **Ziliarfortsätze,** *Processus ciliares,* deren zahlreiche Blutgefäße für die Transsudation des Kammerwassers wichtig sind. Die Gesamtheit der etwa 70 Ziliarfortsätze wird als *Strahlenkranz, Corona ciliaris,* bezeichnet. Nach innen wird der Ziliarkörper samt seinen Fortsätzen von der **Pars ciliaris retinae** überkleidet. Diese besteht aus zwei Epithellagen, einem äußeren kubischen Pigmentepithel und einem inneren unpigmentierten Zylinderepithel.

Der **M. ciliaris** beginnt mit einzelnen Bündelchen in der Höhe der Ora serrata und verdickt sich nach vorn mehr und mehr. Seine äußersten Bündel verlaufen *meridional* (v. BRÜCKE*scher Muskel*); sie entspringen am sog. *Skleralwulst,* einer Verdickung der Sklera unmittelbar hinter der Cornea-Skleralgrenze. Die mittleren Bündel verlaufen *radiär* und die innersten (manchmal fehlenden) *zirkulär* (MÜLLER*scher Muskel*). Namentlich die meridionalen Bündel ziehen bei der Kontraktion die Chorioidea nach vorne und werden daher auch als *M. tensor chorioideae* bezeichnet.

Die **Iris** oder *Regenbogenhaut* (Abb. 179) bildet den vordersten, von der Hornhaut durch die vordere Augenkammer getrennten Abschnitt der mittleren und der mit ihr verschmolzenen inneren Augenhaut. Man unterscheidet an ihr folgende Schichten: 1. das Irisendothel; 2. die vordere Grenzschicht; 3. das gefäßreiche Stroma, dem der M. sphincter pupillae eingelagert ist; 4. die hintere Grenzschicht (M. dilatator pupillae) und 5. die Pigmentschicht. Die drei ersten Schichten gehören der mittleren Augenhaut (Pars uvealis iridis), die zwei letzten der Retina (Pars retinalis iridis s. iridica retinae) an.

Das **Endothel** setzt sich im Kammerwinkel von der Hinterfläche der Cornea direkt auf die Vorderfläche der Iris fort. Im Bereiche der hier stets vorhandenen grubigen Vertiefungen fehlt es teilweise.

Das **Irisstroma** besteht aus verzweigten teils pigmentierten, teils unpigmentierten Bindegewebszellen und zarten Fibrillen. Es enthält zahlreiche, hauptsächlich radiär verlaufende Gefäße und Nervengeflechte und nahe dem Pupillenrande den ringförmig zur Pupille angeordneten **M. sphincter pupillae,** bei dessen Kontraktion sich das Sehloch verengert. Die **vordere Grenzschicht** ist der verdichtete, zellreiche vorderste Anteil des Stroma.

Vom Pigmentgehalt des Stromas und namentlich der vorderen Grenzschicht hängt die *Augenfarbe* ab. In blauen Augen fehlen die pigmentierten Bindegewebszellen. Die nur bei Albinos fehlende, sonst stets vorhandene retinale Pigmentschicht bildet einen dunklen Hintergrund, die übrigen Schichten der Iris ein vorgelagertes trübes Medium; sie schimmert daher bläulich durch. In dunklen Augen sind, namentlich in der vorderen Grenzschicht, zahlreiche Pigmentzellen vorhanden.

Die **Pars iridica retinae** besteht aus einem zweischichtigen kubischen *Pigmentepithel.* Der Pigmentgehalt ist so groß, daß weder Kerne noch Zellgrenzen zu sehen sind. Dieser Pigmentschicht liegt nach vorne eine einfache Lage radiär zur Pupille gestellter, kernloser glatter Muskelfasern, der **M. dilatator pupillae,** auf. Es handelt sich dabei um epitheliale (ektodermale) Muskulatur. Die Muskelfasern des Dilatator sind nämlich keine selbständigen Zellen, sondern jede hängt mit einer Zelle des vorderen Pigmentepithels zusammen und ist nichts anderes als ein Fortsatz dieser Zelle.

c) Die Tunica interna.

An der **Retina** oder Netzhaut unterscheidet man die **Pars optica** und die **Pars caeca.** Letztere zerfällt wieder in die **Pars ciliaris** und **Pars iridica retinae.** Die kompliziert gebaute, vielschichtige *Pars optica* trägt das *Sinnesepithel* und ist daher als das *eigentliche Sinnesorgan* aufzufassen. Am Übergang der Pars

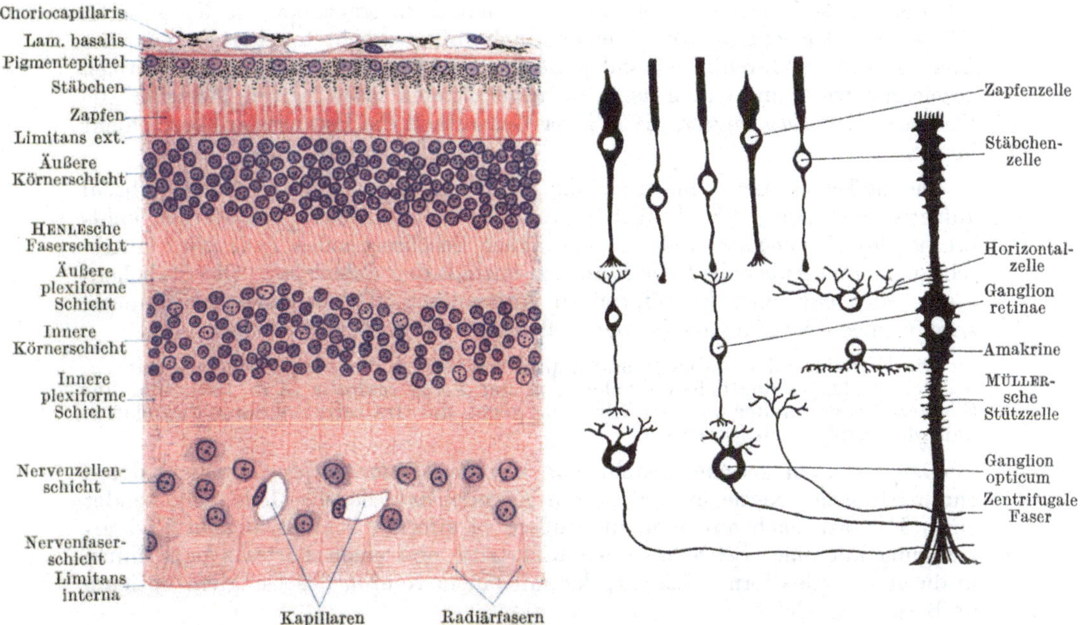

Abb. 181. Pars optica retinae. Links Hämatoxylin-Eosinfärbung, rechts schematisch. 300×.

optica in die Pars ciliaris erfolgt ein plötzlicher Abfall der Schichten. Diese Grenzlinie erscheint von der Fläche betrachtet gezackt und wird daher als **Ora serrata** (Abb. 179) bezeichnet. Von der Pars optica setzt sich nur die äußerste Schicht, das Pigmentepithel, kontinuierlich auf die Pars ciliaris fort. Die Fortsetzung aller übrigen Schichten bildet ein einfaches, unpigmentiertes Zylinderepithel.

Die **Pars optica** (Abb. 181) zerfällt von außen nach innen in folgende Schichten:

	Pigmentepithel	
Neuroepithelschicht	Stäbchen- und Zapfenschicht Membrana limitans externa äußere Körnerschicht HENLEsche Faserschicht	I. Leitungsglied (Sinnesepithel)
Gehirnschicht	äußere plexiforme (molekuläre) Schicht innere Körnerschicht innere plexiforme (molekuläre) Schicht	II. Leitungsglied (Ganglion retinae)
	Nervenzellenschicht Nervenfaserschicht	III. Leitungsglied (Ganglion opticum)
	Membrana limitans interna	

Das **Pigmentepithel** (Abb. 9, 181) ist ein annähernd kubisches Epithel, dessen Zellen nach innen Fortsätze zwischen die Stäbchen und Zapfen senden. Ihr Cytoplasma ist mit braunen Fuszinkörnchen und -stäbchen erfüllt. Je nach der Belichtung greifen die pigmentierten Fortsätze verschieden tief zwischen die Stäbchen und Zapfen ein, im stark belichteten Auge nahezu bis an die Limitans externa.

Die Bedeutung und der Zusammenhang der übrigen Netzhautschichten wird erst bei Anwendung der GOLGI-Methode verständlich. Man kann folgende drei Leitungsglieder in der Pars optica unterscheiden: I. das Sinnesepithel, II. das Ganglion retinae, III. das Ganglion opticum.

Das **Sinnesepithel** wird von den **Stäbchen- und Zapfenzellen** *(Sehzellen)* gebildet. Jede Sehzelle besteht aus dem den Kern tragenden, in der äußeren Körnerschicht gelegenen Anteil, einem nach außen gerichteten Fortsatz, der die *Limitans externa* durchbricht und je nach seiner Form als *Stäbchen* oder *Zapfen* bezeichnet wird, und einem nach innen gerichteten faserförmigen Fortsatz, die *Stäbchen-* bzw. *Zapfenfaser*, die in ihrer Gesamtheit die HENLEsche Faserschicht bilden.

Die **Stäbchen** sind zylindrisch, die **Zapfen** kürzer, mehr kegelförmig, basal aufgetrieben. An jedem Stäbchen und Zapfen kann man ein stärker lichtbrechendes *Außenglied* und ein schwächer lichtbrechendes *Innenglied* unterscheiden. Das Außenglied der Stäbchen enthält den *Sehpurpur.* Die Stäbchenfaser endet mit einer knopfförmigen Auftreibung, die Zapfenfaser mit einer kegelförmigen Verästelung an der äußeren plexiformen Schicht.

Die Verteilung der Stäbchen und Zapfen wechselt in den verschiedenen Bezirken. An der Stelle des deutlichsten Sehens, in der *Fovea centralis* (Abb. 182), sind nur *Zapfenzellen* vorhanden. In der Richtung gegen die Ora serrata nimmt die relative Zahl der Zapfen schrittweise ab.

Das **Ganglion retinae** besteht aus kleinen *bipolaren Ganglienzellen,* deren chromatinreiche Kerne in der *inneren Körnerschicht* liegen. Jede Zelle sendet einen Fortsatz nach außen in die äußere plexiforme Schicht, dessen Endverzweigung mit einer Sehzelle in Kontakt tritt, und einen Fortsatz nach innen in die innere plexiforme Schicht, der mit einem Neuron des Ganglion opticum in Berührung steht.

In der innersten Zone der inneren Körnerschicht finden sich Ganglienzellen mit nur kurzen Fortsätzen, die sog. *Amakrinen* (gr. α privat., *makros* lang, *Inos* Faser), in der äußeren Zone dieser Schicht „*Horizontalzellen*", deren Fortsätze mit den Sehzellen in Kontakt stehen.

Das **Ganglion opticum** wird von einer meist nur einfachen Lage von großen *multipolaren Ganglienzellen (Nervenzellenschicht)* gebildet, die mehrere kurze Dendriten in die innere plexiforme Schicht zu den Endverzweigungen der Zellen des Ganglion retinae entsenden, und einen langen *Neuriten,* der abbiegend in die *Nervenfaserschicht* eintritt. In der Nervenfaserschicht finden sich außer diesen zentripetal verlaufenden Neuriten auch zentrifugale (vom Gehirn kommende) Nervenfasern, die sich in der inneren plexiformen und inneren Körnerschicht verzweigen.

Die marklosen Fasern der Nervenfaserschicht sammeln sich schließlich zum *N. opticus.* Daher wird die Nervenfaserschicht von der Ora serrata gegen die Sehnervenaustrittsstelle hin immer mächtiger. Erst nach dem Durchtritt durch die Area cribriformis, somit erst außerhalb des Bulbus, erhalten die Fasern des N. opticus eine Markscheide.

Außer den nervösen Elementen enthält die Retina auch *Gliagewebe* in Form der **MÜLLERschen Stützzellen** *(Radiärfasern).* Sie durchsetzen als langgestreckte

Zellen in radiärer Richtung alle Schichten der Netzhaut bis zur Stäbchen- und Zapfenschicht (Abb. 181).

Ihre kegelförmig verbreiterten Fußteile stoßen aneinander und bilden die *Membrana limitans interna*. Allenthalben tragen sie kurze Fortsätze, die die Lücken zwischen den nervösen Elementen erfüllen. Im Bereiche der inneren Körnerschicht zeigen sie eine den Zellkern tragende Anschwellung. Ihre äußeren Enden schließen sich zur siebförmig durchbrochenen *Membrana limitans externa* zusammen, von der sich noch feinste Härchen fortsetzen, die als „*Faserkörbe*" die Innenglieder der Stäbchen und Zapfen umschließen.

Im Bereiche der **Fovea centralis** (Abb. 182) verschwindet die Gehirnschicht nahezu vollständig, es bleibt nur die (modifizierte) Neuroepithelschicht erhalten. Von Sehzellen finden sich hier ausschließlich Zapfenzellen. Die Zapfen sind aber bedeutend länger und schmäler als an anderen Stellen. Die Zapfenfasern biegen in eine mehr tangentiale Richtung ab.

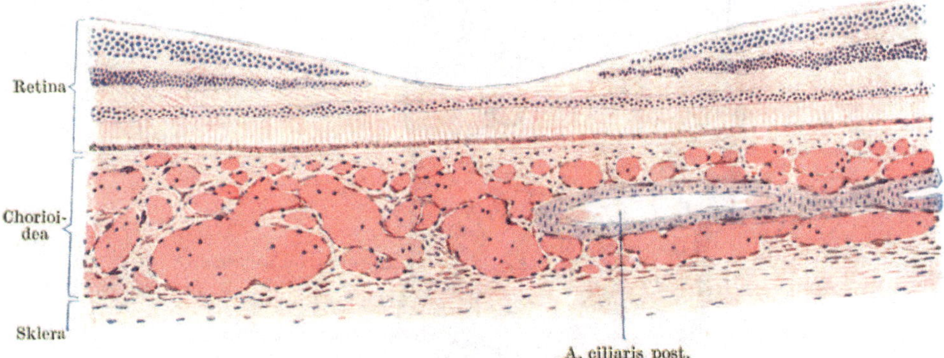

Abb. 182. Fovea centralis. 90×.

Die Umgebung der Fovea centralis, die *Macula lutea*, ist gekennzeichnet durch eine Verdickung aller Schichten mit Ausnahme der Nervenfaserschicht. In der Gegend der *Ora serrata* kommen beim Erwachsenen regelmäßig größere oder kleinere zystische Hohlräume vor.

Der **N. opticus** (Abb. 180) ist seinem Bau und seiner Entwicklung nach als ein Teil der weißen Hirnsubstanz aufzufassen. Er besteht wie diese aus markhaltigen Nervenfasern ohne Neurilemm und wird von Fortsetzungen der Hirnhäute, von einer Pia-, Arachnoideal- und Durascheide umhüllt. Die Nervenfasern sind zu Bündeln geordnet, die Gliazellen enthalten und durch Bindegewebe voneinander getrennt werden. Beim Durchtritt durch die Area cribriformis verdünnt sich der Sehnerv infolge des Verlustes der Markscheiden.

Die *Sehnervenaustrittsstelle* (Abb. 180) erscheint (von innen gesehen) als vorgewölbter runder weißer Fleck (Papilla nervi optici) mit einer grubenförmigen Vertiefung in der Mitte, der physiologischen Exkavation.

In einiger Entfernung vom Bulbus treten die für die Netzhaut bestimmten Blutgefäße, die **A.** und **V. centralis retinae,** in den Sehnerven ein und verlaufen weiterhin in dessen Achse augenwärts. Nach dem Eintritt des Sehnerven verzweigen sich die Gefäße in radiärer Richtung und versorgen die ganze Gehirnschicht mit Kapillaren, während die Neuroepithelschicht gefäßlos bleibt. Die Retina besitzt somit ihr eigenes, nahezu vollkommen abgeschlossenes Gefäßsystem, das nur in der Gegend der Sehnervenaustrittsstelle schwache Anastomosen mit den hinteren Ziliargefäßen eingeht.

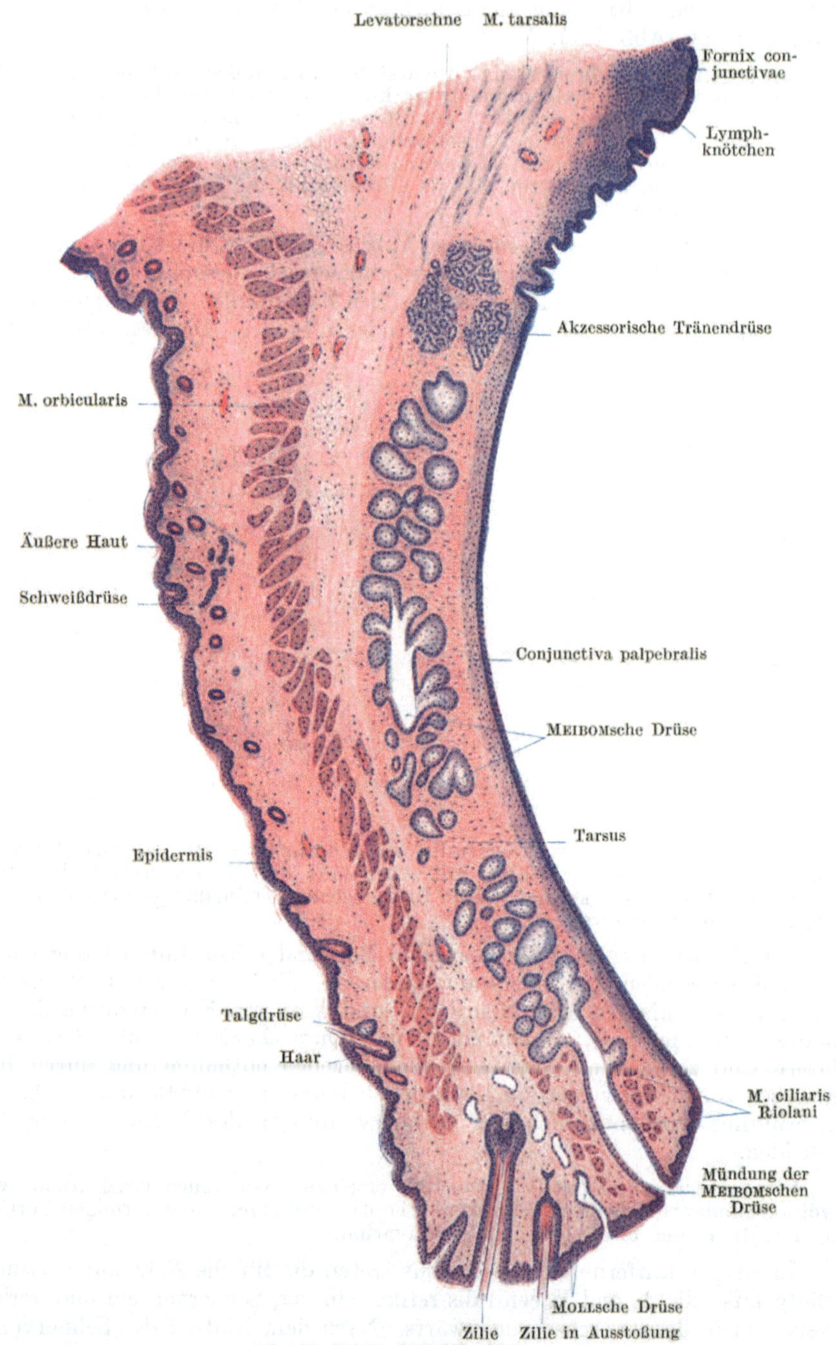

Abb. 183. Oberes Augenlid. 25×.

d) Die Linse.

Die vollkommen durchsichtige, bikonvexe, mit stärker gewölbter Hinterfläche versehene **Linse** (Abb. 179) ist ektodermaler Herkunft und ein rein epitheliales Organ. An ihrer Oberfläche wird sie von einer homogenen, ziemlich dicken Membran, der **Linsenkapsel,** umhüllt. Unterhalb der Kapsel liegt an der Vorderfläche der Linse, und zwar nur an dieser, ein einfaches plattes bis kubisches Epithel, das (vordere) **Linsenepithel,** dessen Zellen gegen den Äquator der Linse hin höher werden. Das ganze Innere wird von sechsseitig prismatischen, bandförmigen Fasern, den **Linsenfasern,** die durch eine Kittsubstanz miteinander verbunden sind, eingenommen.

Beim Embryo bildet die *Linsenanlage* ein von einem einschichtigen Epithel umschlossenes Hohlbläschen, das sich vom Ektoderm abgeschnürt hat. Die Epithelzellen seiner Hinterfläche wachsen in die Länge, bis sie schließlich das vordere Linsenepithel erreichen und dadurch den ursprünglich vorhandenen Hohlraum vollständig verdrängen. Schließlich verlieren sie ihre Kerne und werden als Linsenfasern bezeichnet. Die oberflächlich gelegenen Fasern tragen aber auch noch beim Erwachsenen in der Äquatorialgegend Kerne.

Die *Linsenfasern* verlaufen in den oberflächlichen Schichten meridional, und zwar derart, daß eine Faser, die an der Vorderfläche in der Nähe des Poles beginnt, an der Hinterfläche nahe dem Äquator endigt und umgekehrt. Die Enden der Linsenfasern bilden an der Vorder- und an der Hinterfläche der Linse einen dreistrahligen „*Linsenstern*". Der vordere Stern erscheint gegen den hinteren um 180° gedreht. Im innersten Anteil der Linse, dem *Linsenkern,* ist der Verlauf der Fasern unregelmäßiger.

Die Linse wird durch einen *Aufhängeapparat* (Abb. 179), das *Strahlenbändchen,* die **Zonula ciliaris** *(Zinnii),* in ihrer Lage erhalten. Die Zonula besteht aus einzelnen verschieden dicken, homogenen, zugfesten Fasern *(Fibrae suspensoriae),* die an der Pars ciliaris retinae entspringen, zwischen den Ziliarfortsätzen verlaufen und sich im ganzen Umkreise der Linse teils vor, teils hinter dem Äquator an der Linsenkapsel ansetzen.

Der von den Zonulafasern und dem Linsenrande begrenzte Raum wird als *Canalis Petiti* bezeichnet. Naturgemäß handelt es sich dabei nicht um einen allseitig geschlossenen Kanal, da die einzelnen Fasern nicht unmittelbar aneinanderschließen.

Durch den Zug der Zonulafasern wird die Linse nicht nur in ihrer Lage, sondern auch in Spannung gehalten. Läßt dieser Zug nach, so wird die Linse stärker konvex. Das ist. z. B. der Fall, wenn man die Zonulafasern durchschneidet. Kontrahiert sich der *M. ciliaris,* so werden die Ursprünge der Zonulafasern weiter nach vorne gezogen. Dadurch wird die Linse stärker konvex, das Auge auf das Nahsehen eingestellt. Daher wird der M. ciliaris auch als *Akkommodationsmuskel* bezeichnet.

e) Der Glaskörper.

Das **Corpus vitreum** erfüllt den ganzen hinter der Linse und der Zonula ciliaris gelegenen Raum des Bulbus. Es besteht aus einer Flüssigkeit, dem *Humor vitreus,* die von einem Fadengewirr durchzogen wird und auch ganz vereinzelte Wanderzellen enthält. An seiner Oberfläche verdichtet sich die Glaskörpersubstanz zu einer Art Grenzhäutchen, der *Membrana hyaloidea.*

Von der Sehnervenaustrittsstelle zieht gegen die Hinterfläche der Linse ein nur mit Flüssigkeit erfüllter Kanal, der *Canalis hyaloideus (Cloqueti),* in dem beim Embryo die A. hyaloidea verläuft.

f) Die Augenlider und der Tränenapparat (Abb. 183).

Die Grundlage des oberen, sowie des unteren Lides bildet eine derbe fibröse Platte, der **Tarsus** (fälschlich auch Lidknorpel genannt), und der dieser außen aufgelagerte, aus quergestreiften Fasern bestehende **M. orbicularis oculi** *(Pars palpebralis).* An der Außenfläche wird das Lid von **äußerer Haut,** an der Innenfläche von einer Schleimhaut, der **Conjunctiva,** überzogen. Der Tarsus wird in seiner ganzen Höhe von modifizierten Talgdrüsen, den **Meibomschen Drüsen**

(Glandulae tarsales) durchzogen, die am Lidrande ausmünden. Am Lidrande finden sich auffallend starke Haare, die *Zilien* (Augenwimpern) und apokrine Knäueldrüsen, die **Mollschen Drüsen.**

Die Verbindung der Lider mit dem Bulbus wird durch die *Bindehaut, Conjunctiva,* vermittelt. Man unterscheidet an dieser Schleimhaut drei Abschnitte: die die Innenseite des Lides überziehende *Conjunctiva palpebralis,* den in Falten gelegten Übergangsteil, *Fornix conjunctivae,* und die der Sklera aufgelagerte *Conjunctiva bulbi.*

Die *Conjunctiva* besteht aus einem geschichteten Epithel mit Becherzellen, das zum Teil als gemischtes, zum Teil als geschichtetes Zylinderepithel zu bezeichnen ist, und aus einer Lamina propria, die namentlich im Bereiche des Fornix zahlreiche Lymphocyten enthält. Hier kann es zur Bildung förmlicher *Lymphknötchen* kommen.

Die Meibom*schen Drüsen* unterscheiden sich von gewöhnlichen Talgdrüsen nur dadurch, daß zahlreiche Alveolen in einen gemeinsamen Ausführungsgang einmünden, der nahezu die ganze Höhe des Tarsus durchsetzt. Ihr Sekret hat die Aufgabe, die Lidränder einzufetten.

Die Bündel des *M. orbicularis palpebrarum* verlaufen parallel zum Lidrande und erscheinen somit an einem senkrechten Durchschnitt durch das Lid quergetroffen. Durch die Wurzeln der Zilien werden von diesem Muskel einzelne Bündel abgesprengt. Dieser Lidrandteil des M. orbicularis wird als *M. ciliaris Riolani* bezeichnet.

Die *Zilien* besitzen kleine *Talgdrüsen* (Zeis*sche Drüsen*), aber keine Arrectores. Es sind verhältnismäßig kurzlebige Haare, so daß man an ihnen häufig Haarwechselbilder zu sehen bekommt.

Im oberen Lide strahlt die Sehne des *M. levator palpebrae* und unmittelbar hinter dieser glatte, mit dem Levator zusammenhängende Muskulatur, der *M. tarsalis superior (Mülleri),* gegen den oberen Rand des Tarsus ein. Auch im unteren Lide kommen einzelne zum unteren Rande des Tarsus ziehende glatte Muskelbündel, der *M. tarsalis inferior,* vor.

Die **Tränendrüsen** sind zusammengesetzte, tubulo-alveoläre Drüsen vom Typus der serösen Speicheldrüsen, nur fehlen ihnen Schaltstücke und Sekretröhren. Außer der Hauptdrüse finden sich regelmäßig im oberen Lide, und zwar unmittelbar oberhalb des Tarsus, zum Teil noch in diesem selbst gelegene, kleine *akzessorische Tränendrüsen* vom selben Bau.

Die *Tränenröhrchen* sind von geschichtetem Pflasterepithel, der *Tränensack* und *Tränennasengang* von mehrstufigem Zylinderepithel ausgekleidet.

2. Das Ohr.

Das Ohr zerfällt in das innere Ohr, das Mittelohr und das äußere Ohr. Nur das innere Ohr oder Labyrinth ist der Sitz des Sinnesepithels und stellt das kombinierte Sinnesorgan des *Gleichgewichts-* und des *Gehörsinnes* dar. Mittelohr und äußeres Ohr sind als Hilfsapparate dieses Sinnesorganes aufzufassen.

a) Das innere Ohr.

Das **Labyrinth** besteht aus einem häutigen Hohlraumsystem, dem **häutigen Labyrinth,** das von einem entsprechenden, mit Periost ausgekleideten Hohlraumsystem im Felsenbein, dem **knöchernen Labyrinth,** umgeben wird. Das häutige Labyrinth füllt nirgends das knöcherne Labyrinth vollständig aus. Zwischen beiden befindet sich ein mit Flüssigkeit, der **Perilymphe,** erfüllter Raum. Auch das häutige Labyrinth enthält Flüssigkeit, die **Endolymphe.**

Das häutige Labyrinth setzt sich zusammen aus dem **Vorhof** *(Vestibulum),* dem **Schneckengang** *(Ductus cochlearis)* und den drei **Bogengängen.** Der Vorhof besteht aus zwei durch den Ductus utriculosaccularis miteinander verbundenen Säckchen, dem *Sacculus* und *Utriculus.* Mit dem Sacculus steht der Schneckengang, mit dem Utriculus stehen die Bogengänge in Verbindung.

Der *Schneckengang* enthält das Sinnesepithel für den *Gehörsinn*, die Nervenendstellen des N. cochleae, der *Vorhof* mit den *Bogengängen* das Sinnesepithel für den *Gleichgewichtssinn* (statischen Sinn), die Nervenendstellen des N. vestibuli.

α) Die Schnecke (Abb. 184—186).

Der mit Endolymphe erfüllte und mit Epithel ausgekleidete **Schneckengang** *(Ductus cochlearis)* durchzieht die ganze beim Menschen aus $2^1/_2$ Windungen bestehende knöcherne Schnecke (Abb. 184), nimmt aber einen nur verhältnismäßig kleinen Raum derselben ein, so daß (bei aufrecht gestellter Schnecke!) oberhalb und unterhalb des Schneckenganges je ein großer, mit Perilymphe erfüllter Hohlraum, die **Scala vestibuli** und die **Scala tympani,** freibleibt.

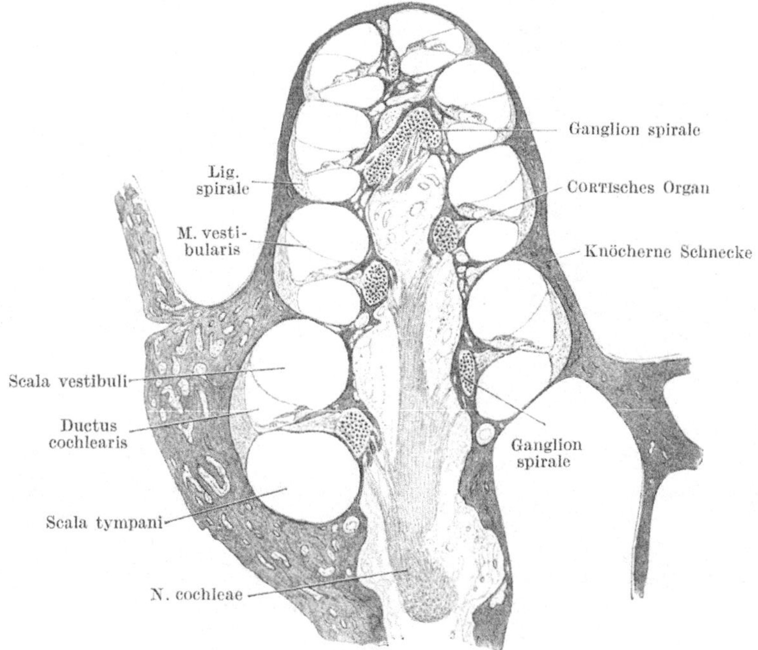

Abb. 184. Axialer Schnitt durch die Schnecke. Meerschweinchen. 16×. (Gez. KEILITZ.)

An dem im Querschnitte dreieckigen Schneckengang (Abb. 184, 185) unterscheidet man eine obere, von der *Membrana vestibularis (Reissneri)* gebildete *vestibulare*, eine untere *tympanale* und eine *äußere*, mit dem Periost innig verbundene Wand.

Die **REISSNERsche Membran** ist eine straff gespannte dünne bindegewebige Haut, die an der dem Schneckengang zugewendeten Seite von einem einfachen Plattenepithel bekleidet wird.

Die **tympanale Wand** besteht aus zwei Abschnitten, dem inneren, einer von der Schneckenachse vorragenden knöchernen Leiste, der **Lamina spiralis ossea,** und einem äußeren bindegewebigen Anteil, der **Lamina spiralis membranacea** *(Membrana basialis)*. Das verdickte Periost der Lamina spiralis ossea bildet einen in den Schneckengang vorspringenden Wulst, den **Limbus spiralis,** der in zwei scharfe Leisten ausgeht, die eine Rinne, den **Sulcus spiralis,** begrenzen. Die obere dieser Leisten, das *Labium vestibulare*, springt frei in den Ductus cochlearis vor, die untere, das *Labium tympanicum*, setzt sich in die Lamina spiralis membranacea fort.

In der äußeren Hälfte der Membrana basialis finden sich parallel verlaufende starre, glatte Fasern, die gegen die Spitzenwindung hin an Länge zunehmen. Man hat sie als *Gehörsaiten* bezeichnet.

Die **äußere** verdickte **Wand** wird durch das mit einem kubischen Epithel bekleidete **Ligamentum spirale,** einem mit dem Periost verschmolzenen Bindegewebspolster gebildet, in das die Lamina spiralis membranacea einstrahlt. Ein dichtes Netz von Blutgefäßen, die *Stria vascularis,* erstreckt sich über einen großen Teil der äußeren Wand und erhält nach unten seinen Abschluß durch ein größeres Gefäß *(Vas prominens),* das eine Vorwölbung, die *Prominentia spiralis,* bedingt. Die Kapillaren der Stria vascularis liegen dicht unter, zum Teil auch in dem hier stellenweise geschichteten und pigmentierten Epithel. In der Stria vascularis wird wahrscheinlich die Endolymphe abgesondert.

Den wichtigsten Bestandteil des Schneckenganges bildet das **Cortische Organ** oder *Organon spirale* (Abb. 186), das im Querschnitte betrachtet als

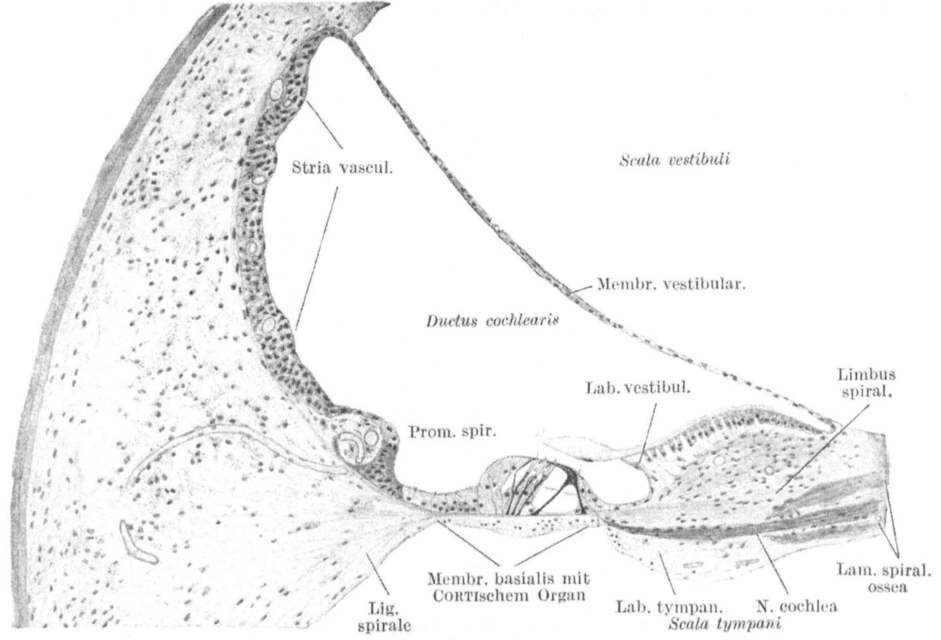

Abb. 185. Ductus cochlearis. (Nach Held.)

papillenartige Erhebung der Membrana basialis aufsitzt. Es besteht aus *Sinneszellen (Haarzellen), Stützzellen* und der *Membrana tectoria* (*Cortische Membran*).

Zu den Stützzellen gehören zunächst die sog. **Pfeilerzellen.** Diese modifizierten Epithelzellen stehen als *Innen- und Außenpfeiler* in zwei Reihen wie Dachsparren gegeneinander geneigt und begrenzen in der Länge des Cortischen Organes den **Cortischen Tunnel.** Als Boden dieses im Querschnitt dreieckigen Raumes erscheint die Membrana basialis.

Jede *Pfeilerzelle* besteht aus einer starren, von Fasern durchzogenen Stützsubstanz, dem eigentlichen *Pfeiler,* und einem protoplasmatischen, den Kern tragenden Anteil, der tunnelseitig der Basis des Pfeilers anliegt. An jedem Pfeiler unterscheidet man einen verbreiterten Fuß, einen schmalen Körper und einen Kopf. Dieser setzt sich in eine horizontal nach außen gerichtete Platte, die Kopfplatte, fort. Die Kopfplatte des Außenpfeilers wird von der des Innenpfeilers überlagert. Außerdem trägt der Kopf des Innenpfeilers eine Art Gelenkpfanne, in die sich der Kopf des Außenpfeilers nach Art eines Gelenkkopfes einpaßt.

An den *Tunnel* schließt sich nach innen eine Reihe von **Haarzellen** an, auf die einige Reihen rasch an Höhe abnehmender Stützzellen folgen. Nach außen folgen auf den Tunnel 3—5 Reihen von **Haarzellen** und dazwischen je ein Reihe von Stützzellen, die **Deitersschen** oder *Phalangenzellen*. Hieran schließen sich mehrere nicht mehr von Haarzellen unterbrochene Reihen zylindrischer Stützzellen (Hensen*sche Zellen*), die niedriger werdend nach außen in das indifferente kubische Epithel (Claudius*sche Zellen*) übergehen, das den übrigen Teil der Basialmembran bedeckt.

Die *Haarzellen* sind Zylinderzellen, die die Basialmembran nicht erreichen, sondern etwa nur die halbe Höhe des Cortischen Organes durchsetzen. Die abgerundeten basalen Enden werden von Ausladungen der Deitersschen Zellen gestützt. An der freien Oberfläche tragen sie einen Kutikularsaum, aus dem zahlreiche starre Härchen vorragen. Die erste äußere Haarzellreihe schließt mit der Reihe der Außenpfeiler den Nuel*schen Raum* ein.

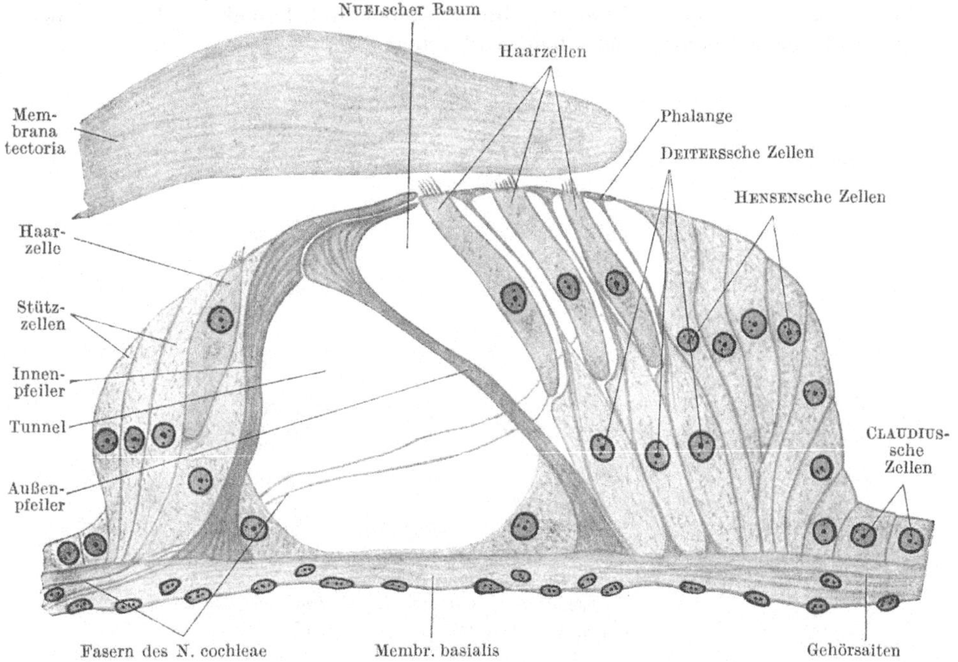

Abb. 186. Cortisches Organ, halbschematisch. 500×.

Die Deiters*schen Zellen* sind flaschenförmige, von Stützfasern durchzogene Zellen, die mit ihren dickeren Basalteilen aneinandergeschlossen der Basialmembran aufsitzen. Zwischen den Haarzellen laufen sie in einen schmalen Fortsatz aus, der sich an der freien Oberfläche zu einer horizontal gestellten biskuitförmigen Platte, der *Phalange*, verbreitert. Die Phalangen aller Deitersschen Zellen verbinden sich zu einer von Lücken unterbrochenen Platte, der *Membrana reticularis*. In diese Lücken ragen die freien Enden der Haarzellen hinein.

Die **Membrana tectoria** ist eine kutikulare, aus feinsten Fasern und einer schleimigen Grundsubstanz bestehende dicke Haut, die an der oberen Fläche des Labium vestibulare entspringt und das Cortische Organ bis zur äußersten Reihe der Haarzellen bedeckt.

In der *knöchernen Schneckenwand* findet sich längs der Ursprungslinie der Lamina spiralis ossea ein fortlaufender Strang von Ganglienzellen, das **Ganglion spirale** (Abb. 184). Die zentralen, markhaltig gewordenen Fortsätze dieser bipolaren Ganglienzellen sammeln sich zu dem in der Schneckenachse verlaufenden **N. cochleae.** Ihre peripheren Fortsätze werden gleichfalls markhaltig, dringen durch Poren in die Lamina spiralis ossea ein, in deren Innerem sie sich geflechtartig verbinden. Beim Austritt aus der Lamina spiralis ossea verlieren die Nervenfasern wieder ihre Markscheide und treten, zum Teil den Tunnel durchziehend, an die Basis der Haarzellen.

β) Die Bogengänge und der Vorhof.

Die **häutigen Bogengänge** liegen mit ihrer konvexen Seite dem Periost der *knöchernen Bogengänge* unmittelbar an, nehmen aber nur einen kleinen Teil der letzteren ein. Ihre Wand besteht aus einer feinfaserigen Lamina propria mit verästelten, anastomosierenden Zellen, einer homogenen Glashaut und einem einfachen, zum größten Teil platten Epithel. Mit dem Periost der knöchernen Bogengänge sind sie durch Bindegewebsbälkchen, die den perilymphatischen Raum durchziehen, verbunden.

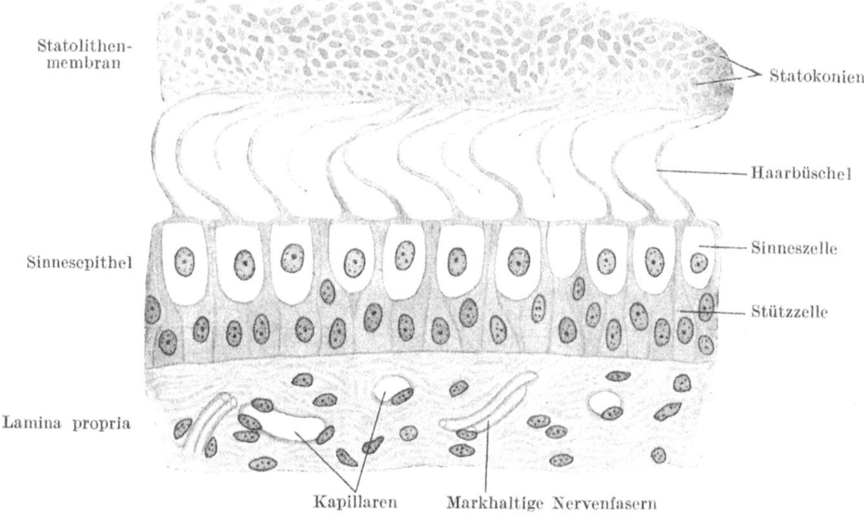

Abb. 187. Teil einer Macula statica. 500×.

Jeder Bogengang besitzt an einem seiner beiden Schenkel basal eine bauchige Erweiterung, die **Ampulle.** In dieser findet sich eine quere, halbmondförmig nach innen vorspringende Leiste, die **Crista ampullaris.** Am Abhang der Leiste wird das Epithel zylindrisch und geht auf ihrer Höhe in ein Sinnesepithel über. Dieses wird von einer hohen gallertartigen Masse, der **Cupula terminalis,** überlagert. Das Neuroepithel besteht aus Haar- oder Sinneszellen und aus Faden- oder Stützzellen.

Die **Sinneszellen** entsenden einen langen haarförmigen, aus feinsten verklebten Fäden bestehenden Fortsatz in die Cupula. Sie erreichen mit ihren abgerundeten, basalen Enden nicht die Basalmembran. An die Basis der Sinneszellen tritt je eine beim Durchtritt durch die Basalmembran marklos gewordene Faser des *N. vestibuli* heran.

Die zwischen den Sinneszellen gelegenen **Stützzellen** sind schlanke, fast fadenförmige, nur an der Basis und in der Gegend des Kernes etwas dickere Zellen, die von der Basalmembran bis zur freien Oberfläche reichen.

Der **Vorhof** ist ähnlich gebaut wie die Bogengänge. In den den perilymphatischen Raum durchziehenden Bälkchen kommen vereinzelte Pigmentzellen vor. Sowohl im Sacculus wie im Utriculus findet sich je eine verdickte, ovale, mit

Neuroepithel bedeckte Stelle, die **Macula statica,** die einen ähnlichen Bau zeigt wie die Crista (Abb. 187). Sie wird von einer flachen gallertartigen Masse, der **Statolithenmembran** (Otolithenmembran), überlagert, die zahlreiche kleine prismatische Kristalle von kohlensaurem Kalk, die **Statokonien** (Otokonien, Gehörsand), enthält. In diese Gallertmasse ragen die hier kürzeren Haarbüschel der Sinneszellen (Haarzellen) hinein.

b) Das Mittelohr.

Die **Paukenhöhle** wird von einer Schleimhaut ausgekleidet, die mit dem Periost teils fest, teils locker verbunden ist. Die aus einer dünnen bindegewebigen Lamina propria und einem einfachen Plattenepithel bestehende Schleimhaut überzieht auch die Gehörknöchelchen, deren Bänder und die Innenfläche des Trommelfells. Gegen den Eingang der Tuba auditiva hin wird das Epithel kubisch bis zylindrisch.

Das **Trommelfell** besteht aus einer fibrösen Lamina propria, die an ihrer Außenseite von verdünnter äußerer Haut (ohne Papillen), an ihrer Innenseite von Paukenhöhlenschleimhaut überkleidet wird. In der Lamina propria verlaufen die Faserbündel an der dem äußeren Gehörgang zugewendeten Fläche radiär, an der der Paukenhöhle zugewendeten Fläche zirkulär.

Die **Ohrtrompete** *(Tuba auditiva)* wird in ihrem knöchernen Teil von einer Fortsetzung der dünnen, meist drüsenlosen Schleimhaut der Trommelhöhle ausgekleidet, die aber hier ein zweistufiges Flimmerepithel trägt. Im knorpeligen Anteil wird die Schleimhaut dicker und nimmt den Charakter der *Respirationsschleimhaut* an. Sie besteht demnach aus einem mehrstufigen flimmernden Zylinderepithel mit zahlreichen Becherzellen und einer reichlich von Lymphocyten durchsetzten Lamina propria mit gemischten Speicheldrüsen. Der Flimmerstrom ist gegen den Pharynx gerichtet. Gegen das Ostium pharyngicum hin kommt es zur Bildung von *Lymphknötchen*, die, namentlich beim Kinde, zu einer **Tubentonsille** verschmelzen können. Der *Tubenknorpel* besteht aus einem Gemisch von hyalinem, elastischem und Bindegewebsknorpel.

c) Das äußere Ohr.

Der **äußere Gehörgang** wird von etwas modifizierter, im Bereiche des knöchernen Teiles papillenloser, äußerer Haut ausgekleidet. Im knorpeligen Teil finden sich feine Haare mit auffallend großen *Talgdrüsen* und außerdem *apokrine Knäueldrüsen*, die sog. *Ohrenschmalzdrüsen (Glandulae ceruminosae)*, die teils in die Haarbälge, teils selbständig an der Oberfläche ausmünden. Im knöchernen Teil fehlen Haare und Drüsen nahezu vollständig. Das *Ohrenschmalz, Cerumen,* ist im wesentlichen das Sekret der Talgdrüsen. Der in ihm enthaltene Farbstoff wird aber von den Ohrenschmalzdrüsen geliefert. Der Knorpel des äußeren Gehörganges besteht so wie der Knorpel der Ohrmuschel aus elastischem Knorpelgewebe.

3. Das Geruchsorgan (Abb. 188, 189).

Der Sitz des Geruchsorganes ist die **Regio olfactoria nasi.** Sie unterscheidet sich von der Regio respiratoria makroskopisch durch ihre im frischen Zustand gelbbräunliche Färbung und mikroskopisch vor allem dadurch, daß das Epithel hier kein mehrstufiges flimmerndes Zylinderepithel mit Becherzellen, sondern ein Sinnesepithel (Riechepithel) ist.

Das **Riechepithel** ist ein im frischen Zustand schwach pigmentiertes mehrstufiges Zylinderepithel, das aus *Sinneszellen* oder *Riechzellen* und aus *Stützzellen* besteht. Betrachtet man das Epithel als Ganzes, so sieht man verschieden geformte Kerne in mehreren Reihen übereinanderliegen. Die obersten (1—3) Reihen werden von ovalen Kernen gebildet, die Stützzellen angehören. Dann

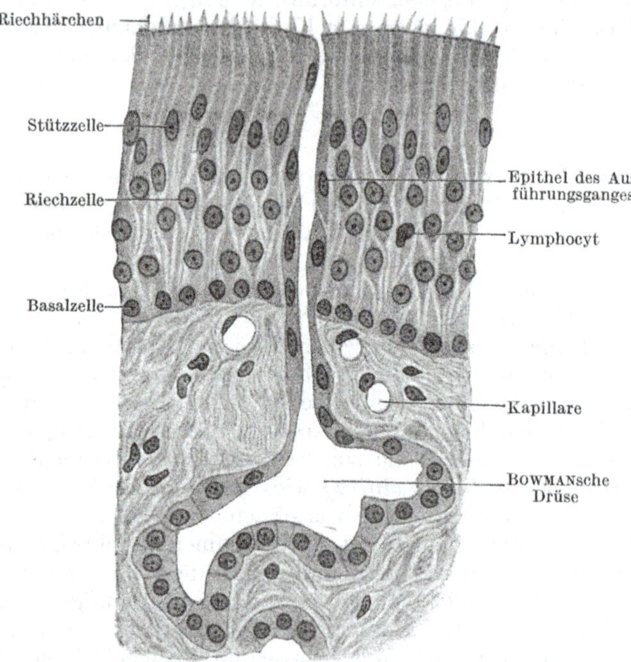

Abb. 188. Riechschleimhaut. 500 ×.

folgen mehrere Reihen von kugeligen Kernen der Riechzellen und ganz basal noch eine Reihe kugeliger Kerne von den ebenfalls zu den Stützzellen gehörigen „Basalzellen".

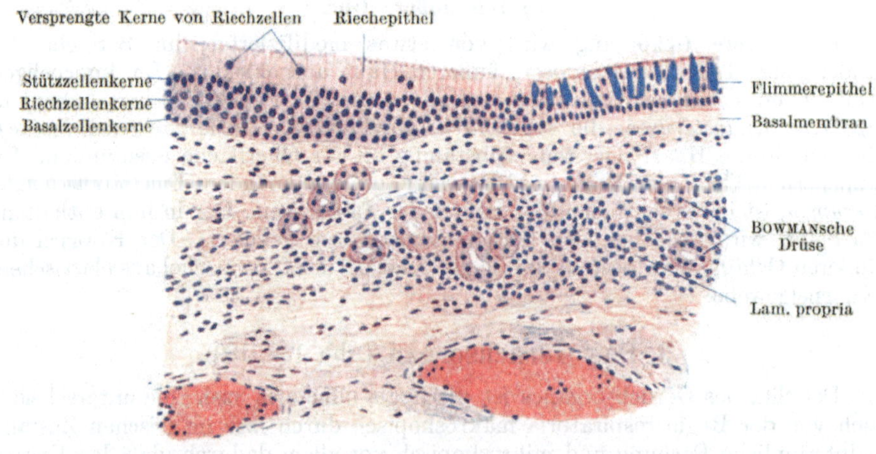

Abb. 189. Übergang der Regio olfactoria in die Regio respiratoria nasi. 100 ×.

Die **Riechzellen** sind spindelförmige Zellen, die die ganze Höhe des Epithels durchsetzen. Sie liegen nicht unmittelbar aneinander, sondern sind stets durch eine oder mehrere Stützzellen voneinander getrennt. Der mittlere, den Kern tragende, etwas aufgetriebene Zellkörper setzt sich nach außen wie nach innen in einen Fortsatz fort. Der äußere, etwas dickere Fortsatz endigt an der freien Oberfläche mit einer leichten Anschwellung, aus der mehrere kurze Härchen frei vorragen. Der innere (basale) Fortsatz ist außerordentlich fein und geht direkt in eine *Riechnervenfaser* über.

In der *Lamina propria,* die sich durch keine Basalmembran gegen das Epithel abgrenzt, liegen an Stelle der gemischten Speicheldrüsen der Regio respiratoria verzweigte schlauchförmige Drüsen mit weiter Lichtung, die **Glandulae olfactoriae** oder **BOWMANschen Drüsen.** Sie sondern ein seröses Sekret ab, das zur Reinigung des Riechepithels dient. Die BOWMANschen Drüsen können in ihrem Vorkommen den Riechbezirk wesentlich überschreiten.

(Das **Geschmacksorgan** wurde schon bei der Zunge besprochen.)

XI. Die Haut.

Am **Integumentum commune** (Abb. 190) unterscheidet man die eigentliche Haut, Cutis, und die Unterhaut, Tela subcutanea (Subcutis). Erstere zerfällt in die epitheliale Oberhaut, Epidermis, und die bindegewebige Lederhaut, Corium (Derma).

Die Bezeichnung *Cutis* wird von manchen für den bindegewebigen Teil des Integumentes, für Corium und Subcutis zusammen, gebraucht.

1. Die Oberhaut.

Die **Epidermis** (Abb. 190) ist ein typisches geschichtetes Pflasterepithel mit *Verhornung* der oberflächlichen Schichten. Die tiefen, unverhornten Schichten werden als **Stratum germinativum** (MALPIGHI) oder *Keimschicht,* die oberflächlicheren als **Stratum corneum** zusammengefaßt. Das Stratum germinativum hat seine Bezeichnung deshalb erhalten, weil in ihm zeitlebens eine Zellvermehrung erfolgt, ein Nachschub von Zellen als Ersatz für die an der Oberfläche der Epidermis sich fortwährend abschilfernden Zellen. In der Hornschicht sind die Zellen nicht mehr teilungsfähig. Sie sterben allmählich ab, um dann zu verhornen.

Bei stark entwickelter Epidermis, wie man sie an der unbehaarten Haut findet, kann man folgende Schichten unterscheiden:

a) Stratum germinativum: { Stratum basale (cylindricum)
Stratum spinosum

b) Stratum corneum: { Stratum granulosum
Stratum lucidum
Stratum corneum (im engeren Sinne)

a) Stratum germinativum.

Das **Stratum basale** (Abb. 191) besteht aus einer Lage von Zylinderzellen mit ovoiden Kernen. Ihre nach außen gewendeten Flächen erscheinen kuppenartig gewölbt. Ihre Basalfläche ist fein gezahnt oder ausgefranst, mit sog. *Wurzelfüßchen* besetzt. Letztere vermitteln die Verbindung mit der Lederhaut, indem sie sich in eine aus dicht verfilzten, feinen argyrophilen Fasern (Gitterfasern) bestehende *Grenzschicht* der Lederhaut einsenken, die wohl auch als *Basalmembran* bezeichnet wird. Durch diese Verzahnung wird die Verbindung zwischen Oberhaut und Lederhaut sehr fest.

Das **Stratum spinosum** (Abb. 192), die *Stachelzellschicht,* besteht wie in jedem geschichteten Pflasterepithel aus mehreren Lagen polyedrischer Zellen. Die Zellen der tiefsten Lage sind noch höher als breit; in der oberflächlichsten

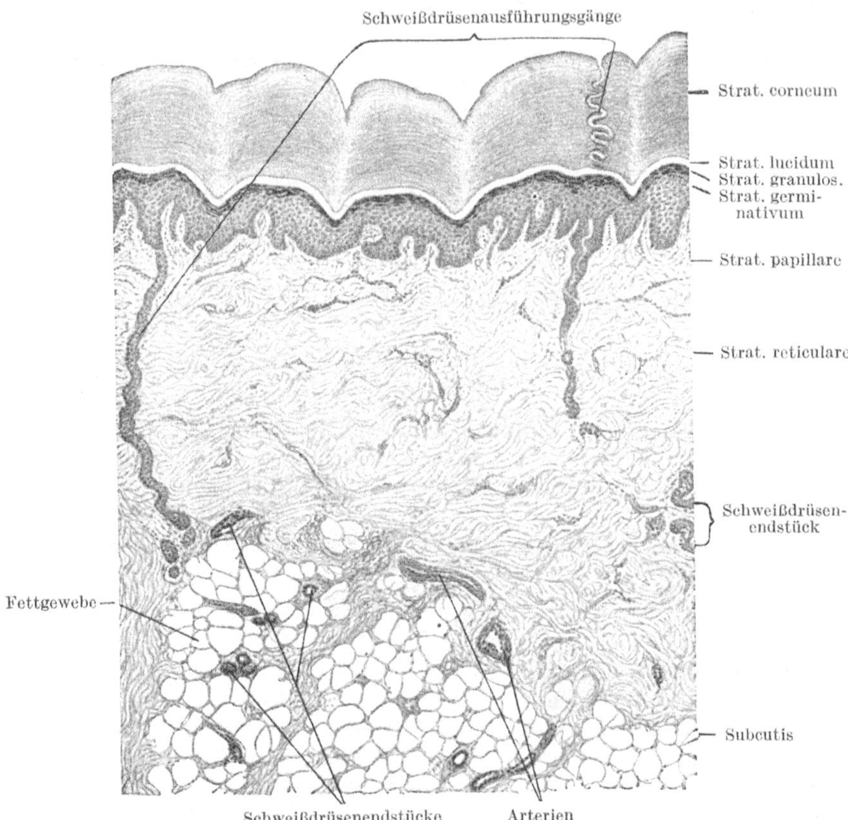

Abb. 190. Querschnitt durch die Haut der Vola manus. 40×. (Gez. KEILITZ.)

Lage kehrt sich das Verhältnis um. Die nach außen gewendeten Flächen der Zellen sind konvex, die basalen Flächen mit einer oder mehreren Konkavitäten versehen, in die die Kuppen der nächst tiefer gelegenen Zellage eingreifen.

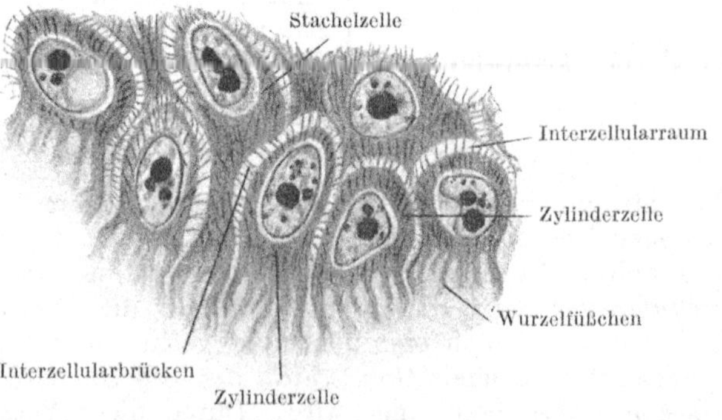

Abb. 191. Stratum basale der Epidermis. 780×. (Gez. KEILITZ.)

Alle Zellen dieser Schicht stehen untereinander und ebenso mit dem Stratum basale und dem nach außen folgenden Stratum granulosum durch *Plasmafasern*

(Tonofibrillen) in sehr festem Verband. Die Plasmafasern durchziehen als *Interzellularbrücken* alle Spalträume zwischen den Zellen und sind tief in den Zelleib hinein, bis in die Nähe des Kernes, zu verfolgen, wodurch der ganze Zellleib eine mehr faserige Beschaffenheit erhält. Wahrscheinlich durchzieht eine Plasmafaser eine größere Anzahl benachbarter Zellen. Plasmafasern kommen auch schon im Stratum basale vor.

b) Stratum corneum (Abb. 192).

Das **Stratum granulosum** besteht (bei guter Ausbildung) aus mehreren Zellagen, erreicht aber nie die Mächtigkeit des Stratum spinosum. Die Zellen sind schon

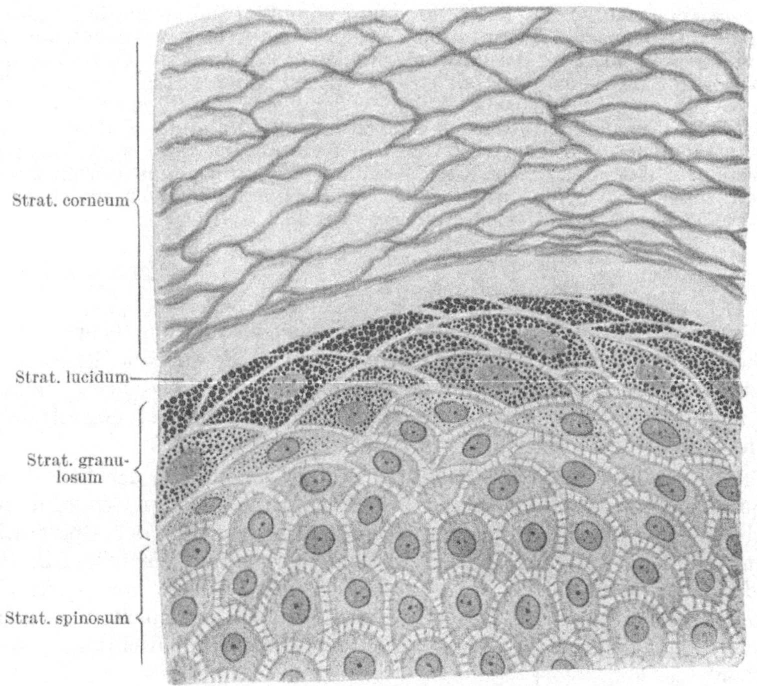

Abb. 192. Aus der Epidermis der Fersenhaut. 700×.

ziemlich stark abgeplattet. Im Cytoplasma treten stark glänzende, basophile Körner, **Keratohyalinkörner,** auf, die der ganzen Schicht ein gekörntes Aussehen verleihen. Das *Keratohyalin* (gr. *Keras* Horn, *hyalos* glasig) bildet häufig einen Vorläufer, aber keine Vorstufe der eigentlichen Hornsubstanz. Die Ablagerung des Keratohyalin geht Hand in Hand mit degenerativen Kernveränderungen. Beide Vorgänge nehmen gegen die Oberfläche hin an Intensität zu, so daß in der oberflächlichen Lage dieser Schicht die größten und zahlreichsten Körner vorhanden und die Zellkerne chromatolytisch zugrunde gegangen sind. Plasmafasern sind kaum mehr nachzuweisen.

Das **Stratum lucidum** erscheint an Querschnitten durch die Epidermis als heller, glänzender (azidophiler) Streifen über dem Stratum granulosum. In dieser Schicht haben sich die Keratohyalinkörner verflüssigt und bilden eine die ganze Schicht gleichmäßig durchtränkende Masse, wodurch die Zellgrenzen verwischt werden. Da auch die Zellkerne zugrunde gegangen sind, erscheint der ganze Streifen gewöhnlich strukturlos. Das verflüssigte und auch chemisch veränderte Keratohyalin wird als **Elaidin** (gr. *Elaion* Öl) bezeichnet.

Das in seiner Ausbildung sehr schwankende **Stratum corneum** (im engeren Sinne) besteht aus mehreren, oft sehr zahlreichen Lagen abgestorbener, kernloser, verhornter, stark abgeplatteter oder auch blasenförmig aufgetriebener Zellen. An der Oberfläche dieser Schicht schilfern sich fortwährend Zellen ab. Diese oberflächlichste in Abstoßung begriffene Lage wird auch als *Stratum disjunctum* bezeichnet. Die Zellen des Stratum corneum enthalten echte Hornsubstanz, **Keratin.** Es bildet eine faserige Hülle an der Oberfläche der Zellen, während das Innere gewöhnlich hohl erscheint. Die Zelle ist vertrocknet.

An manchen Körperstellen erscheint die Epidermis auch bei der weißen Rasse regelmäßig *pigmentiert,* so an der Brustwarze und dem Warzenhof, an den äußeren Geschlechtsteilen (Hodensack, Penis, große Schamlippen), in der Umgebung des Afters und in der Achselhöhle. An schwach pigmentierten Hautstellen finden sich *Pigmentkörnchen* nur im Stratum basale. Bei starker Pigmentierung, wie z. B. bei der Negerhaut, können schließlich alle Schichten der Epidermis Pigment enthalten. Gesetzmäßig treten die Pigmentkörnchen zunächst in der Nähe des Zellkernes auf, und zwar hauptsächlich an der gegen die Oberfläche gewandten Seite, so daß sie eine dem Kern distal aufsitzende „*Pigmentkappe*“ bilden. An stark pigmentierten Hautstellen kommt außer dem Epidermispigment auch *Koriumpigment* vor, und zwar in Form von vereinzelten pigmentierten Bindegewebszellen.

2. Die Lederhaut (Abb. 190).

Das **Corium** besteht aus fibrillärem Bindegewebe, elastischem Gewebe und in seiner oberflächlichsten Lage auch aus Gitterfasern. Es enthält Gefäße und Nerven und an vielen Stellen glatte Muskulatur. Man unterscheidet in der Lederhaut zwei voneinander nicht scharf abgrenzbare Anteile, ein Stratum papillare und ein Stratum reticulare (texticulare).

Das **Stratum papillare** trägt die **Papillen.** Diese Vorragungen der Lederhaut führen Kapillarschlingen und erleichtern die Ernährung der Epidermis, daher steht die Höhe der Papillen in geradem Verhältnis zur Dicke der Epidermis. Das Stratum papillare besteht aus lockerem Bindegewebe mit sehr feinen Bindegewebsbündeln von welligem Verlauf. Im allgemeinen herrscht eine senkrecht aufsteigende Faserrichtung vor. Nur gegen das Stratum reticulare hin durchkreuzen sich die Fibrillenbündel nach den verschiedensten Richtungen und werden dicker.

Die Fibrillenbündel werden von feinsten elastischen Fasern begleitet. Außerdem ist diese Schicht reich an Bindegewebszellen und kleinen Blutgefäßen.

An der Vola manus und Planta pedis sitzen die Papillen leistenförmigen Erhebungen der Lederhaut auf. Diese *Papillenleisten* verursachen auch an der freien Oberfläche der Epidermis leistenförmige Vorsprünge.

Das **Stratum reticulare (texticulare)** unterscheidet sich vom Stratum papillare vor allem durch die viel mächtigeren Bindegewebsbündel. Außerdem ist es ärmer an Zellen und kleinen Blutgefäßen. Die Faserbündel verlaufen vorwiegend tangential zur Hautoberfläche und durchflechten sich vielfach recht- oder spitzwinklig nach Art einer Strohmatte. Meist sind sie mehr oder weniger straff gespannt, so daß das Stratum reticulare als Faserfilz bezeichnet werden kann.

Die zum Teil sehr dicken elastischen Fasern folgen im allgemeinen dem Verlaufe der Bindegewebsbündel, indem sie zum größten Teil deren Oberfläche anliegen und sie umspinnen. Sie verbinden sich untereinander zu Netzen.

Daneben kommen elastische Fasern vor, die ganz unabhängig von den Bindegewebsbündeln verlaufen.

Abgesehen von den Arrectores pilorum und der Knäueldrüsenmuskulatur kommt *glatte Muskulatur* im Corium des Hodensackes und der großen Schamlippen vor und kann sich von hier aus auf die Nachbarschaft ausbreiten (*„Muscularis sexualis“*). Im Skrotum wird die Gesamtheit der Muskulatur als *Tunica dartos* (gr. *dartos* abgehäutet) bezeichnet. Sie durchsetzt in Form von gegen die Tiefe hin immer dicker werdenden Bündeln den ganzen tieferen Anteil der Skrotalhaut. Außerdem finden sich glatte Muskelbündel hauptsächlich in der Haut der Brustwarze und des Warzenhofes bei beiden Geschlechtern.

3. Die Unterhaut (Abb. 190).

Die **Tela subcutanea** schließt sich ohne scharfe Grenze der Lederhaut an und vermittelt die Verbindung der Haut mit ihrer Unterlage. Die Bindegewebs-

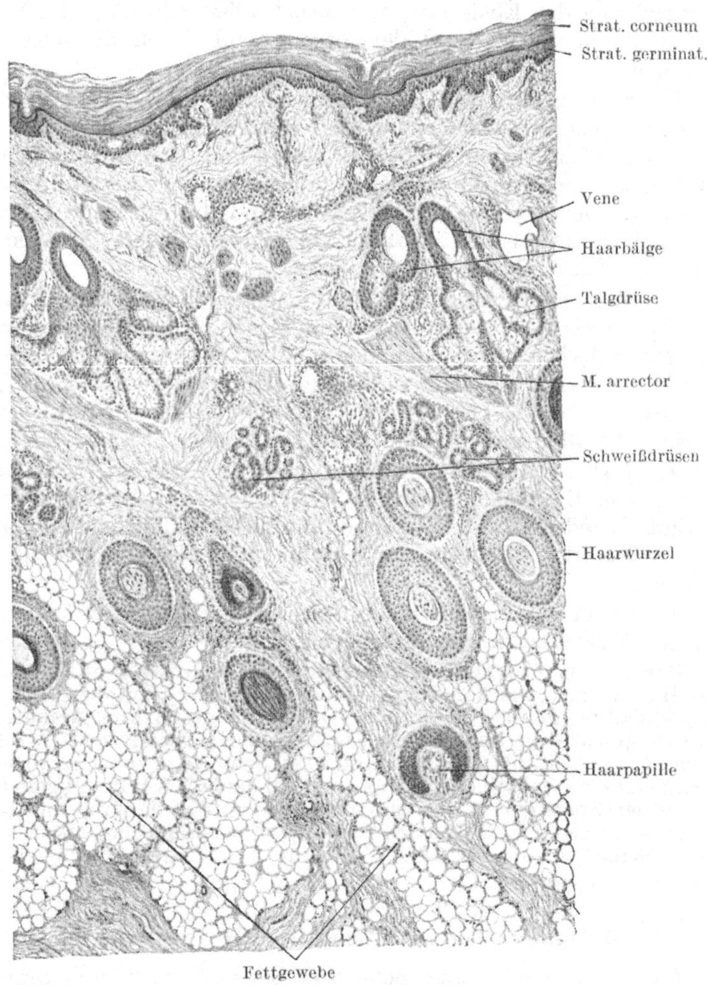

Abb. 193. Querschnitt durch die Kopfhaut. 40×. (Gez. KEILITZ.)

bündel verlaufen weniger straff gespannt, sind zu Lamellen geordnet, zwischen denen zahlreiche Spalten liegen. Wegen ihres lockeren Baues ermöglicht die

Unterhaut die Verschiebung der Haut auf ihrer Unterlage. Gegenüber der Lederhaut ist die Unterhaut vor allem durch ihren Gehalt an Fettgewebe ausgezeichnet. Daher wird sie, namentlich bei starker Entwicklung des Fettgewebes, auch als *Unterhautfettgewebe*, **Panniculus adiposus**, bezeichnet.

An mehreren Stellen fehlt eine Subcutis, so z. B. im Praeputium, im Hodensack, an den Lippen, den Augenlidern.

4. Die Haare.

Mit Ausnahme der Vola manus und der Planta pedis sowie der volaren Fläche der Finger und der plantaren der Zehen trägt die ganze Haut Haare. Abgesehen von den Haaren unterscheidet sich die unbehaarte und behaarte Haut auch in ihrem Bau.

Die *unbehaarte Haut* (Abb. 190) ist vor allem ausgezeichnet durch die stärkere Entwicklung der Epidermis, namentlich aller Schichten des Stratum corneum (im weiteren Sinne), und dementsprechend durch die gute Ausbildung der Papillen.

Die *behaarte Haut* (Abb. 193) ist gekennzeichnet durch schwächere Entwicklung der Epidermis, insbesondere des Stratum corneum. Das Stratum granulosum besteht gewöhnlich nur aus 1—2 Zellagen und das Stratum lucidum fehlt meist ganz. Auch das Stratum corneum im engeren Sinne besteht oft nur aus wenigen Zellagen. Die Papillen sind spärlicher und niedriger und können, namentlich an stark behaarter Haut, nahezu vollkommen fehlen. Sie sind gewissermaßen mit den Haaren in die Tiefe gerückt.

Die **Haare** sind schräg in die Haut eingesenkte verhornte, elastische Bildungen der Epidermis. An jedem Haare unterscheidet man den frei vorragenden Teil, den **Haarschaft** *(Scapus pili)*, der in die *Haarspitze (Apex pili)* ausläuft, und den in die Haut eingesenkten Teil, die **Haarwurzel** *(Radix pili)*. Letztere zeigt an ihrer Basis eine knopfförmige Auftreibung, die **Haarzwiebel** *(Bulbus pili)*, in die eine Bindegewebspapille, die **Haarpapille** *(Papilla pili)*, hineinragt.

Jedes Haar (Abb. 194) steckt in einer modifizierten Einsenkung der äußeren Haut, dem **Haarbalg** *(Folliculus pili)*, an dessen Aufbau sich Epidermis und Corium beteiligen. Die Epidermisanteile des Haarbalges werden als **innere** und **äußere Wurzelscheide**, der Koriumanteil als **bindegewebiger Haarbalg** bezeichnet.

Zu jedem Haar gehören die **Talgdrüsen** *(Haarbalgdrüsen)* und ein Bündel glatter Muskelfasern, der **M. arrector pili.**

Der M. arrector und die Hauptmasse der Talgdrüsen liegen an der geneigten Seite der Haarwurzel. Die Talgdrüsen münden nahe der Hautoberfläche in den Haarbalg ein, so daß ihr Sekret direkt an die Oberfläche des Haares gelangt. Der M. arrector entspringt ziemlich tief am bindegewebigen Haarbalg, zieht in schräger Richtung nach oben und strahlt mit einer elastischen Sehne in die oberflächlichen Schichten der Lederhaut ein. Bei seiner Kontraktion wird daher das Haar aufgerichtet und zugleich mit seiner Umgebung etwas emporgehoben, so daß dadurch um jedes Haar an der Hautoberfläche eine hügelartige Vorwölbung entsteht, eine Erscheinung, die man als **„Gänsehaut“** bezeichnet. Zilien, Vibrissae, Barthaare und einige Wollhaare besitzen keinen M. arrector.

a) Feinerer Bau des Haares und Haarbalges (Abb. 194—197).

Das **Haar** besteht aus mehr oder weniger stark verhornten Epithelzellen. An jedem Haar unterscheidet man: α) die Marksubstanz, β) die Rindensubstanz, γ) das Oberhäutchen (Epidermicula oder Cuticula) des Haares.

Die **Marksubstanz** besteht aus einer oder zwei Reihen annähernd kubischer, unvollständig verhornter Epithelzellen. Sie enthalten Kernreste, Tropfen von

Trichohyalin (gr. *Thrix* Genit. *Trichos* Haar), eine dem Elaidin nahestehende Substanz, häufig Luft und nur bei schwarzen Haaren Pigment.

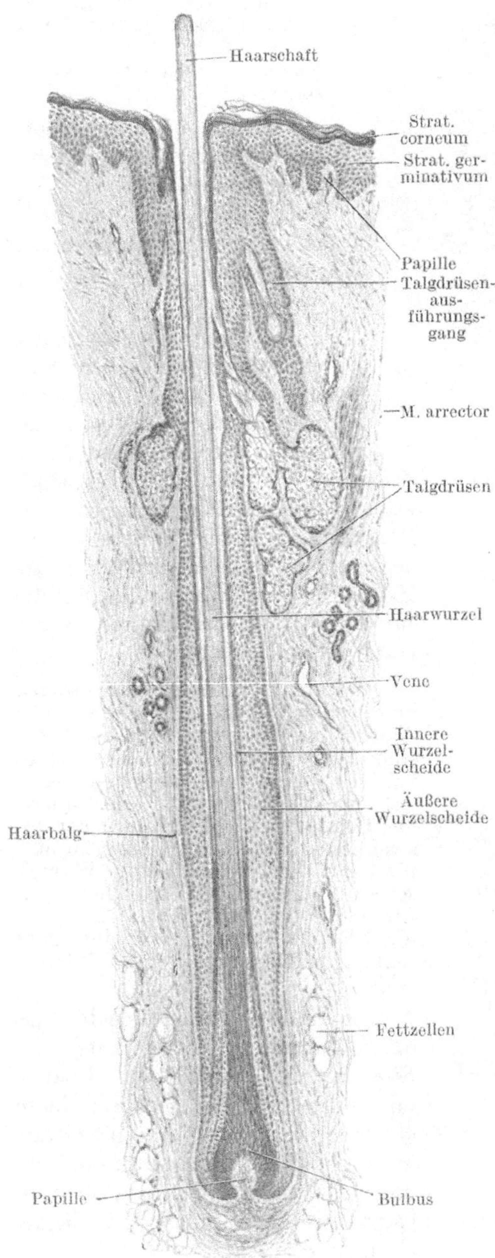

Abb. 194. Längsschnitt durch ein Kopfhaar. 40×. (Gez. KEILITZ.)

Die Marksubstanz fehlt feinen Haaren ganz. Aber auch in groben Haaren erstreckt sie sich nicht über die ganze Länge des Haares. In der Haarwurzel ist sie nur im basalen Abschnitt vorhanden. Im Haarschaft wechseln markhaltige und marklose Strecken ab.

Die **Rindensubstanz** bildet die Hauptmasse des Haares. Sie besteht aus langen, spindelförmigen, verhornten Zellen, die dem ganzen Haar ein längsgestreiftes Aussehen verleihen.

Im basalen Abschnitt der Wurzel zeigen die Rindenzellen noch stäbchenförmige Kerne, an deren Stelle weiter apikal eine Vakuole tritt. Sie enthalten bei farbigen Haaren diffuses und körniges Pigment. Zwischen den Zellen befinden sich Luftbläschen. Der im Alter zunehmende Luftgehalt bewirkt bei gleichzeitigem Schwund des Pigmentes die weiße Haarfarbe.

Das **Haaroberhäutchen** besteht aus einer Lage ganz dünner, vollständig verhornter, kernloser, durchsichtiger *Zellplättchen*, die sich dachziegelförmig überdecken, wobei die freien Ränder gegen die Haarspitze gerichtet sind. Daher erscheinen die Haarränder am Längsschnitt gezähnt.

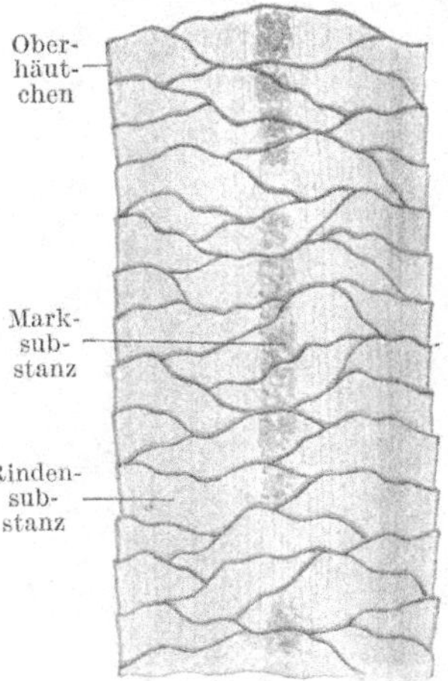

Abb. 195. Weißes Kopfhaar 500×.

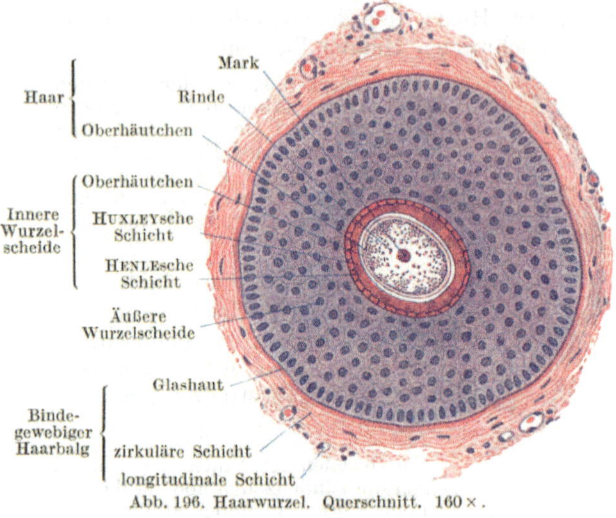

Abb. 196. Haarwurzel. Querschnitt. 160 ×.

Die Menge und Verteilung der Rinden- und Marksubstanz, die Form und Anordnung der Epidermiculazellen wechselt mit der Tierart und ist für die Art bis zu einem gewissen Grade kennzeichnend.

Die **innere Wurzelscheide** besteht aus dem Scheidenoberhäutchen, an das sich nach außen zwei Schichten mehr oder weniger stark verhornter Epithelzellen anschließen.

Das **Scheidenoberhäutchen** zeigt denselben Bau wie das Haaroberhäutchen, nur mit dem Unterschiede, daß die freien Ränder der Zellschuppen basal gerichtet sind. Da das Scheidenoberhäutchen dem Haaroberhäutchen unmittelbar anliegt, erfolgt eine Verzahnung des Haares in der Wurzelscheide, die zur Befestigung des Haares in der Haut wesentlich beiträgt.

Die dem Scheidenoberhäutchen unmittelbar aufliegende innere einfache Zellage, die HUXLEY*sche Schicht*, besteht zum größten Teil aus noch kernhaltigen, annähernd kubischen Zellen mit Trichohyalintropfen, die äußere, die HENLE*sche Schicht*, aus einer bis zwei Lagen kernloser, stark verhornter platter Zellen. Die innere Wurzelscheide beginnt erst unterhalb der Einmündung der Talgdrüse. Bis dorthin wird der Haarbalg von einer Einsenkung unveränderter Epidermis gebildet.

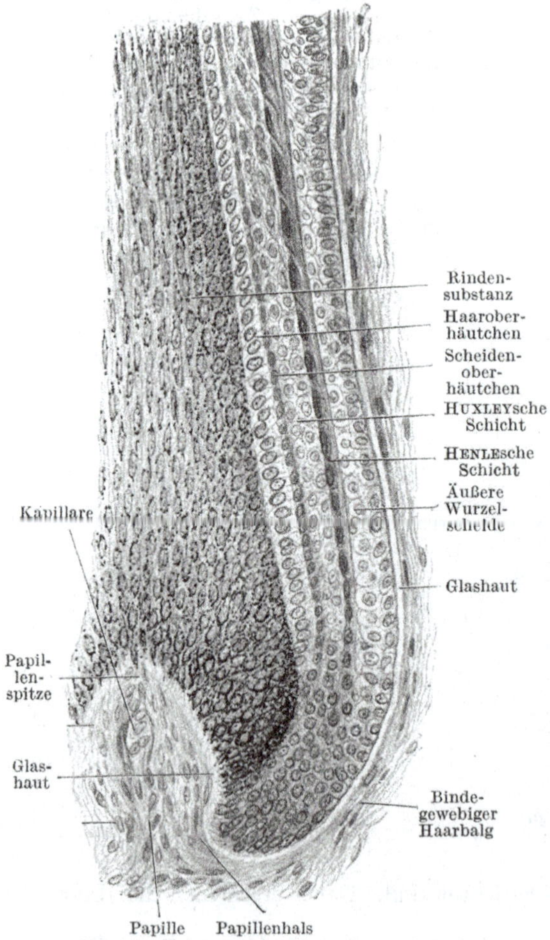

Die **äußere Wurzelscheide** ist die unmittelbare Fortsetzung des *Stratum germinativum* der Epidermis. Sie besteht demnach aus einem geschichteten, unverhornten Epithel, in welchem das Stratum basale (cylindricum) nach außen, das Stratum spinosum nach innen zu liegen kommt.

Gegen den *Bulbus* hin nimmt die Verhornung aller Schichten des Haares und der inneren Wurzelscheide ab (Abb. 197). Alle Zellen werden kernhaltig und indifferent, so daß im Bulbus selbst die Schichten nicht mehr scharf auseinanderzuhalten sind. Die

Abb. 197. Haarwurzel im Längsschnitt. 260 ×. (Gez. KEILITZ.)

Zellen des Haares unterscheiden sich von denen der Wurzelscheiden nur noch dadurch, daß erstere pigmentiert, letztere unpigmentiert sind.

Der **bindegewebige Haarbalg** besteht aus einer *Glashaut*, einer *inneren zirkulären* und einer *äußeren Längsfaserschicht*.

Die homogene Glashaut läßt zwei Lamellen erkennen, von denen die innere dem Epithel, die äußere dem Bindegewebe zuzurechnen ist.

Die Haarpapille enthält zahlreiche Kapillaren, welche die zur Ernährung und zum Wachstum des Haares nötigen Stoffe liefern.

An der Haarwurzel + Haarbalg (Abb. 196, 197) können wir demnach folgende Schichten unterscheiden:

Haar:	Marksubstanz Rindensubstanz Oberhäutchen
Innere Wurzelscheide:	Oberhäutchen HUXLEYsche Schicht HENLEsche Schicht
Äußere Wurzelscheide:	Stratum spinosum Stratum basale Glashaut
Bindegewebiger Haarbalg:	Glashaut zirkuläre Schicht longitudinale Schicht

b) Die Haarentwicklung (Abb. 198).

Die ersten Haaranlagen treten gegen Ende des dritten Embryonalmonates in Form von Epidermisverdickungen, den **Haarkeimen,** auf. Der Haarkeim wächst, sich verlängernd, in schräger Richtung in die Lederhaut ein und wird dadurch zum **Haarzapfen.** Im Bindegewebe unterhalb der Basis des Haarzapfens tritt Zellvermehrung ein. Diese Zellansammlung bildet die erste Anlage der **Papille.** Die Papille stülpt sich mehr und mehr in das kolbige Ende des Haarzapfens ein. Im Inneren des soliden Haarzapfens grenzt sich über der Papille eine axial gelegene kegelförmige Zellmasse, der **Haarkegel,** ab, aus dem das eigentliche Haar und die innere Wurzelscheide hervorgehen, während die den Haarkegel umgebende Zellmasse die äußere Wurzelscheide liefert. Das ganze Haar ist bis an seine Spitze zunächst noch von der inneren Wurzelscheide umgeben *(Scheidenhaar).*

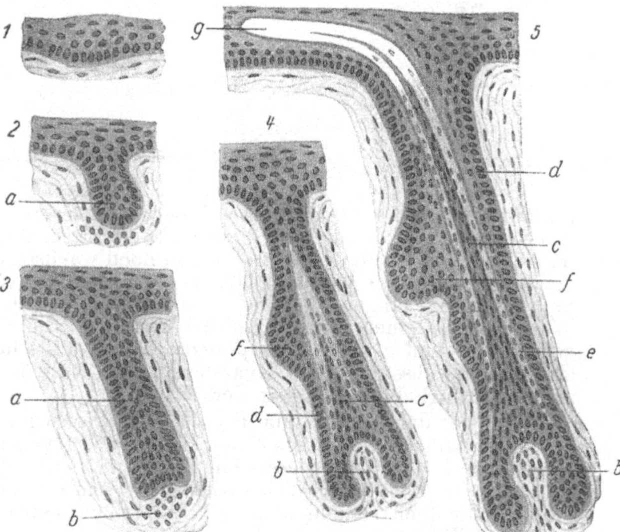

Abb. 198. Schema der Haarentwicklung. *a* Haarzapfen, *b* Haarpapille, *c* Haarkegel, *d* äußere Wurzelscheide, *e* innere Wurzelscheide, *f* Talgdrüsenanlage, *g* Haarkanal. (Gez. KEILITZ.)

Durch Verhornung und darauffolgenden Zerfall der über der Spitze des Haarkegels gelegenen Zellen entsteht ein Kanal, der **Haarkanal,** der in der Epidermis in tangentiale Richtung abbiegt. Das Haar durchbricht mit seiner Spitze die innere Wurzelscheide und wächst weiter in den Haarkanal vor. Schließlich wird die Zelldecke über dem Haarkanal abgestoßen; dadurch gelangt das Haar an die freie Oberfläche und richtet sich auf.

An der geneigten Seite des Haarzapfens bildet sich schon frühzeitig eine Vorwölbung als *Anlage der Talgdrüse.* Etwas unterhalb, an der späteren Ursprungsstelle des M. arrector, entsteht eine zweite Vorwölbung, das *Haarbeet.*

c) Der Haarwechsel (Abb. 199).

Die *Lebensdauer* der verschiedenen Haarsorten ist sehr verschieden. Die Haare von kürzester Lebensdauer sind die Wollhaare und die Zilien. Sie werden alle 4 bis 5 Monate gewechselt, während die Kopfhaare eine Lebensdauer bis zu 5 Jahren und darüber haben.

Beim Haarwechsel verhornt zunächst die Haarzwiebel und löst sich von der Papille ab, indem das Haar gegen die Oberfläche vorgeschoben wird. Dabei wandelt sich

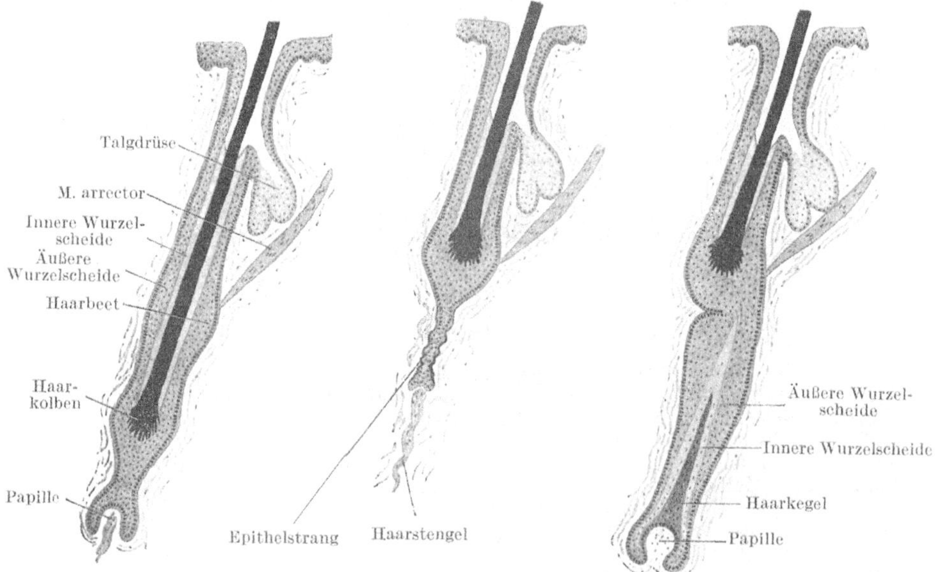

Abb. 199. Schema des Haarwechsels.

die Zwiebel in einen ausgefransten kompakten *Kolben* um. In diesem Zustande wird das vollständig verhornte und nicht mehr ernährte, abgestorbene Haar als **Kolbenhaar** bezeichnet, zum Unterschiede von dem noch wachsenden, mit der Papille im Zusammenhang stehenden **Papillenhaar.** Das Kolbenhaar rückt bis zum Haarbeet empor und bleibt hier längere Zeit liegen. Unter ihm bildet die zusammengefallene äußere Wurzelscheide einen dünnen **Epithelstrang,** der die Verbindung mit der atrophisch gewordenen und gleichfalls emporgerückten Papille herstellt. Von der Papille zieht ein Bindegewebsstrang, der **Haarstengel** (der Rest des bindegewebigen Haarbalges), zum ursprünglichen Standort der Papille.

Noch vor der Ausstoßung des alten Haares beginnt die Papille zu wachsen und rückt langsam wieder in die Tiefe. Gleichzeitig vermehren sich die Zellen des Epithelstranges, so daß aus diesem ein Haarzapfen entsteht, in dem nun die Bildung des Ersatzhaares in gleicher Weise wie bei der embryonalen Haarentwicklung vor sich geht. Schließlich schiebt sich das Ersatzhaar neben dem alten Haar empor und letzteres fällt aus.

5. Die Nägel (Abb. 200).

Der eigentliche Nagel, die *Hornplatte* oder **Nagelplatte,** entspricht einem stark verdickten, modifizierten Stratum corneum der Epidermis. Die Nagelplatte liegt dem **Nagelbett** (*Hyponychium,* gr. *hypo* unter, *Onyx* Nagel) auf, das aus dem Stratum germinativum der Epidermis und dem *Stratum papillare* der Lederhaut besteht. An Stelle der Papillen trägt hier das Stratum papillare gefäßführende Längsleisten. Nur im hintersten Teil des Nagelbettes, an der *Nagelwurzel*, kommen hohe Papillen vor. Von hier aus erfolgt das Wachstum des Nagels, daher wird diese Stelle als *Matrix* des Nagels bezeichnet. Das Nagelbett wird seitlich und hinten vom **Nagelwall** umzogen. Zwischen beiden liegt eine Rinne, der **Nagelfalz,** in die die Nagelplatte eingefügt ist. Das Stratum corneum des Nagelwalles greift etwas auf die Oberfläche der Nagelplatte als *Eponychium* über.

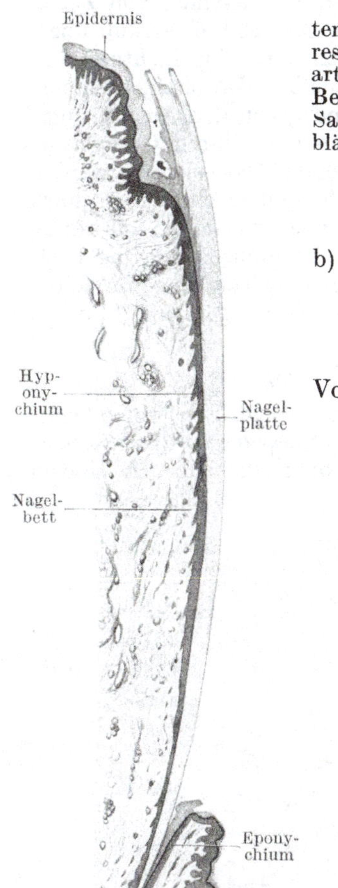

Abb. 200. Längsschnitt durch einen Zehennagel. 18×. (Gez. KEILITZ.)

Die *Nagelplatte* besteht aus sehr dicht aneinandergefügten verhornten Zellplättchen, in denen aber noch Kernreste nachzuweisen sind. Sie überdecken sich dachziegelartig, so daß sie mit freien Rändern distal vorragen. Im Bereiche der *Lunula*, dem weißlichen halbmondförmigen Saum an der Nagelwurzel, enthalten die Nagelzellen Luftbläschen.

6. Die Drüsen der Haut.

Zu den Hautdrüsen gehören a) die Talgdrüsen; b) die Knäueldrüsen; c) die Milchdrüsen.

a) Die Talgdrüsen (Abb. 201).

Die Talgdrüsen, **Glandulae sebaceae,** sind in ihrem Vorkommen im allgemeinen an die Haare gebunden,

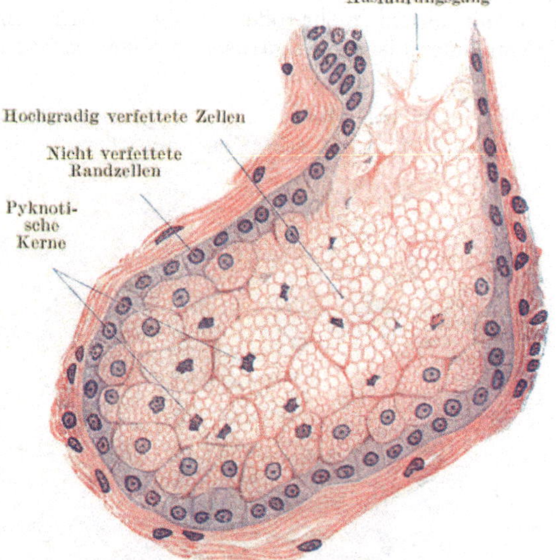

Abb. 201. Talgdrüsenalveolus. 500×.

indem ihr Ausführungsgang sich in den Haarbalg öffnet (Abb. 194), weshalb sie auch als *Haarbalgdrüsen* bezeichnet werden. Es gibt aber auch *freie Talgdrüsen*, d. h. solche, die unabhängig von Haaren an der freien Hautoberfläche ausmünden. Letztere finden sich namentlich an den Übergangsstellen der äußeren Haut in Schleimhäute, wo zuerst die Haare verschwinden, die Talgdrüsen sich aber noch eine Strecke weit fortsetzen können.

Freie Talgdrüsen finden sich im Lippensaum, in der Saumgegend der Wange, im Praeputium und an der Eichel (TYSON*sche Drüsen*), an den kleinen Schamlippen, in der Umgebung des Afters, im Vestibulum nasi, an der Brustwarze und etwas modifiziert als MEIBOMsche Drüsen im Augenlid.

Die Talgdrüsen liegen im allgemeinen oberflächlicher als die Schweißdrüsen in den oberflächlichen und mittleren Schichten der Lederhaut. Ihre Größe ist unabhängig von der Stärke der Haare. Es sind *alveoläre*, in der Regel verzweigte, polyptyche, holokrine Drüsen. Ihr Sekret, der *Talg*, wird durch Verfettung der Drüsenzellen gebildet, wobei die Zellen zugrunde gehen (holokrine Sekretion).

Die *Alveolen* besitzen keine Lichtung, sondern sind vollständig von Zellen erfüllt. Erst gegen den kurzen, mit Epidermis ausgekleideten Ausführungsgang, in den gewöhnlich mehrere Alveolen einmünden, tritt eine Lichtung auf. Die randständigen Zellen der Alveolen sind klein, annähernd kubisch, mit einem runden teilungsfähigen Kern. Weiter nach innen und gegen den Ausführungsgang hin vergrößern sich die Zellen mehr und mehr, indem in ihrem Cytoplasma zahlreiche immer größer werdende Fetttropfen auftreten. Die Zellkerne werden durch die Fetttropfen zusammengepreßt, pyknotisch, und erscheinen in stark verfetteten Zellen nur noch als kleine zackige Gebilde, die dann vollständig zugrunde gehen. Schließlich verschwinden auch die Zellgrenzen und die Fetttropfen fließen zusammen. Für die zugrunde gegangenen, in Talg umgewandelten Zellen wird durch Teilung der randständigen Zellen Ersatz geschafft.

b) Die Knäueldrüsen (Abb. 202, 203).

Die Knäueldrüsen sind zum Unterschiede von den Talgdrüsen rein *tubulöse* Drüsen mit einem mehr oder weniger stark *aufgeknäuelten Drüsenendstück*. Sie liegen tiefer als die Talgdrüsen, reichen vielfach bis in die Subcutis, sind in

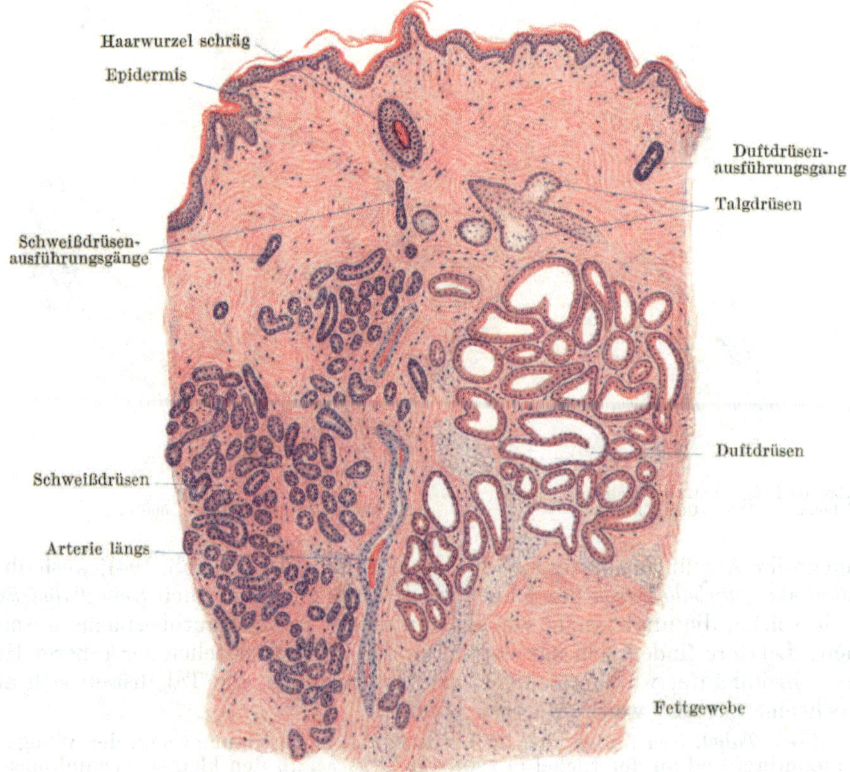

Abb. 202. Achselhöhlenhaut. 25 ×.

ihrem Vorkommen nicht an die Haare gebunden und finden sich sowohl in der behaarten als in der unbehaarten Haut.

Namentlich nach ihrer *Sekretionsart* zerfallen die Knäueldrüsen in zwei Untergruppen: α) die Schweißdrüsen (ekkrine Knäueldrüsen), β) die Duft- oder Stoffdrüsen (apokrine Knäueldrüsen).

Früher bezeichnete man alle Knäueldrüsen der Haut als Schweißdrüsen und teilte sie in kleine und große ein.

α) Die **Schweißdrüsen,** *Glandulae sudoriferae* (Abb. 202), sind über die ganze Haut verbreitet. Besonders reichlich finden sie sich am Handteller und an der Fußsohle. Die Windungen ihres stark aufgeknäuelten, im Vergleich mit den Duftdrüsen dünnen Endstückes liegen dicht beisammen, so daß die ganze Drüse einen nur verhältnismäßig kleinen Raum einnimmt.

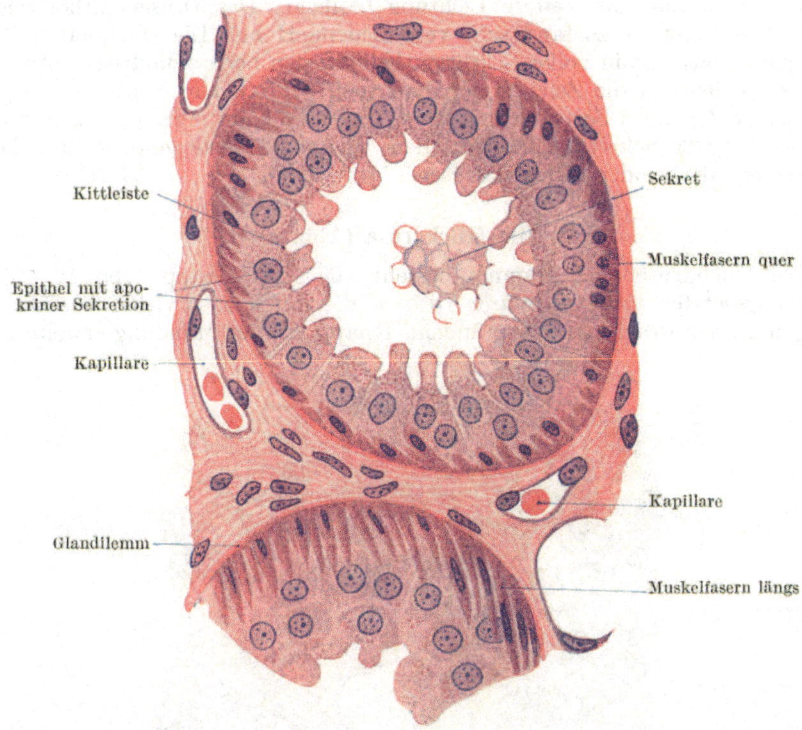

Abb. 203. Endstücke einer Duftdrüse (apokrinen Knäueldrüse) der Achselhöhlenhaut. 500×.

Das *Endstück* wird außen von einem *Glandilemm* begrenzt. Auf dieses folgt nach innen eine nicht geschlossene Lage von hauptsächlich in der Längsrichtung des Schlauches schraubig verlaufenden **glatten Muskelfasern** und schließlich die nach dem **ekkrinen Typus** sezernierenden Zellen in Form eines einfachen kubischen bis zylindrischen Epithels. Von der ziemlich engen Lichtung dringen Sekretkapillaren zwischen, seltener in die Drüsenzellen ein. Letztere enthalten Glykogen, spärliche Fetttröpfchen und manchmal Pigment.

Die *Schweißdrüsenmuskulatur* ist ektodermaler Herkunft. Sie entwickelt sich aus der äußeren Epithellage der Schweißdrüsenanlage, während sich die innere Lage in das sezernierende Epithel umwandelt.

Der nahezu gestreckt verlaufende *Ausführungsgang* beginnt noch im Knäuel selbst. Er entbehrt der Muskelfasern und besitzt dafür ein zweischichtiges, etwa kubisches Epithel. Beim Eintritt in die Epidermis verliert er seine eigene Wandung und durchsetzt diese als korkzieherartig gewundener Kanal (Abb. 190).

β) Die **Duftdrüsen,** deren Sekret durch einen spezifischen Geruch ausgezeichnet ist, finden sich nur an bestimmten Hautstellen; vor allem in großer Menge neben Schweißdrüsen in der Achselhöhlenhaut (Abb. 202), im äußeren Gehörgang (Glandulae ceruminosae), in den Augenlidern (MOLLsche Drüsen), im Nasenvorhof, um den After, in der Skrotalhaut, in der Leistenbeuge, am Mons veneris, in den großen Schamlippen, im Perineum und im Warzenhof.

Die Duftdrüsen (Abb. 203) unterscheiden sich von den Schweißdrüsen dadurch, daß ihre Schläuche weniger stark aufgeknäuelt sind, einen größeren Durchmesser und eine weitere Lichtung besitzen. Das Drüsenepithel zeigt je nach dem Funktionszustand sehr verschiedene Höhe. Die erschöpften Zellen sind ganz platt, die in voller Sekretion befindlichen hoch zylindrisch. An ihnen sind stets deutlich die Zeichen der **apokrinen Sekretion** in Form von kuppen- oder zungenförmigen Fortsätzen zu sehen, die in die Lichtung abgestoßen werden, wo sie als große Sekretkugeln erscheinen. Die *glatte Muskulatur* ist noch besser entwickelt als bei den Schweißdrüsen.

c) Die Milchdrüse (Abb. 204).

Die Milchdrüse oder **Mamma** besteht aus einer Gruppe von 12—20 zusammengesetzten *tubulo-alveolären Drüsen,* die mit ebenso vielen Ausführungsgängen an der Brustwarze ausmünden. Knapp vor der Mündung erweitert sich

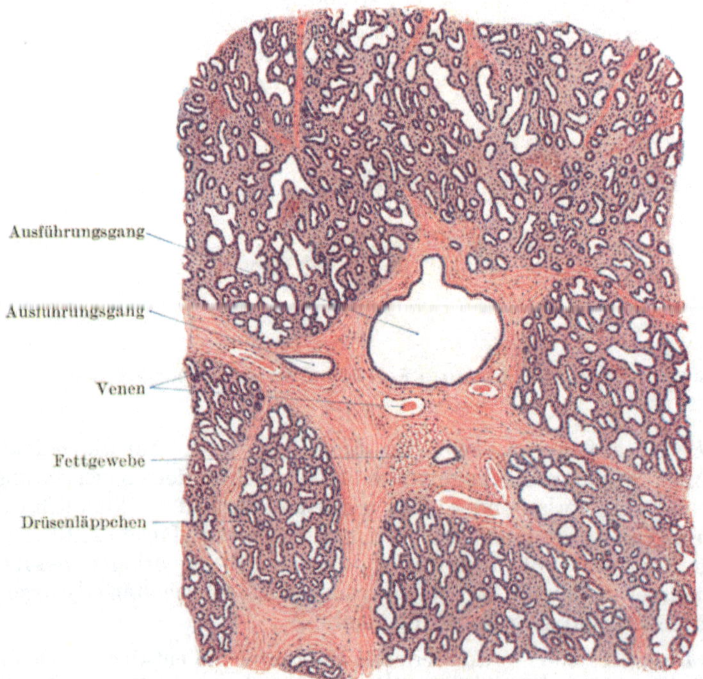

Abb. 204. Milchdrüse zu Beginn der Laktation. 25×.

jeder Ausführungsgang spindelförmig zum **Milchsäckchen** *(Sinus lactiferus)*. Die einzelnen Drüsen werden von Fettgewebe enthaltendem Bindegewebe zu einem gemeinsamen Drüsenkörper zusammengefaßt, der einen ausgesprochen lappigen Bau zeigt. Jeder größere Lappen entspricht einer Drüse. Zwischen den Lappen und Läppchen findet sich gleichfalls Bindegewebe und Fettgewebe.

Die **Drüsenendstücke** erreichen ihre Ausbildung zum größten Teil erst mit dem Eintritt der Schwangerschaft und ihre volle Funktion mit dem Eintritt der Laktation. Sie bestehen aus einem Glandilemm mit Korbzellen und einem einfachen, je nach dem Funktionszustande sehr verschieden hohen Epithel, ähnlich wie in den Duftdrüsen. Auch die Weite der Lichtung schwankt außerordentlich je nach der Sekretmenge. Am Drüsenepithel lassen sich zur Zeit der Laktation lebhafte **apokrine Sekretionserscheinungen** nachweisen. Die Zellen enthalten Sekretkörnchen und zahlreiche Fetttropfen, die als *Milchkügelchen* in die Lichtung ausgestoßen werden. Außerdem enthält das Sekret zu Beginn der Laktation **Kolostrumkörperchen,** das sind aus dem Bindegewebe in die Endstücke eingewanderte Leukocyten, die sich dort mit Fetttropfen beladen und dadurch beträchtlich vergrößert haben. Die sich verzweigenden Ausführungsgänge sind von einfachem Zylinderepithel ausgekleidet. Nach dem Aufhören der Laktation erfolgt eine weitgehende Rückbildung der Drüsenendstücke und gleichzeitig eine Vermehrung des Binde- und Fettgewebes. Die Drüsenzellen zerfallen und werden durch Phagocyten fortgeschafft.

Bei Kindern und beim erwachsenen Mann besteht die Brustdrüse hauptsächlich aus Bindegewebe, das die verzweigten, an ihren Enden kolbig verdickten Drüsenausführungsgänge einschließt. Drüsenendstücke fehlen.

Die Haut der *Brustwarze* enthält zahlreiche *glatte Muskelbündel,* die zum Teil zirkulär um die Mündungen der Ausführungsgänge angeordnet sind und auf diese als Schließmuskel wirken, zum Teil in der Längsrichtung der Ausführungsgänge verlaufen. Außer Schweiß- und kleinen Duftdrüsen enthält die Haut des Warzenhofes kleine *akzessorische Milchdrüsen,* die ebenso wie die dort vorkommenden Talgdrüsen als MONTGOMERY*sche Drüsen* bezeichnet wurden.

7. Die Gefäße und Nerven der Haut.

Die **Arterien** der Haut entspringen aus einem der Faszie aufliegenden **faszialen Netz,** von dem aus die Subcutis versorgt wird. Sie bilden in der untersten Schicht der Lederhaut ein zweites Netz, das **kutane Netz,** von dem aus die Schweißdrüsen versorgt werden und aus dem Zweige aufsteigen, die sich im oberen Drittel der Lederhaut zu einem **subpapillären Netz** vereinigen. Dieses Netz liefert die Arterien für die Haarbälge und Talgdrüsen und entsendet außerdem die *Papillenäste,* die keine Verbindungen mehr mit benachbarten Arterien eingehen, somit *Endarterien* sind. Jeder Papillenast liefert für mehrere Papillen die arteriellen Schenkel der Kapillarschlingen.

Die **Venen** bilden drei bis vier *flächenhafte Netze,* von denen zwei ganz oberflächlich gelegen sind und eines in der Höhe des kutanen Arteriennetzes liegt. In das oberflächlichste, an der Basis der Papillen gelegene Netz münden die venösen Schenkel der Papillenkapillaren ein.

Die sehr reichlichen **Lymphgefäße** bilden ein *oberflächliches* und ein *tiefes Netz.* Das oberflächliche ist engermaschig, besteht aus feineren, klappenlosen Gefäßen und ist daher als **Lymphkapillarnetz** zu bezeichnen. Es nimmt die Lymphkapillaren der Papillen auf. Das weitermaschige tiefe Netz besteht aus Klappen führenden Gefäßen und ist somit als eigentliches **Lymphgefäßnetz** zu bezeichnen.

Die **Nerven** bilden in der Unterhaut sowie in der ganzen Lederhaut vorwiegend aus markhaltigen Fasern bestehende *Geflechte*, von denen marklose Fasern zu den Blutgefäßen und Knäueldrüsen, markhaltige zur Epidermis, zu den verschiedenen Nervenendapparaten und den Haarbälgen ziehen. An letzteren bilden sie in der Gegend des Ursprungs des M. arrector ein ringförmig den Haarbalg umziehendes, auf der Glashaut liegendes Geflecht. In die Epidermis dringen zahlreiche marklos gewordene Fasern ein, um hier frei zu endigen. Namentlich in der unbehaarten Haut finden sich zahlreiche, stets in den Papillen liegende **Meissnersche Tastkörperchen** und in der Subcutis **Lamellenkörperchen** (s. S. 53).

Sachverzeichnis.

Made in the USA
Monee, IL
17 March 2026